アライナー矯正治療戦略

Strategies for Aligner Orthodontics

牧野正志
吉野智一

メカニクスから考える
治療を成功に導く戦略体系

Q QUINTESSENCE PUBLISHING

Berlin | Chicago | Tokyo
Barcelona | London | Milan | Paris | Prague | Seoul | Warsaw
Beijing | Istanbul | Sao Paulo | Sydney | Zagreb

もくじ

CHAPTER 1
実践の前に知っておくべきこと 7

1 プロローグ 8
- 想像力と創造力が試される治療
- アライナー矯正治療を取り入れる前に
- ブラケット矯正治療の研修は不要か？

2 アライナー矯正治療の5つのポイント 13
1 「押す」という移動方法
2 コントロールされた傾斜移動
3 固定源（アンカレッジ）への配慮
4 アライナー装着により加わる断続的な力
5 シームレスなステージング

3 アライナー矯正治療の流れ 19
- 治療期間を意識する大切さ
- アライナー矯正治療の治療ステップ

4 シミュレーションソフトウェアの使い方 24
- アライナー矯正治療の軸となるもの
- シミュレーションの調整

5 アライナーのセット 31
- 患者へ診断を伝える際の説明
- アライナーが到着したら
- アタッチメントの設置
- 初めての経過観察とチェック事項
- エラスティックの使用開始時期
- モニタリングの必要性と使えるツール

3

Contents

CHAPTER 2
▶movie ：治療シミュレーション動画
アライナー矯正治療のケース別戦略　39

1 非抜歯によるアライナー矯正治療 ・・・・・・・・・・・ 40

- 非抜歯治療とは
- 非抜歯治療をより多く選択するために
- 非抜歯治療開始前に知っておきたい注意点
- 前突させずに非抜歯治療で治せる条件とは
- 非抜歯治療における IPR の実施と注意点

CASE1-1 非抜歯症例 上顎前突（軽度の II 級不正咬合）　▶movie
CASE1-2 非抜歯症例 重度叢生　▶movie
CASE1-3 非抜歯症例 前歯クロスバイト　▶movie

2 バーティカルコントロール ・・・・・・・・・・・ 60

- 歯の垂直的位置の重要性
- アライナー矯正治療での歯の垂直的な動き方
- 開咬治療におけるアライナーの優位性
- 過蓋咬合に対するアライナー矯正治療
- 前歯における TAD の使用方法

CASE2-1 垂直的問題改善症例 前歯開咬　▶movie
CASE2-2 垂直的問題改善症例 側方歯部開咬　▶movie
CASE2-3 垂直的問題改善症例 過蓋咬合　▶movie

3 II 級不正咬合の治療 ・・・・・・・・・・・ 78

- もっとも一般的な不正咬合
- II 級不正咬合の治療計画立案
- II 級不正咬合治療における 4 つの基本方針と選択基準
- 遠心移動か？ 片顎（上顎）抜歯か？
- アライナー矯正治療だから応用できる治療方針

CASE3-1 II 級不正咬合 3/4 Class II　▶movie
CASE3-2 II 級不正咬合 Full Class II　▶movie
CASE3-3 II 級不正咬合 Half Class II　▶movie

4 Ⅲ級不正咬合の治療 99

・アライナーはカモフラージュ治療に適した装置
・Ⅲ級不正咬合の治療方針
・バーティカルタイプ別に考える治療方針
・Ⅲ級不正咬合治療ではどのような手段が効果的か

CASE4-1 Ⅲ級不正咬合 反対咬合（ローアングルケース） ▶movie
CASE4-2 Ⅲ級不正咬合 臼歯クロスバイト ▶movie
CASE4-3 Ⅲ級不正咬合 成長期下顎前突 ▶movie

5 上下顎小臼歯抜歯治療 117

・矯正歯科で広く用いられてきた治療アプローチ
・アライナーを用いた上下顎小臼歯抜歯治療の難しさ
・上下顎小臼歯抜歯治療の難易度評価

CASE5-1 上下顎小臼歯抜歯治療 叢生 ▶movie
CASE5-2 上下顎小臼歯抜歯治療 重度叢生 ▶movie
CASE5-3 上下顎小臼歯抜歯治療 叢生をともなうⅢ級不正咬合 ▶movie

6 リカバリー治療 138

・多くの症例で必要になる追加の治療
・アライナーの不適合が生じた場合の対応
・上顎側切歯問題（リカバリー治療になりやすい症例）
・エラスティックによる側切歯の挺出
・臼歯の離開
・リカバリー治療で使用するV字ゴム

CASE6-1 リカバリー治療 反対咬合 ▶movie
CASE6-2 リカバリー治療 上下顎前突 ▶movie
CASE6-3 リカバリー治療 上下顎前突をともなうⅡ級不正咬合 ▶movie

7 複数の治療方針から最善を選択する試み 160

・矯正装置からではなく必ず分析と診断から治療を考える
・小臼歯抜歯数はできるだけ少なくする
・Bolton分析と矮小歯
・第三大臼歯の有効利用

・Ⅱ級臼歯関係が左右で非対称な症例の治療方針

CASE 7-1 複数の治療方針併用 矮小歯をともなう叢生 ▶movie
CASE 7-2 複数の治療方針併用 片側性Ⅱ級不正咬合① ▶movie
CASE 7-3 複数の治療方針併用 片側性Ⅱ級不正咬合② ▶movie

8 フィニッシング・保定 · 178

・アライナー矯正治療は終盤まで気が抜けない
・ブラケットとアライナーで保定後の状態が異なる
・動的治療終了のタイミングを決定する
・動的治療終了時に行うセトリング
・リテーナーのタイプ別戦略
・アライナー交換頻度の調整

CASE 8-1 保定症例 成長期のⅡ級2類不正咬合 ▶movie
CASE 8-2 保定症例 成長期終盤の上下顎前突をともなうⅠ級不正咬合 ▶movie
CASE 8-3 保定症例 成人患者の開咬 ▶movie

9 難症例治療における Tips · · · · · · · · · · · · · · · · 200

・より細やかな治療計画と誠実なコンプライアンスが求められる
・難症例1：シザーズバイト／クロスバイト
・難症例2：非対称歯列
・難症例3：大臼歯や乳臼歯の抜歯治療

CASE 9-1 難症例 下顎側方偏位 ▶movie
CASE 9-2 難症例 小臼歯捻転をともなう反対咬合 ▶movie
CASE 9-3 難症例 乳歯が残存するシザーズバイト ▶movie

おわりに · 219

参考文献 · 220

索引 · 221

著者略歴 · 223

［執筆分担］牧野正志：7-11 ページ、19-218 ページ / 吉野智一：12-18 ページ、219 ページ
［執筆協力］小出真菜（まきの歯列矯正クリニック）
［イラスト］オリハラケイコ 　　　［イメージ素材］iStock

※ Invisalign®および ClinCheck®は Align Technology 社およびインビザライン・ジャパン社の商標です。
※掲載されている ClinCheck®の画像や動画には著者の判断で編集を加えており、実際のシミュレーション動画とは異なる場合があります。
※治療方針には著者による修正が加えられており、Align Technology 社およびインビザライン・ジャパン社の推奨する方法ではない場合があります。

CHAPTER 1

実践の前に
知っておく
べきこと

CHAPTER 1　実践の前に知っておくべきこと

1 プロローグ

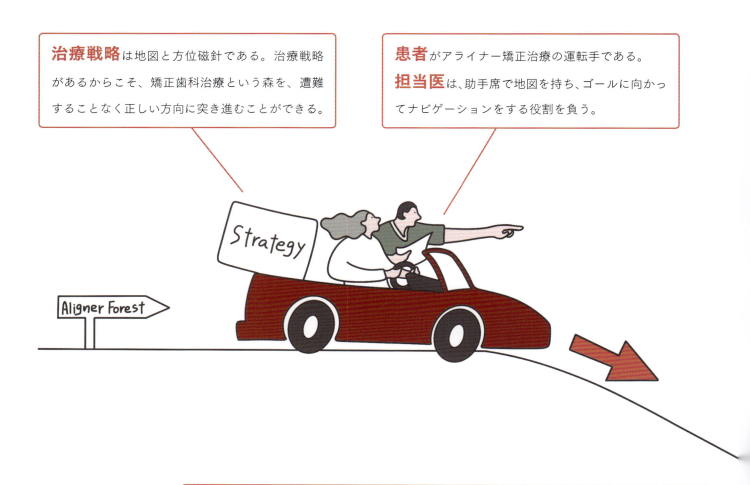

治療戦略は地図と方位磁針である。治療戦略があるからこそ、矯正歯科治療という森を、遭難することなく正しい方向に突き進むことができる。

患者がアライナー矯正治療の運転手である。**担当医**は、助手席で地図を持ち、ゴールに向かってナビゲーションをする役割を負う。

矯正歯科治療は深い森のようなものである。ゴールへのルート（治療方法）は複雑であり、途中幾度となく道に迷うことになる。しかし担当医にとっては、治療が進むにつれ新しい知見が得られたり、患者の協力によって未知の可能性が生まれたりする神秘的な面もある。

図1-1　アライナー矯正治療では、想像力と創造力をもった治療戦略が必要となる。

想像力と創造力が試される治療

　アライナー矯正治療は、従来のマルチブラケットを用いた矯正歯科治療（以下ブラケット矯正治療）と比較し、口腔内装置の単純化、通院回数の低減化、治療前のシミュレーション作成および閲覧など、患者と歯科医師双方に多くのメリットがある。しかし、いったん治療が開始すると途中での方針変更が難しいため、治療前に細かい治療戦略を立案しておくことが望ましい。そのため担当医にはアライナー型矯正装置（以下アライナー）独自の歯の動き方を十分に理解し、難易度の分類やトラブルを予測する力が必要となる（**図1-1**）。

　そこで、筆者らはつねに症例を深く考え先手を打つことで、アライナー矯正治療中のさまざまな事象に対応できる想像力と創造力を身につけることを目的として本書を上梓した。CHAPTER2では多くの症例を供覧しながら、各症例でどのような背景をもとに治療計画を立案されたのか、そしてその治療結果についても余すことなく詳細に解説する。

> **治療ゴール**は事前のシミュレーションで想定し、治療の最終ステージまでのアライナーを作製するため（アウトソーシングアライナーの場合）、一度アライナー矯正治療を開始すると、車輪が坂道でなかなかとまれないように引き返すことが難しい。

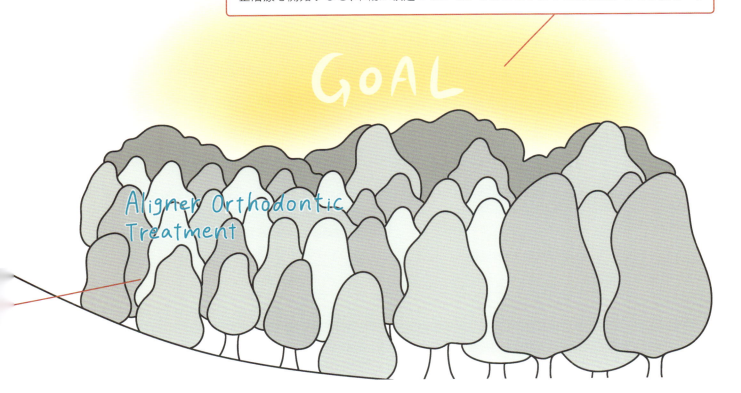

CHAPTER 1　実践の前に知っておくべきこと

アライナー矯正治療を取り入れる前に

　アライナー矯正治療の肝となるものはデジタルシミュレーションソフトウェアであり、歯科医師は、治療計画をこのソフトウェアに落とし込まなくてはならない。そのためこの操作方法の習得がアライナー矯正治療を学ぶうえで最初のステップになる。しかしある程度の症例数をこなすと、どれだけ時間をかけて治療計画をつくり込んでも治療精度が上がらなくなるというジレンマに陥る。これは、アライナー矯正治療の成功率の大部分は、事前の症例選択と治療方針で決定されるものだからである。アライナー矯正治療も従来の矯正歯科治療と同様に、分析と診断が治療の基礎となる（図1-2）。

　間違ってもやってはならないのは、アライナーありきの診断である。本来は診断後、目的の達成のためにアライナーが使用可能であれば患者に提案するという流れになるのが正しい。アライナー矯正治療は、デジタル化により歯科医師の負担が軽減するスマートな矯正歯科治療であるようなイメージをもたれているかもしれないが、実際の治療開始前の分析に割く時間の長さは従来とは変わらないか、それ以上である。また現実には、計画どおりに歯が動かないこともあり、治療の終盤では個々の症例にカスタマイズした粘り強い対応が必要になる。

　われわれは毎回の診察において、歯の三次元的位置と咬合状態を診ている。これは「小さな診断」である。アライナー矯正治療は通院間隔を空けることが可能だが、そのぶん、毎回の診察における小さな診断の意味が重くなる。そしてそのときわれわれ

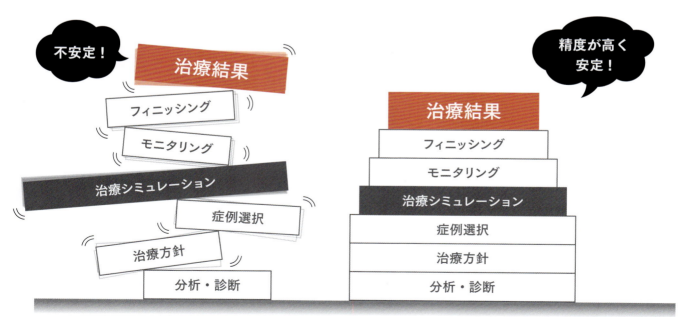

図1-2　アライナー矯正治療も、従来の矯正歯科治療と同様に分析と診断がもっとも重要である。そのうえで、アライナーの特性を活かすことのできる症例を選択する。治療シミュレーションをつくることに血道を上げていると、治療結果が不安定になりかねない。

1 プロローグ

は、無意識に過去の症例経験から成功率の高い治療方針を選択している。こうして多くの症例を細かくていねいに診ることが、アライナー矯正治療の診断力を向上させる近道となり、治療結果の質向上につながる一歩となる。そして、治療後に治療計画がどれくらい達成されたかを必ず定量的にフィードバック（治療結果の振り返りと考察）することが大切である（**図1-3**）。

最近では、ウェブサイトやSNSでもアライナー矯正治療のビフォー・アフターを写真や映像で目にすることが多くなってきたが、これには注意しなく

てはならない。筆者（牧野）は治療経過における小さな診断が重要と考えているため、担当医の考え方や治療経過が詳細に示されていないものは参考程度に受け止めることを推奨する。時間が経過しても矯正歯科治療の本質に変わりはないため、先人の良好な治療結果が維持されている長期経過症例と望ましくない状態をリカバリーする方法を読み解くことが、最短で診断力がつく勉強法である。

本書では、このようなアライナー矯正治療の学習の一助になることを期待して、治療戦略、症例、考察というかたちで解説していく（**図1-4**）。

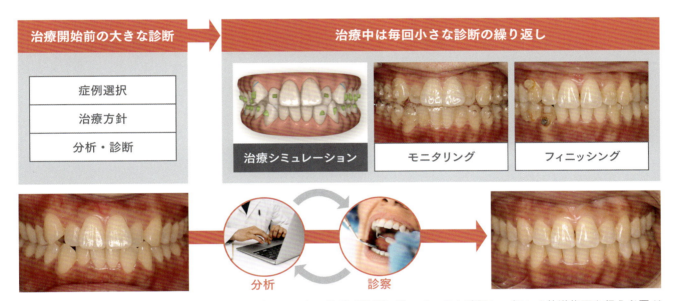

図1-3 毎回の診察は小さな診断の繰り返しである。つねに治療が計画に沿っているか確認し、細かく軌道修正を行う必要がある。地道に臨床経験を積み重ねることが、矯正歯科治療上達の近道となる。

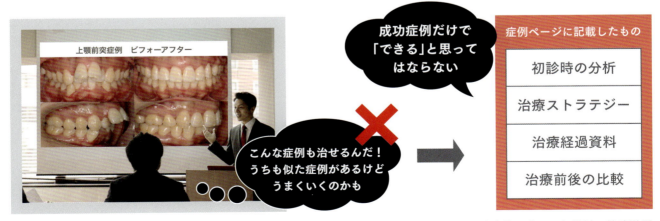

図1-4 本書の見方と学習方法。ぜひ治療前後の分析および治療戦略を見ていただきたい。治療終了後は、初診時の治療計画と実際の結果にどれだけギャップがあったか、考察を行う必要がある。筆者は戦略がなく、再現性の低い治療（技術的にその術者しかできないような治療を行った症例や、たまたま治療がうまくいっただけの症例）を参考にはできない、してはならないと考える。

CHAPTER 1　実践の前に知っておくべきこと

ブラケット矯正治療の研修は不要か？

　矯正歯科治療の特殊性は、それぞれの患者のニーズに応じた高度な治療計画を策定できる点にある。治療計画の策定から最終調整までを一貫して行うため、担当医には精密な技術と深い知識が求められる。矯正歯科医は、歯列の審美性と機能性を両立させるために、日々進化する技術と知識をつねにアップデートし続けることが不可欠である。そしてアライナー矯正治療において、従来のブラケット矯正治療の経験は決してむだにはならない。基本的な矯正歯科の技術と知識は、アライナー矯正治療においてもおおいに役立つ。たとえば矯正力の向きや力の大きさ、歯の動き方の原理はアライナー矯正治療でも必要な知識であり、治療の精度を向上させることができる（**図1-5**）。

　ブラケット矯正治療で培ったバイオメカニクスに対する理解は、これからアライナー矯正治療を始める際の基礎となる。歯と周囲組織の力学的関係を深く理解することで、治療計画の精度を大幅に向上することができる。歯を動かすためにどんな力をどの方向にかけるべきかを知ることは、矯正歯科治療のゴール地点を把握し、治療の成功率を高めるために不可欠である。また、治療中の予期せぬ事態にも柔軟に対応することができ、患者に最適な治療を提供することができる。ブラケット矯正治療は定期的な診察とフィードバック（治療結果の振り返りと考察）を行いながら進めていくため、矯正歯科治療の研修として最適な方法であるといえる（**図1-6**）。

　アライナー矯正治療を行ううえで、ブラケット矯正治療の基礎研修で得た知識と経験は必ず活かされる。最適な治療結果を提供できるだけでなく、ひとつひとつの症例に真摯に向き合うことで、矯正歯科医としての倫理観も身につけることができる。研鑽を積むことで視野が広がり、アライナー矯正治療の結果も向上させることができるだろう。

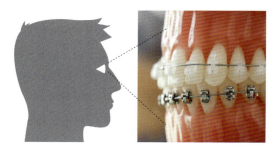

図1-5　ブラケット矯正治療は患者の来院間隔が短く（たとえば毎月1回だと2年間で24回）、矯正歯科治療による歯の動きを注意深く診ることができるため、バイオメカニクスの理解に向いている。アライナー矯正治療は来院間隔が開いており、口腔内写真で歯列を確認することも多いため矯正歯科治療を実践的に学ぶ目的としては向いていない。

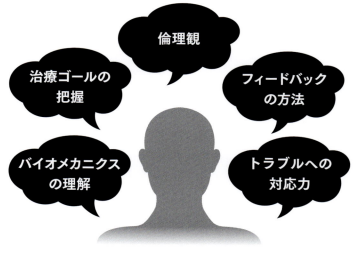

図1-6　矯正歯科医に必要なもの。

2 アライナー矯正治療の5つのポイント

1 「押す」という移動方法

アライナー矯正治療には従来のブラケット矯正治療とは異なるアプローチがあり、力のかけ方にも独自の特徴がある。まずアライナー矯正治療では歯を「押す」力を用いて移動させるが、これはブラケット矯正治療での「引く」力とは異なるフォースシステムである（**図2-1**）[1]。アライナーを装着すると、口腔内の歯の位置とアライナー内側に設計された歯の位置とのわずかな差によってアライナーが変形し、その復元力に押されることで歯が目的の位置に移動する。一方、従来のマルチブラケット装置では、弾性のあるニッケルチタン（Ni-Ti）ワイヤーが装着されることで、その復元力により歯が引っ張られて

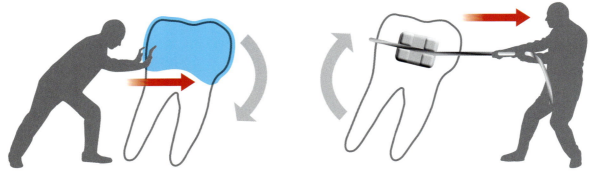

図2-1 アライナー型矯正装置の「押す」力、マルチブラケット装置の「引く」力。

CHAPTER 1 実践の前に知っておくべきこと

目的の位置へと移動する。これらの違いから、アライナーでは圧下方向に力がかかり、マルチブラケット装置では挺出方向の力がかかるという明確な差が生じる。

さらに、アライナー矯正治療にはエネルギーロス（アライナー装着後に生じる歯の移動精度の低下）という課題が存在する（**図2-2**）。アライナーの製品技術の進歩によって移動精度は改善されているとはいえ、14日ごとにアライナーを交換する場合の歯の移動達成率は73％程度に留まる[2,3]。このため、治療開始前の段階でエネルギーロスを考慮に入れた治療計画を立案すると同時に、定期的に治療の進行状況をモニタリングし、必要に応じて不足した動きに対して追加アライナー等でリカバリー治療を行うことが重要である。

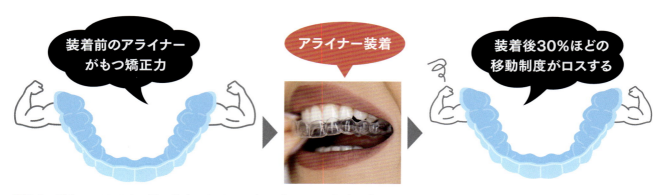

図2-2　現在のアライナー矯正治療におけるエネルギーロスの程度。約70％ほどの移動達成率であることを念頭において治療を行うべきである。

［参考文献2, 3より作成］

2 コントロールされた傾斜移動

歯の抵抗中心（center of resistance）は、矯正歯科治療において重要な概念のひとつである。矯正力が抵抗中心を通過すると、歯の回転運動を引き起こすことなく、純粋な平行移動を生じさせることができるため、「歯のバランスの中心点」と表現される。

この位置は、セメント-エナメル境（CEJ）から根尖方向に向かって1/3付近の位置に存在しているとする報告が多い（**図2-3**）[4,5]。ただしこれは、歯根の形態や歯槽骨の高さによってより根尖方向に移動することがあるため、注意が必要である。

抵抗中心に直接矯正力を加えることができれば歯を自由に移動させることができるが、歯根が歯槽骨内にあるため現実には不可能である。したがってわれわれは、触れることができない抵抗中心のあいまいな位置をつねに意識しながら歯の移動を予測しなくてはならない。

矯正力が抵抗中心を通過しない場合、必ず歯の回転を引き起こす。つまり、歯根より歯冠の移動量が

多くなる（＝傾斜移動）。この回転力を「モーメント」といい、「力の大きさ×抵抗中心からの距離」で計算される。モーメントは、異なる距離から作用する2つの力（偶力）を利用することでコントロールすることができる。ブラケット矯正治療ではレクタンギュラー（断面が長方形）ワイヤーを使用することで偶力を発生させ、歯軸の傾斜を調整する。しかしながら、現時点のアライナーでは部位別に剛性を設定あるいは調整することができない。歯冠部から歯頸部にいくほどアライナーの剛性は不足し、モーメントをコントロールすることが難しくなる。このことから、アライナー矯正治療では歯冠の傾斜が先行する傾斜移動が起こりやすい（**図2-4、5**）。

アライナー矯正治療ではこの傾斜移動が発生しやすいことをつねに考慮に入れなくてはならない。歯根のみを大きく移動させることが困難であるからといって、コントロール下にない傾斜移動を行ってはならない。抵抗中心が回転中心となると、根尖が大きく振られる力が発生することもあり、歯槽骨穿孔を起こすリスクなどが高くなってしまう。

理想的には、できるだけ根尖部に回転中心がくるようなコントロールされた傾斜移動を計画することが望まれる。さらに、傾斜移動にともなう歯の垂直的移動である相対的な圧下や挺出を利用をすることで、前歯の被蓋関係の調整や臼歯の咬合の緊密化が可能となる。

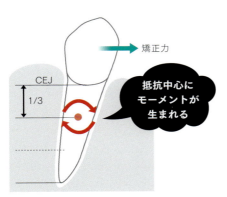

図2-3 歯の抵抗中心（セメント‐エナメル境［CEJ］から根尖方向に向かって1/3付近の位置）。矯正力を加えると抵抗中心にはモーメント（回転力）が生まれる。

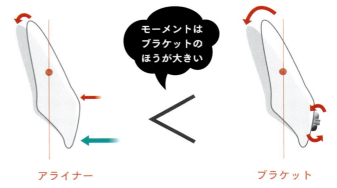

図2-4 アライナー矯正装置とブラケット矯正装置のモーメントの違い。ブラケット矯正装置はワイヤーの太さや剛性を調整することで大きなモーメントを発生させる。

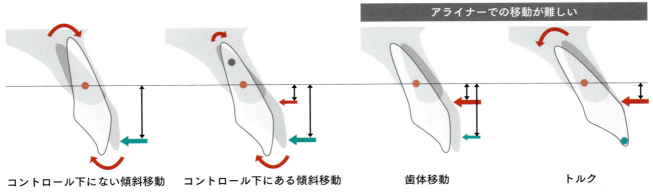

図2-5 抵抗中心と歯冠の傾斜移動。歯体移動およびトルクでは歯頸部に強い矯正力を加える必要があり、アライナーでは困難な移動様式となる。

●：抵抗中心　●：回転中心

CHAPTER 1　実践の前に知っておくべきこと

3 固定源（アンカレッジ）への配慮

　ブラケット矯正治療とアライナー矯正治療における矯正力に関する作用の考え方は共通しており、主作用（目的の歯を移動させる力）と同じ大きさの反作用（他の歯に主作用と同じ大きさで逆向きにはたらく力）を考慮に入れて治療を進める必要がある。たとえば前歯の後方移動においては、その大きさと同等の反作用、すなわち臼歯への近心移動の力が加わる。その際、前歯の後方移動量のほうが多くなるが、それは歯根膜の表面積が臼歯のほうが広いことが影響している。また、歯冠の傾斜移動が発生しやすいアライナー矯正装置では、ブラケット矯正装置と比較して臼歯の固定源は弱いと考える。これは、アライナーは剛性が不足しているため、前歯の後方移動の際に発生する臼歯の近心傾斜の力をキャンセルするモーメントを発生させることが難しいためである[6]。したがって、上顎前突症例など臼歯に最大の固定が求められる治療計画においては、固定源の追加を計画する必要がある。その際、アライナー矯正治療で主役となるのは顎間ゴムである。

　従来のブラケット矯正治療では、犬歯遠心移動や大臼歯近心移動の固定源を補助する器具として顎間ゴムが使用されてきた。しかし、顎間ゴムには歯を移動させる際に期待される水平成分だけでなく、副作用として「歯の挺出」という垂直成分の力が加わる問題があり、過度な多用は避けられていた。一方アライナー矯正治療では、歯を移動させると「圧下する力」が加わるため、逆に顎間ゴムの副作用である歯の挺出を利用できる場合がある。この違いにより、アライナー矯正治療では全治療期間を通じて比較的強い顎間ゴムを使用する計画を立案するのが一般的であり、顎間ゴムの選択と使用時間が治療結果に大きな影響を与える（**図2-6**）。

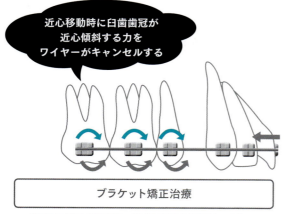

ブラケット矯正治療

前歯の後方移動時、臼歯が近心傾斜しづらい
＝アンカレッジロスに強い

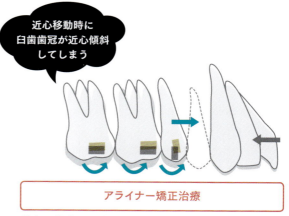

アライナー矯正治療

前歯の後方移動時、臼歯歯冠が近心傾斜してしまう
＝アンカレッジロスに弱い

図2-6　ブラケット矯正装置は近心傾斜のモーメントに剛性のあるワイヤーが抵抗し、臼歯はその位置に留まる。一方、アライナーはつねに歯との間に多少の隙間があり、臼歯が近心傾斜しアンカレッジロスしやすい。

4 アライナー装着により加わる断続的な力

　矯正力には、歯に絶え間なく力が加わる「持続的な矯正力」と、一定時間ごとに力が加わる「断続的な矯正力」の2つのタイプがある。ブラケット矯正治療は持続的な矯正力に分類され、この力は一定で24時間持続的に作用する。途切れることなくアーチワイヤーがブラケットを介して歯に力をかけ続け、患者の装着時間に依存せずとも確実に効果を発揮することができる。

　一方アライナー矯正治療は断続的な矯正力に分類され、患者がアライナーを装着している間にのみ歯に力が加わる。このため、患者が適切にアライナーを装着しないと計画どおりに歯が動かない。また、アライナー1枚ごとの歯の移動量はバイオメカニクスをもとに決められている。そのため、治療シミュレーションでもわかるように、アライナー矯正治療中はフィルムのコマ送りのように断続的な矯正力が歯に加わることになる。

　歯の移動は炎症反応が開始する変位相、歯周組織の再構築が起きる遅延相、骨改造が進む加速相の3段階に分かれるが、持続的な力が断続的な力よりも歯の移動量が大きく有利であるという報告がある[7]。この断続的な矯正力を利用するアライナー矯正治療で最適な治療を行うためには、患者のアライナーの装着時間が長ければ長いほど治療の成功率は高まる。そのため、アライナーの装着時間のコンプライアンスは何よりも重要となる。

　また、アライナー矯正治療の矯正力を効果的に作用させるためには、アタッチメントも重要である。歯面に接着される厚さ1mm程度のレジン製の突起であるアタッチメントは、アライナーの矯正力を歯に伝えるだけではなく、歯冠形態の悪い歯でもアライナーがうまく把持できるようにするという役割をもつ（**図2-7**）[8]。

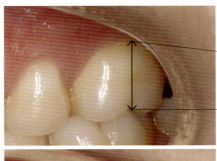
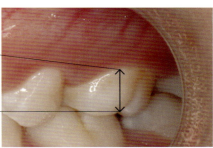
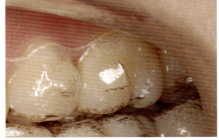
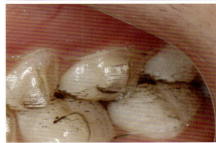

図2-7　臼歯の長さに着目すると、臨床的歯冠長の長い左の歯列と短い右の歯列とでは、アライナーの適合量および矯正力が変わる。

CHAPTER 1 実践の前に知っておくべきこと

5 シームレスなステージング

　ブラケット矯正治療では、ワイヤーに結紮されたすべての歯が同時に移動を開始する。治療では、まず弾性力の高い細いNi-Tiワイヤーで歯をレベリングした後、剛性の高いステンレススチールワイヤーの使用に移行する。犬歯関係をⅠ級に整えた後にスペース閉鎖を行い、最終的には咬み合わせの微調整（ディテーリング）を行うという明確なステップに沿って進められる（図2-8）。

　一方アライナー矯正治療では、ブラケット矯正治療のような明確なステップは存在せず、治療開始時から最終位置に向けて各歯がそれぞれの移動をシームレスに行う。アライナー矯正治療では、固定歯を任意に設定できるという大きな特徴があり、移動させる歯と固定する歯をステージごとに決定できる。そのため、特に難しい歯の動きに集中する際には、他の歯を固定源として使用し、必要な動きにのみフォーカスできることが特徴である。しかしこうした固定源の設定を過度に行うと、アライナーの枚数が増加し、治療期間が延長する可能性があるため、治療計画の段階でバランスを考慮することが重要である。

　また、アライナー矯正治療にブラケット矯正治療のようなレベリングステージがないことは、歯根が正しく整列される前に歯冠の移動が開始してしまうことも意味しており、歯根の近接を防ぎ平行性（ルートパラレリング）を保つことを苦手とするゆえんとなっている。さらに歯根が歯槽骨から逸脱するような予期せぬ移動が起こってしまうこともあるため、治療計画では初診時の歯根の位置について特に注意を払わなくてはならない。

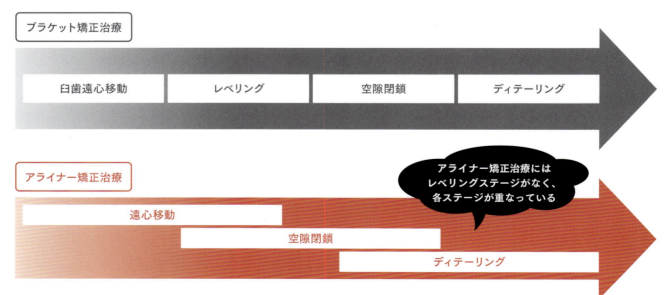

図2-8　矯正歯科治療におけるステージングのイメージ（非抜歯で臼歯を遠心移動する治療方針の場合）。

3 アライナー矯正治療の流れ

治療期間を意識する大切さ

　現代人の時間に対する意識は強くなり、ものごとの結果が出るまで長い期間待つことができなくなっている。これは治療期間が長期にわたる矯正歯科治療においても同様であり、「治療期間の短さ＝患者満足度の高さ」になっていることは間違いない。

　長期にわたる治療では、ロードマップが明確でないと患者の不安感も増す。特に可撤式装置であるアライナーは、治療開始後1年を経過したころから患者のコンプライアンス低下の割合が急増する[1]。これは患者の治療への慣れや生活の変化により、矯正歯科治療の優先度が低下していくことが関係していると思われる。このことから、患者のモチベーションを維持するためにも、どの症例でも治療期間1年経過時点で主訴の症状がある程度改善し、2年経過時には治療の90％以上が完了しているような治療計画を立案する必要がある（図3-1）。アライナー

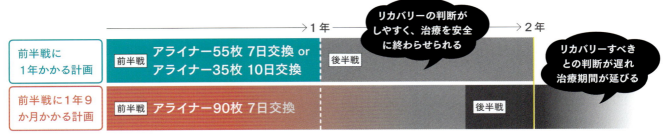

図3-1　治療期間2年の使い方。前半戦（初回アライナー）に時間をかけると、後半戦（追加アライナー）の時間が足りなくなる。初回アライナーは1年前後で消費できる枚数と交換日数に設定する必要がある。

CHAPTER 1　実践の前に知っておくべきこと

矯正治療は、ブラケット矯正治療より通院回数を減らすことができるが、だからといって治療期間を延長して良いわけではない。あらかじめ治療ステップを明確にしておくことで、患者も治療進度を把握し、モチベーションを最後まで維持することができる。

アライナー矯正治療の治療ステップ

前述したように、アライナー矯正治療における歯の移動の注意点として、ブラケット矯正治療とは異なり明確なステージがないことがある。特にレベリングというステージが存在しないことは、歯を最短距離で移動させることができるメリットがある一方で、歯根のコントロールがなされないまま歯の移動が始まるというデメリットもある。また、初回に設定した治療計画を大きく変更できる機会が限られるため、あらかじめステージングを綿密に構築する必要がある。さらに、初回アライナーのみで治療を完了させようとしないことが肝要である。

とはいえ、何度も追加アライナーを作成したり治療計画を小分けにしたりすることは非効率的であり、2回以内の追加アライナーで治療を完了させることが理想的である。前述したようにアライナーの歯の移動精度についてはさまざまな報告があるが、

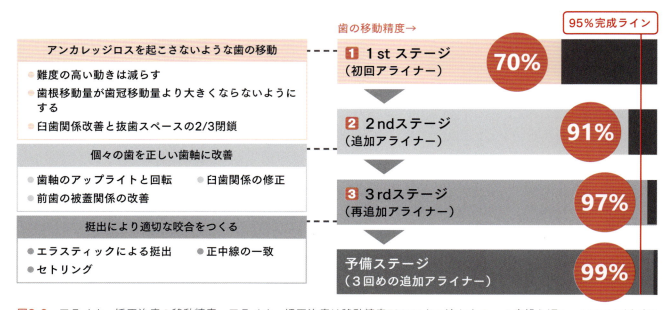

図3-2　アライナー矯正治療の移動精度。アライナー矯正治療は移動精度70％ほどの流れを3〜4度繰り返し、100％に近づける治療方法である。

それらの概要と筆者の臨床経験から70％強と仮定すると、移動精度95％以上を実現するためには追加アライナーが2回ほど必要になると考える。このことから、アライナー矯正治療の役割を3つのステージに分けると、それぞれの目的がわかりやすくなる（図3-2）。

1 1stステージ（初回アライナー）

提示された治療計画に対し、シミュレーションソフトウェアにて最大60枚程度のアライナー枚数になるよう調整を行う。個々の歯軸と歯根の位置を確認したうえで、目標位置までの移動を歯根中心かつ最小限化するよう調整し、予測実現性を向上させる。

矯正歯科治療では必ず反作用が生じるため、つねに固定源（反作用に対する固定源）となる歯がどこになるかを確認する必要がある。多くの場合前歯の移動の固定源は臼歯となり、大きな移動の反作用で臼歯の咬合を崩さないよう注意する。たとえば、前歯に後方移動と圧下を同時に行うような歯根を大きく移動させるステージングとすると、臼歯の固定源が不足しアライナーの不適合を引き起こしてしまう。

また、移動歯自体の反作用も考慮する必要がある。特に回転が多くなると反作用により圧下が発生し、予測実現性が著しく低下する。これはアライナーでの把持が難しい歯冠形態をもつ側切歯や小臼歯に発生しやすいため、これらの歯の回転移動量を低減する調整を行う（図3-3）。

2 2ndステージ（追加アライナー）

ブラケット矯正治療では弾性のあるワイヤーで歯軸を整列させるレベリングステージに該当し、実は1stステージより重要なステージである。アライナー矯正治療では歯冠の傾斜移動が先行し、その後に時間をかけて歯根がアップライトする。そのため、初回アライナーで不足している歯根の移動を補うことがこのステージの主目的となる（図3-4）。

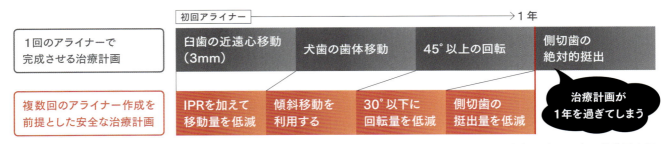

図3-3　1stステージでのアライナーの調整方法。アンカレッジロスや不適合を発生させないよう歯根を中心に歯の移動量を調整する。

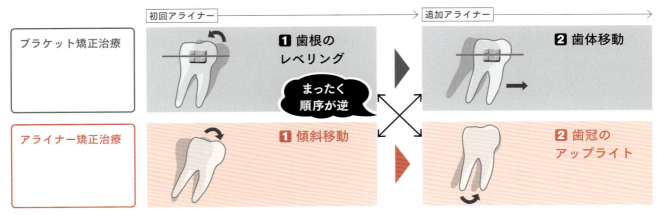

図3-4　2ndステージの役割。ブラケット矯正治療では先に歯根のレベリングを行った後に歯冠を移動させるのに対し、アライナー矯正治療では、先に歯冠を傾斜させた後に歯根をアップライトさせる。つまりこのステージの順序がまったく逆になる。

CHAPTER 1　実践の前に知っておくべきこと

歯根のアップライトは、当該歯に水平アタッチメントを設置し、Ⅱ級ゴムやⅢ級ゴムを固定源にして後方歯（臼歯）から順次的に行っていくのが通法である。もちろん、この段階で臼歯関係の改善や抜歯スペースの閉鎖も完了させていくのだが、特に歯の捻転が残っている場合はていねいに以下のステップをふみながら改善していかなくてはならない。

また頬舌側にアタッチメントを設置してアライナーでしっかりと歯を把持し、回転と挺出移動のステージを分けてそれぞれの移動を順番に行う（**図3-5**）。それでもアライナーの不適合が生じてしまった場合は、早期に垂直成分のエラスティックを使用したリカバリー治療を行うことが望ましい。

3　3rdステージ（再追加アライナー）

3rdステージでは、上下の歯の挺出移動によって咬合接触領域を増やすため、水平アタッチメントやV字ゴムのような垂直成分が強いエラスティックを使用することも多い。これは歯軸傾斜や回転が改善されている前提で進めるため、まだ歯軸傾斜が残っている場合は2ndステージに戻って歯根のアップライトを行う必要がある（**図3-6**）。

このステージでは、前歯の審美的排列も行う。たとえば垂直アタッチメントを設置して近遠心的歯軸を調整したり、片側に水平成分の顎間ゴムを使用して上下歯列正中線を一致させたりする。ステージの終盤には、この後のセトリングの際に後戻りが起こらないようオーバーコレクションも行う。

セトリング（歯列の安静化）

予定のステージ数を消化後の1か月程度、アライナー装着時間を1日12〜16時間にすると、余分な歯冠のトルクを解消し上下顎歯列の接触関係を最適化することができる。これをセトリング（歯列の安静化）という（**図3-7**）。治療終了前はもちろんのこと、追加アライナー作製待ちの期間もセトリングを行うことで臼歯の自然挺出が起こって離開が改善され、患者は咬合の感覚を回復することができる。患者にとって治療を小休憩する意味合いもあり、追加アライナーに対するモチベーションにもつながる。

この間、患者がアライナーを交換し治療を進めても、1〜2枚であれば追加アライナーへの影響はほぼない。アライナーを装着すると咬合高径が上がるため、臼歯にはつねに咬合力が加わり、治療後はあ

①歯冠の傾斜の改善	②回転不足の改善	③挺出不足の改善
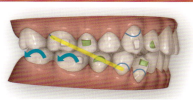 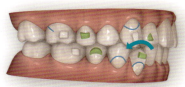 下顎右側歯列では臼歯から歯冠の遠心方向へのアップライトを順次行い、近心傾斜を改善する	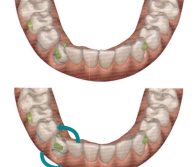 近遠心の空隙を十分確保できたところで下顎右側犬歯を近心方向へ回転し、捻転の改善を行う	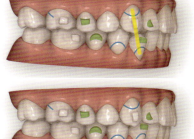 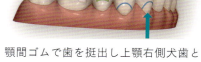 顎間ゴムで歯を挺出し上顎右側犬歯と咬合させる

図3-5　2ndステージの優先順位。1stステージで下顎右側犬歯に不適合を生じた場合の改善方法。このようにアップライト、回転、挺出の順でステージを組む必要がある。

る程度臼歯の圧下が発生する。セトリングは、この臼歯の圧下力をキャンセルする効果がある。1か月間セトリングを行うだけで、上下のアライナー厚みの合計である1mm以内の臼歯の離開が改善する。

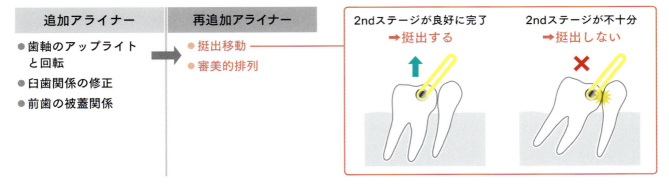

図3-6　2ndステージを完了させてから3rdステージへ進む。3rdステージはフィニッシングを行うステージであり、挺出移動以外の治療は終了しておかなくてはならない。挺出移動は歯槽窩から歯根が歯冠側に抜けるような移動である。歯軸が改善していない状態でいくら顎間ゴムを使用しても歯は挺出してこない。歯軸傾斜が残っている場合は2ndステージに戻り、順次遠心移動により歯根をアップライトさせる必要がある。

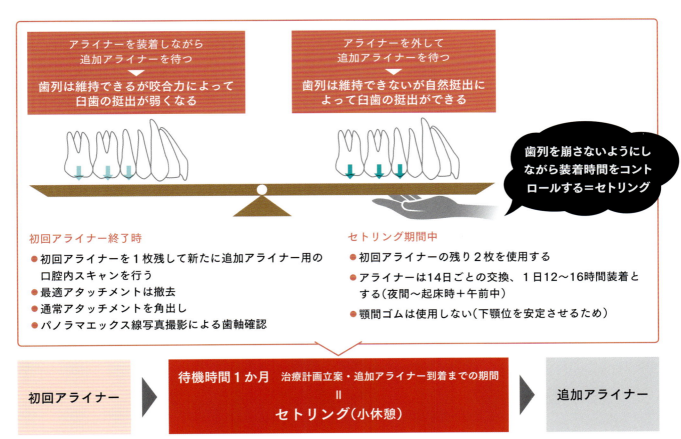

図3-7　セトリングのイメージと流れ。最適アタッチメントは、次の歯の移動計画には使用できないため除去する。臼歯部など固定源になる歯についている長方形の通常アタッチメントはカーボランダムポイントで角出し（アライナーの着脱や咬合などで摩耗してしまった長方形アタッチメントの角を再度直角に研磨すること）を行う。アライナー装着時間を1日12時間とする場合は、就寝時から起床時まで、あるいは午前中に使用することとする。セトリングは初回アライナーだけではなく、その後も追加アライナーを作製するたびに行う。

CHAPTER 1　実践の前に知っておくべきこと

4　シミュレーションソフトウェアの使い方

アライナー矯正治療の軸となるもの

　アライナー矯正治療の最大の特徴は、シミュレーションソフトウェアで治療計画を立案できるところにある。シミュレーションソフトウェアの機能は、資料採得、問題点整理（分析および診断）、治療方針決定、治療の順番および装置やメカニクスの決定までをカバーしている（図4-1）。

　ブラケット矯正治療とは異なり、アライナー矯正治療では個々の歯の位置と動きを細かく決める必要がある。これは、アライナーには歯冠の傾斜移動が優先される特性があり、初診時の歯根の位置が治療

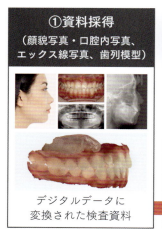
①資料採得
（顔貌写真・口腔内写真、エックス線写真、歯列模型）

デジタルデータに変換された検査資料

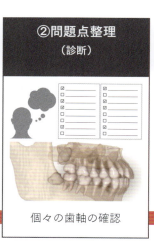
②問題点整理
（診断）

個々の歯軸の確認

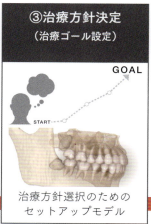
③治療方針決定
（治療ゴール設定）

治療方針選択のためのセットアップモデル

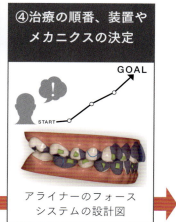
④治療の順番、装置やメカニクスの決定

アライナーのフォースシステムの設計図

図4-1　シミュレーションソフトウェアの機能と使用の流れ。

難易度に大きく関わるためである。したがって、担当医が個々の歯の位置と歯軸を正確に把握し、分析を行うことが重要になる。口腔内スキャンデータをCBCT画像と同期させることができる場合は、歯槽骨内で歯根の位置を三次元的に把握することが可能となるため、利用し十分に確認を行う。

複数の治療選択肢が考えられる場合もあるため、資料分析後はシミュレーションの動画データをセットアップモデルとして使用し、各治療選択肢における予測実現性を確認する。治療方針は、この治療選択肢を患者に説明・確認を行ったうえで決定する。最後に、確実かつ効率的に治療目標に向かうためアライナーの設計図となるシミュレーションを調整し、アタッチメントなどの補助装置を設定する。

ただし、シミュレーションソフトウェアは魔法の道具ではない。アライナー矯正治療に慣れたころ、いくら作り込んでも治療計画の予測実現性が高まらないと感じるようになる。アライナーから歯に力が伝わるまでには少なからずエネルギーロスが発生し、シミュレーションの位置まで歯を移動させないため、こうしたことが起こる。これは、治療計画の予測実現性が100％とはならないことを示している。

このことから、ソフトウェアが作成した治療計画は、あくまでも個々の歯に加わる矯正力の量と方向を示すフォースシステムの図に過ぎないと考えたほうが妥当である。したがって、理想的な歯列を目指してシミュレーションソフトウェアで歯の位置をあまりに細かく設定することはナンセンスである。

また患者はシミュレーションを必ず実現する治療ゴールと考えてしまうことがあるため、患者説明用とアライナー設計用でシミュレーションデータを分けて用意する必要がある。

シミュレーションの調整

担当医は、従来のセファロ分析において骨格と前歯の2D画像データを把握した後、治療シミュレーションを3D操作で調整する。エンジニアやAIが作成した治療計画を修正する際は、セットアップモデルの作成、アタッチメントの設置、ステージングの調整の順で行う（**図4-2**）。

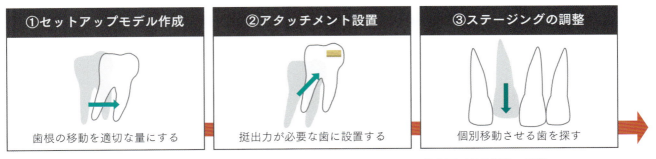

図4-2　シミュレーションソフトウェアが作成した治療計画・シミュレーションに担当医が行う調整の手順。

CHAPTER 1 実践の前に知っておくべきこと

1 セットアップモデルの作成

まずは、歯列の最終位置を決定することが重要である。これは、先にアタッチメントの位置やステージングを調整しても、セットアップ次第でやり直しになってしまうからである。デジタルシミュレーションは治療計画そのものであり、歯冠 - 歯根比、歯根膜面積、歯槽骨形態などを十分考慮して、歯根の移動量や移動速度を現実的なものになるように調整する。CBCTデータ統合可能なシステムを使用する場合は、治療後の歯槽骨内の歯根の位置を把握できるが、前述のようにこれもフォースシステムを示した図に過ぎず、実際に歯根がこの位置に移動するわけではないことを理解しておかなくてはならない。

歯根の移動量の設定においては、歯根膜量も参考にする。歯根膜量が少ないと破骨細胞と骨芽細胞の誘導が生じにくく、歯槽骨の改造速度も低下し、歯根の移動量が減じる（**図4-3**）。さらに、ミドルエイジ（40代）以降や歯周病患者などで歯槽骨レベルが下がっている場合は歯冠/歯根比が大きく、歯根膜量が少なく、歯根の大きな移動をともなう治療目標を達成することが難しくなる。また、矮小歯や短根歯は歯根膜の総面積が少ないため、これも同様に移動する速度が遅くなり、早期に移動の限界を迎えてしまうことが多い。

歯列のどこからシミュレーションの調整を始めていくかは術者により好みがあろうが、筆者（牧野）は上下顎第一大臼歯の位置を決定してから他の歯の位置を決めていく方法を勧めたい。第一大臼歯は、歯列弓幅径や臼歯関係を決定する重要な歯であり、移動量に制限があるからである。その後、歯列弓拡大やIPRを加え、小臼歯や前歯の位置を調整する。歯冠の位置をひととおり調整した後は、歯根の位置を移動量と歯周組織を確認しながら調整する。CBCTデータを統合できない場合は、口腔内写真に写る歯周組織の膨隆やシミュレーション上の仮想歯根位置を確認して調整する。この歯根位置の調整が予測実現性の向上にもっとも大きく関わる。

アライナー矯正治療は上下歯列が咬合した状態では治療が進まないことから、咬合接触の強さの調整に関しては予測実現性が低いといえる。そのため、筆者は初回アライナーでの詳細な調整は行っていない。

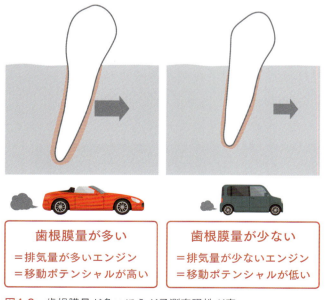

図4-3　歯根膜量が多いほうが予測実現性が高い。

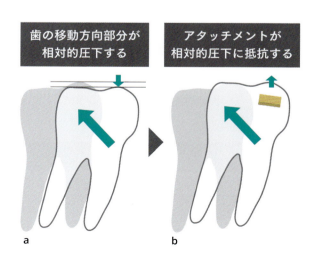

図4-4　アタッチメントの設置位置。アライナーで歯を動かすと相対的圧下が起きる（**a**）。アタッチメントがあると挺出する方向へ歯を引っ張ることができる（**b**）。

4 シミュレーションソフトウェアの使い方

2 アタッチメントの設定

アライナーは、咬合面側から辺縁側に移るほど歯の把持力が小さくなるため、1歯単独での挺出が難しい。また、他の歯の移動の反作用から歯の圧下が発生することもある。

このことから、アタッチメントの設置位置に迷った際は、挺出させなくてはならない歯や反作用で圧下しやすい歯に設置するのが大原則と考えよう。アタッチメントを設置すれば、アライナーは確実に歯を把持することができる。筆者は、たとえば円錐形の歯冠をもつ犬歯や円柱形の歯冠をもつ小臼歯を回転移動させなくてはならない場合、あるいは第一大臼歯を固定源に設定する場合には、必ずアタッチメントを設置している。ただし、大きなアタッチメントを多数設置すると患者によるアライナーの着脱が難しくなるため、むやみには設置しないようにする（図4-4）。

アタッチメントには、それぞれの歯の動きに合わせて設置される最適アタッチメントと、長方形型をした通常アタッチメントがあり、それぞれ目的に合わせて選択する（図4-5）。

最適アタッチメント：シミュレーションソフトウェアによって自動的に設置位置が決められる。アライナーとアタッチメントの間に意図的に隙間をつくることで、アライナーと接触しているアクティブサーフィスのみに必要な力のみを加えることができる。

通常アタッチメント：設置箇所の調整が可能であり、垂直的な設置位置が咬合面側に近づくほど歯冠の傾斜移動が優先され、途中の不適合が少なくなる。逆に設置位置が歯頚側になるほど歯根のモーメントが発生しやすくなるが、アライナーの把持力が低下す

	最適アタッチメント 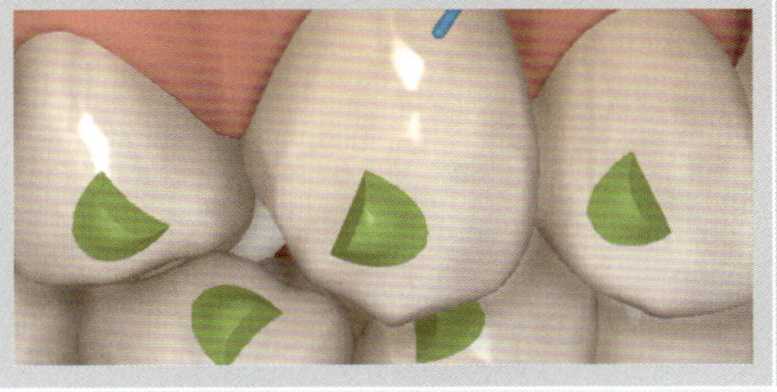	通常アタッチメント 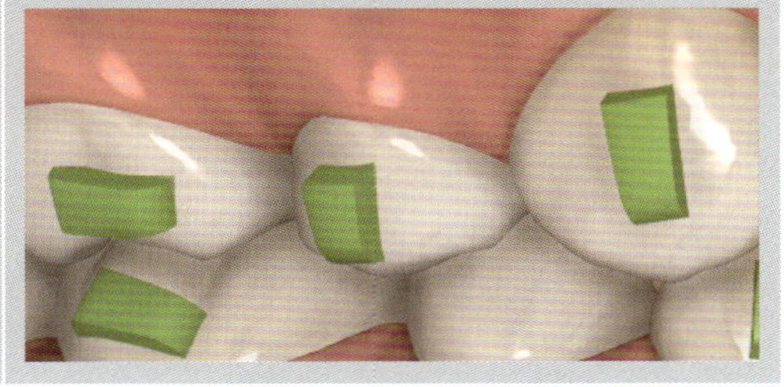
設置目的	• 歯を効率的に移動する	• 歯を強い固定源として使用する • アライナーからの強い力で挺出させる
形態および設置位置	• ソフトウェアにより自動で決定される	• 担当医が詳細に位置を設定する
不適合時の対応	• 多少の不適合であれば問題はない	• すぐに除去しないと歯の圧下が起こる
アライナーの着脱	• 比較的容易	• 比較的難しい
アライナーの効果	• アクティブサーフェスに力を加えるためにチューイーを使用しないと効果が少ない	• チューイーはあまり必要とされない
アタッチメントの撤去と温存の可否	• 除去は比較的容易 • 再利用はできないため追加アライナー時には一度除去し新しいものを再設置する	• 除去は比較的難しい • 温存し追加アライナーでの再利用が可能である

図4-5 通常アタッチメントと最適アタッチメントの違い。アクティブサーフィスとは、アライナーが最適アタッチメントと接触し、矯正力が発生している部位のことである。

CHAPTER 1　実践の前に知っておくべきこと

るため不適合が多くなる。多くの治療計画では臼歯の遠心方向へのアップライトが必要となるため、近心側にアタッチメントを設置することが多くなる。

補綴歯へのアタッチメントの設置は、十分な接着力を得ることができないため基本的には行わない。クラウンやブリッジであれば、天然歯よりも歯冠の豊隆（カントゥア）を強くつくる場合が少なくなく、アライナーが把持できる部分が増えるため、アタッチメントがなくても十分に歯冠の把持力を保てることもある。また歯冠高径が低いクラウンには、挺出力をはたらかせる顎間ゴムを掛けるボタンを設置すればよい。臼歯が補綴歯である場合、TEKへの交換はアライナーの上から咬合力が加わり着脱時の脱離や破損が増えるため行わない（図4-6）。

3 ステージングの調整

ステージングの調整の要点をまとめると、「他の歯と同時に移動させるか、個別に移動させるかを決めること」である。難しい移動がある歯や歯根の移動量が大きい歯を単体で動かす場合、その他の歯を固定源として利用できるため予測実現性が高まる。臼歯の遠心移動などに順次移動が採用される理由もここにある。

アライナー1枚あたりの歯の移動量は決まっているため、ある程度シミュレーションソフトウェアが決定した最適な治療計画に任せてしまったほうが効率的である。また、歯の移動速度を調整したい場合は、アライナー枚数の増減ではなく交換日数で行ったほうがよい（図4-7）。

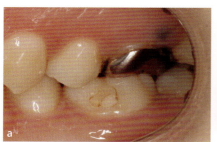
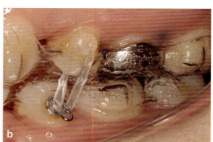
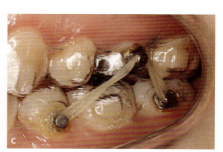

図4-6　人工歯・補綴歯にアタッチメント設置する際の対応。上顎左側第一大臼歯にメタルクラウンを装着した口腔内（a）の場合、初回アライナーでは当該補綴歯にアタッチメントを設置しない。追加アライナーでボタンを設置し、垂直ゴムを使用する（b,c）。補綴歯に挺出力を加えたい場合は、ボタンカットを設置し顎間ゴムを併用する。

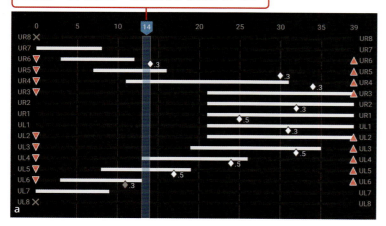

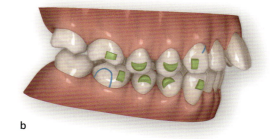

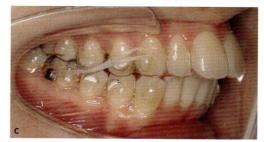

図4-7　順次遠心移動のステージング（a）、アライナー14枚め使用時のシミュレーション（b）および口腔内写真（c）。上顎両側第一・第二小臼歯のみが遠心移動しており、その他の歯は固定源になっている。

4 シミュレーションソフトウェアの使い方

ClinCheckを用いたシミュレーション調整例

本症例は軽度の叢生をともなうII級不正咬合で、叢生を上顎歯列の遠心移動で改善する治療計画である。

初診時の口腔内スキャン・CBCT統合画像

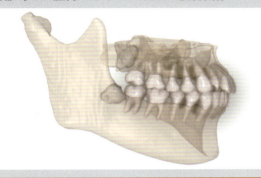

調整前の治療シミュレーション

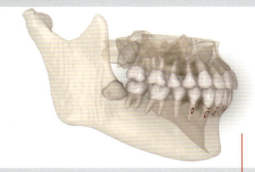

▶ **調整すべき部位**
- 上顎前歯の舌側移動量が少ない
- 短小な上顎側切歯の歯根の移動量が多い
- 下顎前歯歯槽骨に骨穿孔が認められる

シミュレーション調整

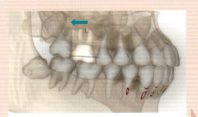

1 大臼歯の位置設定

近遠心移動量2.0mm以内を目標とし、大臼歯の位置を決める。臼歯関係がII級であれば上顎大臼歯、III級であれば下顎大臼歯を移動する。

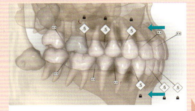

2 前歯の唇舌的位置決定

前歯は被蓋関係を確認しながら唇舌的な位置を決める。前歯の舌側移動を増加させたい場合は臼歯の遠心移動に加えてIPRや側方拡大を併用する。

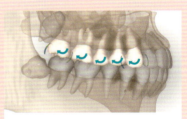

3 臼歯歯根移動量を調整

歯根の移動量を減じて予測実現性を高め、臼歯の近遠心歯軸(アンギュレーション)を調整する。

[図：上顎臼歯の遠心移動を傾斜移動で行う]

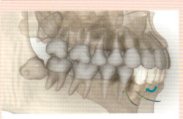

4 前歯のトルク調整

オーバーバイトや歯槽骨量を確認しながら、前歯のルートトルクを調整する。

[図：下顎前歯にルートリンガルトルクを加えている]

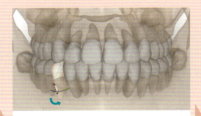

5 歯根の逸脱を確認する

歯根の歯槽骨裂開や穿孔がないか確認する。

[図：歯槽骨裂開のある下顎右側第一小臼歯にルートリンガルトルクを加えている]

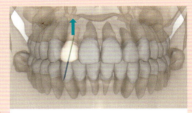

6 挺出・回転量の調整

過剰な挺出や回転、アライナーの不適合を回避し治療計画の予測実現性を高める。

[図：歯根が短小で移動しづらい歯の挺出量を低減している]

[次ページへつづく]

CHAPTER 1 実践の前に知っておくべきこと

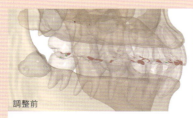
調整前

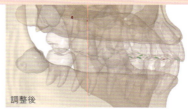
調整後

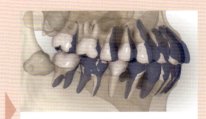

7 咬合接触の強さを自動調整する
アライナーによる臼歯の挺出移動の予測実現性は低く、咬合接触の強さを細かく調整しても再現性は低い。そこで、咬合干渉の自動調整機能を利用して効率的に咬合接触の強さを調整する。

8 全顎的に歯の移動を確認
ClinCheckの重ね合わせ（スーパーインポーズ）と歯牙移動表で、歯の移動量を再度確認する。

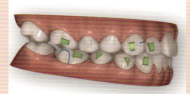

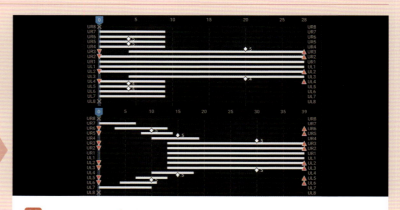

9 アタッチメントの設定
顎間ゴムの位置を決定後、固定源にある歯と挺出が必要な歯にアタッチメントを設置する。ClinCheckで歯冠を表示し、歯冠の面積も考慮しつつアタッチメントの位置を決める。

10 ステージングの指示
強い固定源が必要で個別に動かさなくてはならない歯に対し、ステージングをClinCheck上で指示する（例：「上顎歯列を順次遠心移動させてください」「右上2は捻転改善後に挺出してください」）。

調整完了

調整後の治療シミュレーション

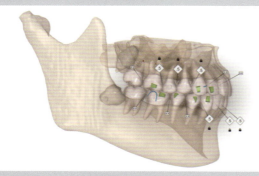

調整前の治療シミュレーション

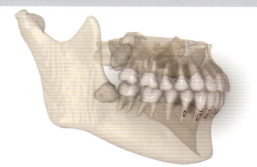

初回アライナーの成功率を高めるために、以下のような調整を加えた。
- 上顎臼歯にIPRと歯冠の傾斜移動を併用することで遠心移動量を低減する
- 移動のポテンシャルが低い上顎側切歯の移動量を調整する
- 上下顎前歯の歯根がボーンハウジング内に収まる移動量とする

移動が不足している部分は追加アライナーでリカバリー治療を行う。

5 アライナーのセット

患者へ診断を伝える際の説明

　アライナー矯正治療の契約前には、他の矯正歯科治療と同様に、必ず患者へ診断の伝達と治療内容の説明を行う。最近は患者もインターネットでさまざまな情報を調べることができる。したがって、のちのちトラブルとならないよう、図5-1の内容を必ず書面で示し、確実に説明する。また、診断やこの後に行う矯正装置のセットでは説明すべき内容が多いため、診療ユニットではなくカウンセリングルームの落ち着いた雰囲気においてていねいに行うほうが良いだろう。

- 検査資料の分析結果と治療方針
- 一般的な矯正歯科治療のリスクと副作用
- 薬機法適応外のアライナーを使用する場合の注意点（海外製品であり、医薬品副作用被害救済制度対象外であること）
- 転院・治療キャンセルを希望する場合の流れと支払うべき費用（アライナーの歯科技工費用が先に発生してしまうため、キャンセル費が設定される）
- 抜歯が必要な場合のスケジュール（抜歯の順番、完了時期、他院依頼の場合の書類作成）
- ブラケット矯正装置を用いたリカバリー治療の可能性（治療が奏効しなかった場合、コンプライアンスが著しく悪い場合など）

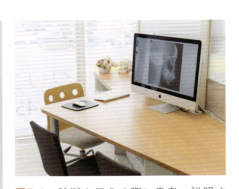

図5-1　診断を伝える際に患者へ説明すべき項目。診断はユニットではなく、カウンセリングルームで落ち着いた雰囲気のもと行うほうがよい。

CHAPTER 1　実践の前に知っておくべきこと

なお説明用のデジタルシミュレーションは、患者に治療ゴールをイメージさせることを目的として簡易的に作成しておく。

治療の契約締結後は患者の意向を含めた設計となるよう治療用シミュレーションを調整し、アライナーを発注する。ほとんどの症例において治療用シミュレーションと実際の歯の動きにはずれが生じるため、追加アライナーが必要になることも必ず患者には事前に説明しておく。

矯正歯科治療のリスクと副作用の事前説明

矯正歯科治療における主要なリスクとして、歯肉退縮、歯根吸収、歯髄失活が挙げられる。これらのリスクについての事前説明は、治療の透明性を高め、患者の信頼を得るために重要である。決して事後説明にならないようにしなくてはならない。その他の一般的な矯正歯科治療のリスクと副作用については、日本矯正歯科学会のホームページを参考にすることをお勧めする。

歯肉退縮

過度な力や歯槽骨から逸脱した位置への歯の排列、不適切な矯正力のかけ方が原因となることが多い。アライナー矯正治療で手法として採られることの少なくない歯列弓拡大は、特に前歯において歯冠とともに歯根の唇側への移動を引き起こしやすい。これにより歯槽骨の裂開が生じることも歯肉退縮に大きく影響している。

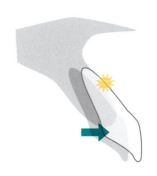

歯根吸収

矯正歯科治療中に歯根の一部が溶解する現象で、わずかな吸収も含めるとすべての患者に見られる。ただし重度の歯根吸収はまれである。特に長期間にわたる動的治療や過度な力が原因となることが多い。軽度から中等度の歯根吸収は、治療終了とともに停止することが多い。上顎中切歯では切歯どうしの接触も影響する。アライナー矯正治療ではブラケット矯正治療より発生頻度が少ないという報告が多い[1]。

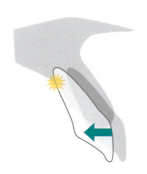

歯髄失活

外傷や過度な矯正力が主な原因となって起こる。筆者（牧野）はブラケット矯正治療よりアライナー矯正治療での発生頻度が高いと感じており、当院の臨床統計ではアライナー矯正治療が起因となって発生した歯髄失活は0.8％（4/500症例）であった。他に、一時的な血流の減少や圧迫により引き起こされることがある。特に前歯の歯冠を舌側方向に傾斜移動させる場合、根尖が歯槽骨から穿孔することでも発生する[2]。

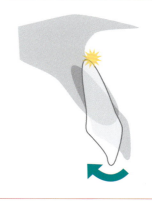

アライナーが到着したら

作製を依頼した院外ラボからアライナーが到着したら、製品の確認とアライナーセットの準備を行う。アライナーの発注漏れや製品の到着遅延が生じた場合などに、患者へ来院延期等の連絡を忘れないよう、治療契約日、治療費の支払い日、装置発注日などを記載した台帳を作り管理することが望ましい。

また、来院当日に滞りなくアライナーセットを行うため、前日までにアタッチメントテンプレートにレジンを注入しておき、光重合防止のためアルミホイルなどで遮光し保存しておく（図5-2）。また患者に予約のリマインドメッセージを送る際、治療概要を共有することに加え、モチベーションを高める目的でアライナーの治療シミュレーション動画も添付するとよい。

アライナーの管理は、院内スペースの問題や患者が通院できなくなった場合を考え、患者自身に行ってもらう。そのため、初めてのセット時にすべてのアライナーを渡す。事前にひとつの袋にアライナーリムーバーやチューイーなどのアメニティを同梱しておくと、渡し忘れを防ぐことができる。

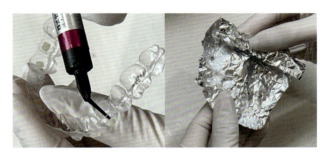

図5-2 患者来院前日に、アタッチメントテンプレートにレジンを注入し、アルミホイルなどで遮光しておく。

エラスティックボタンの種類と設置場所

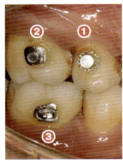
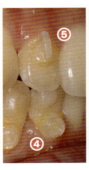
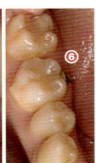

❶リンガルボタンメッシュベース（カーブ）
メッシュベースでどんな形状の歯でも設置が可能
設置箇所　小臼歯の頬舌側／切歯と犬歯の舌側

❷リンガルボタン（カーブ）
コンパクトで接着面の加工により脱離しづらい
設置箇所　大臼歯の頬側

❸アンテリアクロスフック
U字フックになっており、複雑なエラスティックも掛けやすい
設置箇所　大臼歯の近心頬側／犬歯の舌側

❹プラスティックリンガルボタン
審美性に優れるものの、接着面が弱くやや脱離しやすい
設置箇所　切歯と犬歯の唇側／小臼歯の頬側

❺パワートラクション
フックが歯頸部まであるため、エラスティックの伸長距離を稼ぐことができる
設置箇所　側切歯の唇側

❻キャプリングフック
接着が難しいが、薄くてフックが舌に当たっても痛くない
設置箇所　大臼歯の舌側

CHAPTER 1　実践の前に知っておくべきこと

アタッチメントの設置

　歯面清掃後にリン酸エッチングを行い、コンポジットレジンにてアタッチメントやボタンを接着する。ここで重要なのは、患者の来院回数を増やす脱離を起こさないようにすることである。

　筆者（牧野）はアタッチメントの設置に、アタッチメントテンプレートへの流しやすさなどの操作性を優先し、耐摩耗性は低いが流れの良いローフロータイプのレジンを使用している（**図5-3**）。色調は日本人の歯の色合いの標準値であるA3よりやや明るいA2を選択する。また、歯面との接着面積を増やすため、アタッチメント辺縁にあふれたバリの除去は最小限にとどめるようにしている（**図5-4**）。

　筆者の経験では辺縁に薄いレジンの層が残っていてもアライナーの適合度は変わらず、治療効果は維持できる。そして、アライナーを外した状態でアタッチメントが対合歯と咬合接触していないか確認する。こうすることで、アタッチメント脱離の頻度を軽減することができる。またフッ化物徐放性のレジンを使用することで、う蝕予防効果も得られる。

　その後、鏡のある部屋で患者自身にアライナーの着脱を数回練習してもらいながら、使用方法を説明する。このステップはあらかじめ歯科医院で説明動画を作成しておき、視聴してもらうことで効率化することができる。アライナーの交換頻度は、歯の移動による疼痛と着脱に慣れるために3枚めまでは10日ごととする。

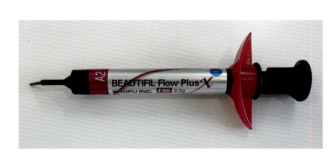

図5-3　筆者（牧野）がアタッチメントの設置に用いているビューティフィル フロー プラス X F00（松風）。ペースト性状に近い超低流動のフロータイプで、事前にアタッチメントテンプレートに準備しても垂れにくく、フッ化物徐放性がある。

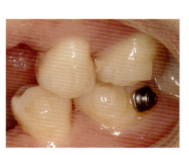 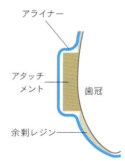

図5-4　レジンの接着面積が大きいほど脱離が減るため、少し程度ならあふれても除去しない。こうすることで、アタッチメントの脱離を最小限に抑えることができているとの実感がある。もし接着後の着色が目立つようであれば、来院のたびに少しづつあふれているレジンを研磨する。

初めての経過観察とチェック事項

患者の居住地が遠方でない限り、1か月後（アライナー4枚め使用時点）に再来院してもらう。来院時は、まずアライナー装着時と取り外し時の口腔内写真を撮影する（図5-5）。アタッチメントの脱離がある場合は再度設置を行い、エラスティックの使用が計画されている場合は装着の練習を行う。他院で抜歯を依頼している場合は、完了しているか確認する。

次にアライナーの使用状況を問診し、今後の来院予定やアライナー交換頻度などを決定する。使用に問題がなければ交換頻度は7日ごととし、次回の来院予定を計算して伝える。患者に特別な事情がない限り2～2.5か月に1回（7日交換であればアライナー約10枚ごと）の来院予定となる。また通院間隔の画一化のため、来院から6ステージ先までのIPRの計画を前倒しして行っておく（図5-6）。

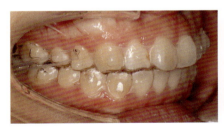 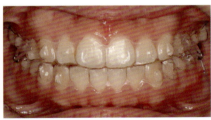 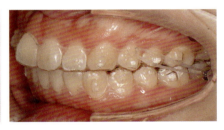

図5-5　来院ごとにアライナー装着時の口腔内写真撮影を行う。撮影は咬合面観を除いた3カットのみとして時間短縮を図る。アタッチメントは頬側に設置していることが多いことから、この写真のみでアライナーの不適合を把握することができる。またエラスティックを装着した状態で撮影することで、患者に正しい装着方法を理解してもらうことができる。

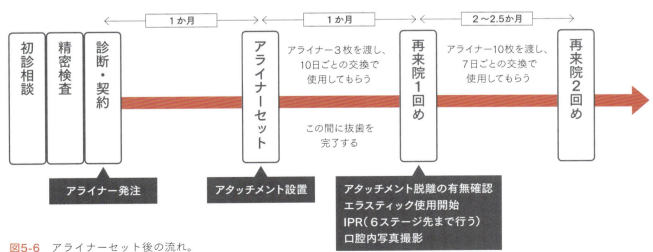

図5-6　アライナーセット後の流れ。

CHAPTER 1 実践の前に知っておくべきこと

エラスティックの使用開始時期

　初回アライナーの使用開始から1か月程度は歯の移動にともなう疼痛があり、患者の負担も大きいため、エラスティックは1回めの再来院時より使用を開始する。アライナー矯正治療において、固定源や歯の挺出を補助するエラスティックは非常に重要なものである。エラスティックの効果は、基本的に使用時間に比例する。しかし、アライナー矯正治療では固定源の確保や臼歯の挺出が難しいため、ブラケット矯正治療で一般的に使用するものよりやや直径が短く強いエラスティックを使用することが多い。筆者は、3.5オンス(=99g)の力が発揮される製品を使用している(**表5-1**)。

　ノンラテックスのエラスティックは審美性が良好で患者に好まれるが、やや強度が低く切れやすい。そのため、ラテックスアレルギーの既往がある患者以外には積極的に使用していない(**図5-7**)。

表5-1　筆者(牧野)が使用するエラスティックの種類と牽引力の強さ、使用方法(すべて3.5オンスを使用)

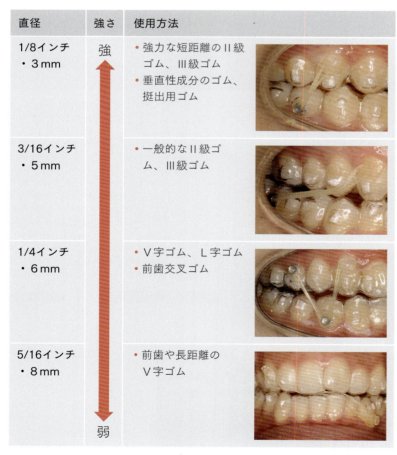

直径	強さ	使用方法
1/8インチ・3mm	強 ↑	・強力な短距離のⅡ級ゴム、Ⅲ級ゴム ・垂直性成分のゴム、挺出用ゴム
3/16インチ・5mm		・一般的なⅡ級ゴム、Ⅲ級ゴム
1/4インチ・6mm		・V字ゴム、L字ゴム ・前歯交叉ゴム
5/16インチ・8mm	↓ 弱	・前歯や長距離のV字ゴム

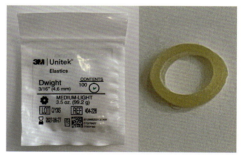
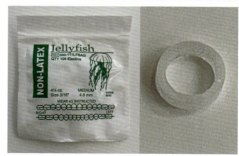

図5-7　ラテックス(上、3M unitek)とノンラテックス(下、American Orthodontics)のエラスティック。筆者はラテックスのMedium force(3.5オンス)を主に使用している。

モニタリングの必要性と使えるツール

アライナー矯正治療の一番の特徴は、患者の通院負担を軽減できることである。さらに遠隔モニタリングシステムを利用すれば、症例によっては半年以上来院しなくても矯正歯科治療を進めることが可能となる（**図5-8**）。

しかし、そのぶん患者とコミュニケーションを取る回数が少なくなってしまうことには注意が必要である。アライナー矯正治療中の患者には、さまざまな不安や疑問が生まれる。「アライナーを半日しか使用できなかった日がある」「アライナーが少し歯から浮いている」など、ささいな内容であっても問題はないのか歯科医師の確認を希望する患者もいる。また、実際にトラブルが発生した場合、自己判断でアライナー装着を中止してしまう患者もいる。

こうなると治療が中断するだけでなく、アライナーを装着していない間に予想外の後戻りが発生し、トラブルがより大きくなってしまう。

これを防ぐためには、チャットなど簡単に双方向のコミュニケーションを取ることができる機能をもつツールを準備しておくとよい。パソコンで一括管理ができる歯科医院オフィシャルのアカウントとチャットツールを導入し、患者からの連絡内容を確認し、分類する担当者を設定することで、患者とのトラブルや患者の治療からの脱落を未然に防ぐことができる。患者からよく寄せられる質問はあらかじめ定型文をつくっておき、問い合わせがきたら低負担で対応できるようにしておく（次ページ**図5-9**）。

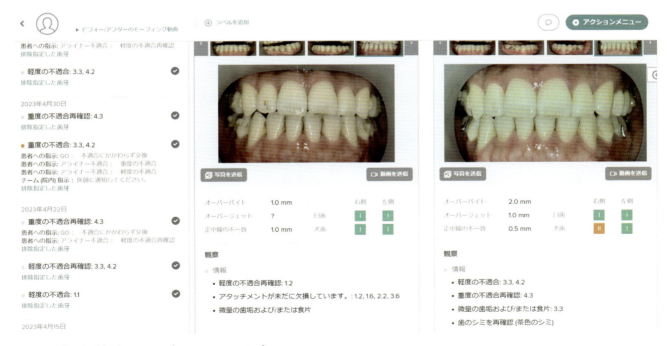

図5-8　遠隔経過観察システム（DentalMonitoring）。

CHAPTER 1　実践の前に知っておくべきこと

患者Aさん

本日、右下の親知らずを抜歯したのですが、下のアライナーをつける際に、腫れている歯ぐきを傷つけてしまわないか心配です。歯ぐきが治るまでアライナーはしばらくつけないほうがよいでしょうか？
18:27

既読
18:59

ご相談ありがとうございます。
アライナーをまったく使用しないと、歯が後戻りする方向に動いてしまい、この後のアライナーが装着できなくなってしまいます。次の画像のように、右下奥歯の部分を半分だけハサミでカットしていただくと、歯ぐきに触れないかと思います。

B歯科医院

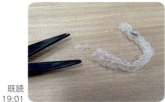
既読
19:01
ダウンロード

患者Aさん

画像までありがとうございます！
承知しました。半分カットして試してみます。ありがとうございます
19:38

重要度：高

A 担当医が診察記録を確認してすぐ対応
すぐに対応しないと治療の失敗につながるだけでなく、患者と医院の信頼関係が崩れてしまう事象
- 強い疼痛の発生
- アライナーの不適合
- 診療に対するクレーム

B 担当医が診療時間外にまとめて対応
そのままにしておくと治療が停滞する可能性がある事象
- 転居など通院環境の変化
- う蝕や一般歯科治療に関する質問
- 顎間ゴムを掛けるボタンの脱離

緊急度：高 ←―――――――――→ **緊急度：低**

C 受付スタッフがすき間時間で対応
従来は電話で行っていた事務的対応
- 直前の予約変更
- 診療後の処置内容確認
- 治療費の支払い関連の質問

D スタッフが時間を決めてまとめて対応
患者が安心して治療を受けるためのサポート対応
- 2週間以上先の診療予約
- アタッチメント脱離の報告
- 診療資料の送付

重要度：低

図5-9　スマートフォンのチャット機能を利用したコミュニケーション例と、チャット内容から考える対応の分類。上記の会話は、患者が自己判断でアライナーの使用を中止する可能性がある事象であり、Bに分類される。担当医が採得資料などを確認し、簡単なアライナーの調整方法を説明することで治療を停滞させないよう対応する。

CHAPTER 2

アライナー
矯正治療の
ケース別戦略

CHAPTER 2　アライナー矯正治療のケース別戦略

1 非抜歯による アライナー矯正治療

非抜歯治療とは

　非抜歯治療は抜歯（主な対象歯は小臼歯）せず歯科矯正的に歯列を整える方法であり、健康な歯を抜きたいとは思わない多くの患者にとって魅力的な選択肢である。抜歯を避けることで治療の侵襲性を低減し、患者の不安を軽減することができる。

　この治療方針を選択するには、症例ごとに歯列および顎骨の状態、全体の咬合バランスや顔貌などを慎重に評価する必要がある。さらに非抜歯治療の適応範囲は、患者の人種や担当医の治療哲学によっても異なる。

　矯正歯科治療における抜歯・非抜歯の是非については、古くは非抜歯論者の Edward H. Angle と抜歯肯定論者の Calivan S. Case に端を発する論争が100年以上前から続いている。一般的に、側貌に問題がない臼歯関係Ⅰ級で軽度の叢生症例が、歯根の大きな移動を必要とせず治療期間も短いため、非抜歯治療を行うのに理想的な症例である。しかし、日本では側貌の問題や中等度以上の叢生を有する症例との遭遇が少なくないことから、抜歯・非抜歯の治療方針選択に悩まされることが多い。

　筆者らの臨床では、ブラケット矯正治療では抜歯方針を選択する割合が多いが、アライナー矯正治療では非抜歯治療を選択する割合が多いように感じる。この理由について以下に説明していく。

非抜歯治療をより多く選択するために

アライナー矯正治療は現在のところ中等度までの不正咬合に使用されることが多く[1,2]、ブラケット矯正治療よりも非抜歯治療を選択する割合が大きくなる。さらに、治療計画において「歯列弓拡大」「大臼歯の遠心移動」「IPR（隣接面削合）」という方針を積極的に選択することで、抜歯か、非抜歯かという治療選択のボーダーラインをより非抜歯側に移動することができる。

1 歯列弓拡大

アライナー矯正治療では、歯の排列時に臼歯の挺出が起きにくい一方で前歯歯冠は舌側傾斜しやすい。そのため、叢生症例で歯列弓を拡大しても前歯に開咬が発生しにくく、オーバーバイトの浅い症例でもバイトコントロール（前歯の垂直的な咬合を正常に機能する状態に改善すること）を目的とした小臼歯抜歯を選択しなくてもよくなる（図1-1）。

2 大臼歯の遠心移動

アライナーは、順次移動を利用時に動かしていない歯を固定源とする[3]。そのため大臼歯の遠心移動量が少ないほど予測実現性を高くすることができる。そうすると、臼歯関係を整えるための小臼歯抜歯治療を選択しなくてもよくなる。

ブラケット矯正治療

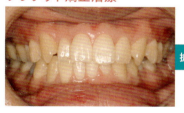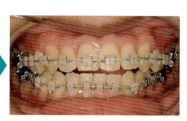

- レベリングや歯列弓拡大で咬合が開く
- 臼歯の挺出で下顎が後方回転する
- 前歯がフレアリング（唇側傾斜して放射状に開く状態）しやすい

アライナー矯正治療

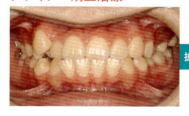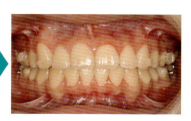

- レベリングや歯列弓拡大で咬合が開きにくい
- 臼歯が挺出しないため下顎が後方回転しにくい
- 前歯がフレアリングしにくい

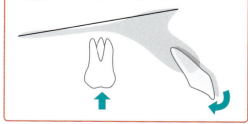

図1-1　アライナー矯正治療では、歯列弓拡大時でも前歯に開咬が起こりにくい。

CHAPTER 2　アライナー矯正治療のケース別戦略

❸ IPR（隣接面削合）

順次遠心移動を併用することで歯を選択的に移動し、IPRにより獲得した空隙をむだなく利用することが可能である。特に、側方歯に行ったIPRによる空隙を有効に利用することができる（後に詳述）。

術者の非抜歯治療のニーズとしては、リスク回避がある。小臼歯抜歯治療は、ブラケット矯正治療ではワイヤーの剛性に守られて比較的安全に抜歯スペースを閉鎖できるが、剛性の小さいアライナーを用いた矯正歯科治療では歯列がたわむボーイングエフェクトが生じやすく、リカバリー治療を必要とすることがある。そのため、リスクを減じるために非抜歯治療で予測実現性が高い症例（右ページ参照）にのみアライナーを選択する熟練の矯正歯科医もいる。また、患者のニーズとして不安の解消が挙げられる。患者がインターネットなどで得た情報から抜歯に忌避感を抱き、非抜歯治療を希望する場合も少なくない。さらに筆者の臨床実感として、自身の歯列を抜歯の必要がない軽度の不正咬合と考える患者がアライナー矯正治療を希望することが多い。

このように、術者と患者の利益が非抜歯治療において合致する場合がある。

非抜歯治療開始前に知っておきたい注意点

前述したような理由から、筆者のアライナー矯正治療では非抜歯治療が選択されやすい。しかしあらかじめ症例をよく分析してから治療を開始しなければ、トラブルが発生してしまう。

たとえば叢生症例の治療終了後の歯列弓は、初診時の歯列弓より少なからず拡大する。そのため、非抜歯治療では歯根が歯槽骨内から逸脱しないか細心の注意を払いながら治療を進めないと、歯肉退縮や歯槽骨の裂開を発生させてしまう（図1-2）。あらかじめ個々の患者の歯と歯周組織をよく診査し、CBCTデータを統合できる治療シミュレーションソフトウェアにて歯の位置を確認しておこう。

また臨床では、歯列弓拡大、遠心移動、IPRのどれも100％治療計画どおり達成できるわけではない。未達成の部分は薄い皮質骨しかない前歯に反作用である唇側移動というかたちで現れ、望ましくない側貌の前突も発生しうる。これらは患者からのクレームにつながりやすく、治療方針を抜歯治療へ変更しなくてはならないこともある。

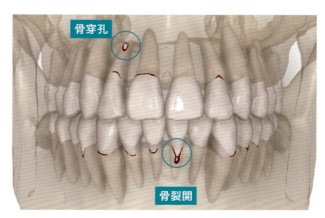

図1-2　歯槽骨からの歯の逸脱によって生じる裂開や穿孔。

前突させずに非抜歯治療で治せる条件とは

　Tweedの基準では、非抜歯治療にて対応できる叢生量はアーチレングスディスクレパンシー（以下ALD）-4mm程度とされていたが[4]、アライナー矯正治療では歯列弓拡大に加えて臼歯の遠心移動やIPRを効率的に利用することができるため、最大ALD-8mm程度まで非抜歯での矯正歯科治療が可能である[5]。目安としては、側切歯1歯分を超えてスペースが必要な場合は、抜歯治療が適していると考えたほうがよい（図1-3）。

　また叢生量が少ない場合は、非抜歯治療で上顎前突を改善できることがある。具体的には、図1-4のような特徴をもつ症例であれば、非抜歯治療でもある程度上顎前歯を口蓋側へ移動することができる。

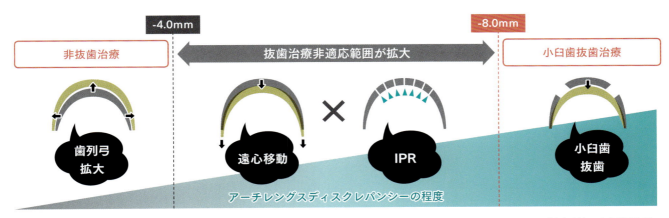

図1-3　叢生症例における非抜歯のボーダーライン。　　　　　　　　　　　　　　　　　［参考文献4,5より引用改変］

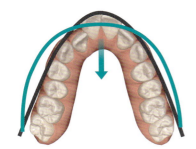

①V字型の歯列弓形態
中切歯を頂点にした三角形型で、側切歯が少し舌側にあるような歯列弓を指す。こうした歯列弓形態をラウンド型に改善すれば、前歯を舌側移動させることができる。

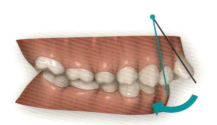

②上顎中切歯歯軸が唇側傾斜している
中切歯歯軸の傾斜移動は臼歯を固定源とする必要性が少なく、予測実現性の高い移動様式である。治療前の中切歯の唇側傾斜量が多いほど大きく改善する。

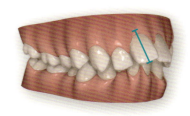

③上顎切歯の歯冠長が長い
上顎前歯のコントロールされた傾斜移動は根尖から1/3部分を中心にして行われる。そのため、振り子の原理から上顎前歯歯冠が長いほど舌側移動量が大きくなる。なお、上顎中切歯切縁の削合でオーバーバイトを多少調整することもできる。

図1-4　非抜歯治療でも上顎前突を改善できる症例の特徴。

CHAPTER 2　アライナー矯正治療のケース別戦略

非抜歯治療における IPR の実施と注意点

　エアタービンを用いた IPR の実施方法は、1985年に John J. Sheridan により「エアローターストリッピング」として発表された[6]。これは合計5mm以上のディスクレパンシーを解決するために、非病理的に臼歯の隣接面を削合する方法である。IPRはう蝕や歯周病罹患のリスクが少なく[7]、アライナー矯正治療の非抜歯治療において、排列スペースをつくる重要な手段となっている（**図1-5**）。

　IPR 実施時はシミュレーションソフトにて事前に部位と量を決めるが、実現精度は高くない。その理由としては以下のことが挙げられる。

- 術者が安全性を考えて当初の計画より少ない量を削合してしまう
- 歯は0.15〜0.3mmの幅がある歯根膜の内側で常時生理的に動揺しているうえ、IPR 中にバーやファイルの圧力で歯が反対側へ移動してしまう
- コンタクトゲージ挿入時の圧力で、IPR 量が実際より多く計測される（コンタクトゲージは歯間距離ではなくコンタクトの強さを測るものである）
- 歯は回転や歯軸の変化で歯冠幅径の計測値が変化しやすく、容易に治療シミュレーションとコンタクトポイントが異なってしまう

　特に前歯への IPR はシミュレーションで設定した半分の量も実現できていないことがあり、精度の高い IPR は不可能と考えたほうがよい[8]。筆者はこれらを考慮して、すべての IPR を0.3mm あるいは0.5mm とおおまかに設定している。また合計の IPR 量は前歯で0.8mm まで、臼歯で1.0mm までとしているが、筆者の臨床実感として実現できるIPR 量は計画の60%程度と考える。コンタクトロス（隣在歯同士が適切に接触していない状態）を防ぐために IPR を少なめに行うことに問題はないが、捻転歯やアップライトさせる計画の歯の近遠心面が強く隣在歯に接触すると歯の移動を阻害する可能性があ

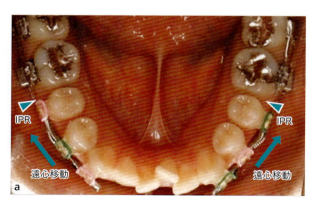
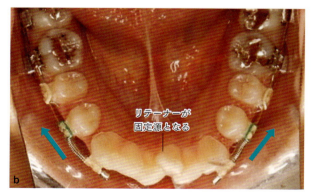

図1-5　エアローターストリッピング。オープンコイルを設置して、下顎臼歯を順次遠心移動させながら犬歯〜第二大臼歯間の隣接面に空隙がある状態でIPRを行う（**a**）。下顎前歯にはマウスピース型リテーナー（写真ではEssixリテーナー）を装着し、臼歯遠心移動の固定源とする（**b**）。これは、アライナー矯正治療の臼歯の順次遠心移動と同じメカニクスである。

1 非抜歯によるアライナー矯正治療

るため、IPRは設定しないほうがよい（**図1-6**）。一方40歳以上の患者で増える補綴歯や歯髄反応が弱い歯には、多めにIPRを行うことが可能である。

IPRの方法

IPRは、エアタービン専用バーでコンタクト部分を切削後、コントラアングル用のファイルで仕上げると患者の不快感が少なく済む。エアタービン専用バーは、一般歯科治療における削合とは異なり、歯肉の下部鼓形空隙部から歯冠側に向けて引き上げるようにして用いると、不必要なステップの形成や斜走切削（支台歯のように台形型に切削すること）のリスクを回避することができる（**図1-7**）。

IPRは、隣在歯同士のコンタクトがない状態のほうが短時間で行うことができるが、切削量を正確に

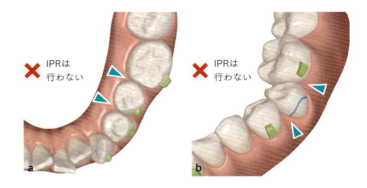

図1-6 IPRを設定しないほうが良い例。
a：捻転歯（図内「5」）の近遠心隣接面には回転不足から精度の高いIPRを行うことができず、隣在歯とのコンタクトが強いため捻転の改善ができない
b：隣在歯に辺縁隆線がひっかかっている歯（図内「5」）にIPRを行うと、「6」がより近心傾斜してしまう

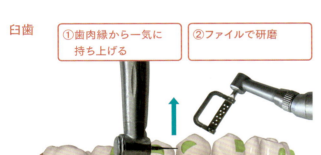

IPRを臼歯に行う場合は、順次遠心移動途中でコンタクトが開いている状態で実施するほうが安全である

前歯の叢生改善前に行うIPRでは、歯の隅角部をエアタービン専用バーで支台歯形成のように切削し、最後に最小サイズの0.1mm幅のファイルでコンタクトを研磨し仕上げる

補綴歯

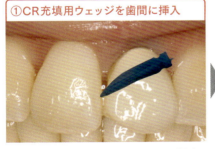
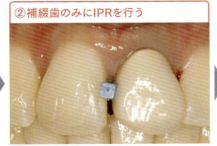
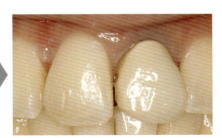

補綴歯と天然歯の間にIPRを行う場合は、補綴歯に合わせてIPR量を多く計画すると軟らかい歯質ばかりが削合されてしまう。そのため必要に応じてコンポジットレジン（CR）充填用ウェッジを使用し、歯間を離開しておくとよい

図1-7 エアタービン専用バーを用いたIPR。

CHAPTER 2　アライナー矯正治療のケース別戦略

測ることができないため、術者が感覚で覚えていくとよい。またシミュレーションソフトウェアが決めた時期に IPR を実施するのが最善ではあるが、設定された時期のたびに患者に来院してもらうのは現実的ではないため、今後の予定を前倒ししてアライナー6枚程度を使用する期間内に計画された IPR を一度の来院で実施する。

IPR 時の注意点（部位別）

側方歯（犬歯～第二小臼歯）

側方歯、特に臼歯のエナメル質は厚く、大きい量の IPR を計画できるためより積極的に行っている。

IPR で獲得した空隙を犬歯の遠心移動に使用する場合、固定源の検討が必要になる。空隙をできるだけ犬歯の遠心移動に使用したくても、大臼歯も近心移動してしまう。そのため IPR で獲得した空隙の閉鎖は、顎間ゴムによる固定源の補強が必要となる。また臼歯の固定源の負担を減らすために、IPR およ

び空隙の閉鎖は遠心から順次的に行うことが望ましい。またこれを片側歯列に IPR を行うことで、上下顎歯列正中線の不一致も改善することもできる。

一方、上下顎臼歯に IPR を行い前歯を後方移動するという治療計画は固定源が不足しやすく、TAD を併用しても成功率は低い（**図 1-8**）。

前歯（中切歯・側切歯）

前歯への IPR の主目的は、叢生の改善ではなく前歯の唇側移動防止である。ラウンドトリッピング（歯の排列のための往復運動）による歯肉退縮のリスクを考えると、前歯の排列後に IPR を行うことは推奨しない。また、前歯の排列後に歯の近遠心歯軸が適切に整うとは限らないため、IPR および排列後の最終的なコンタクトがずれてしまうリスクがある（**図 1-9**）。なお、前歯の歯冠幅径の計測値は、隣在歯とコンタクトしている位置や歯軸の傾斜によって簡単に変わってしまうため、Bolton 分析のトゥースサイズレイシオに基づき IPR 量を決定することはナンセンスである。

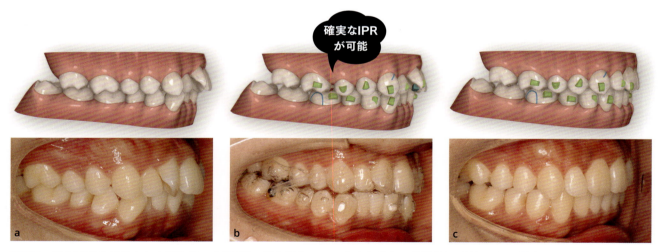

図1-8　遠心移動を目的とした側方歯へのIPRは、隣在歯とのコンタクトがない状態（**b**）で行うことが望ましい。

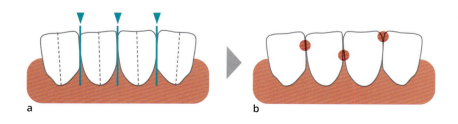

図1-9　前歯におけるIPRの失敗。IPRを前歯排列直後のまだ歯軸が平行でない時期に実施すると、歯軸と平行にIPRを行うことが難しくなり（**a**）、その後の前歯の排列完了時にコンタクトポイントがずれてしまう（**b**）。したがって前歯のIPRは、排列前に歯軸を見ながら行うとよい。

1 非抜歯によるアライナー矯正治療

CASE 1-1 非抜歯症例 上顎前突（軽度のⅡ級不正咬合）

● 初診時データ

年齢・性別：26歳6か月女性
主訴：上の前歯の前突
既往歴：僧帽弁逸脱症候群（患者は可能な限り観血的処置の回避を希望）

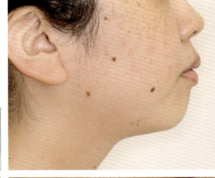
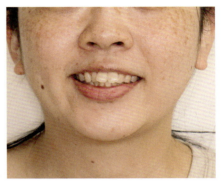
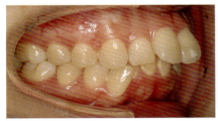
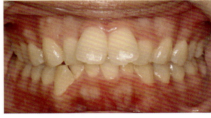
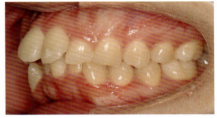
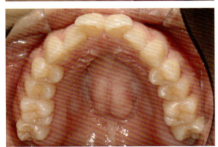
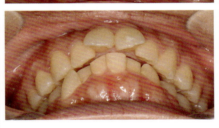
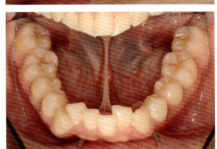
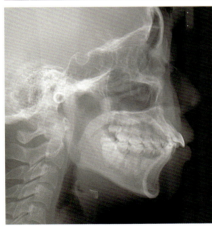
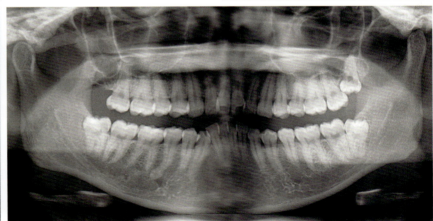

口腔内所見

前歯被蓋：オーバージェット+7.5mm
　　　　　オーバーバイト+3.0mm
臼歯関係：Ⅰ級
正中線：顔面正中線に対して下顎骨と下顎歯列正中線が右方偏位
歯列咬合所見：上下顎Ⅴ字型歯列弓
機能的所見：舌小帯が短い／低位舌

セファロ分析

側貌：コンベックスタイプ
前後的骨格：下顎後退による骨格性Ⅱ級
垂直的骨格：アベレージアングルケース
上顎中切歯歯軸：唇側傾斜
下顎中切歯歯軸：唇側傾斜

診断

叢生をともなう歯性上顎前突

治療方針

・非抜歯治療
・歯列弓拡大
・上顎歯列の遠心移動

CHAPTER 2　アライナー矯正治療のケース別戦略

CASE 1-1　非抜歯症例 上顎前突（軽度のⅡ級不正咬合）

● 治療終了時データ

年齢：28歳2か月
動的治療期間：1年7か月
追加アライナー：1回
使用枚数：77枚（49＋28枚）
保定装置：上下顎ともマウスピース型リテーナー

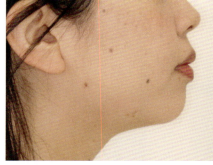
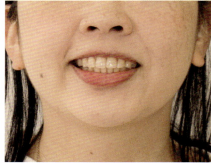
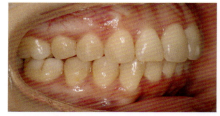
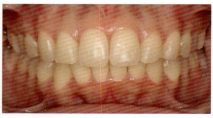
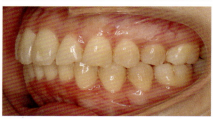
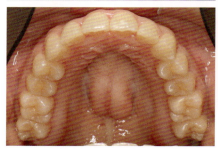
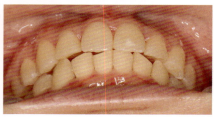
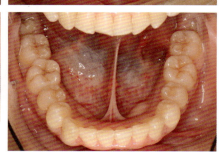
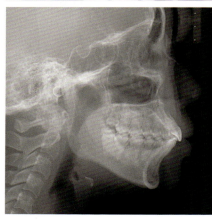
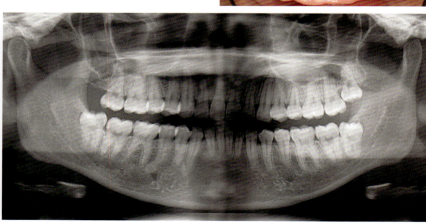

項目	標準値	治療前	治療後
SNA(°)	82.0	83.0	83.0
SNB(°)	80.0	78.0	78.0
ANB(°)	2.0	5.0	5.0
Mand. pl. to FH(°)	28.2	26.5	26.5
U1 to SN(°)	104.0	116.0	105.0
U1 to APo (mm)	6.2	14.5	11.0
L1 to Mand. pl. (°)	90.0	101.5	108.0
L1 to APo (mm)	3.0	7.5	8.5
E-line (上唇、mm)	2.0	2.0	1.0
E-line (下唇、mm)	2.0	3.0	2.5

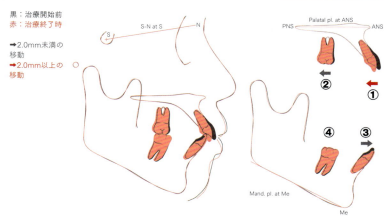

黒：治療開始前
赤：治療終了時
→ 2.0mm未満の移動
→ 2.0mm以上の移動

セファロトレース重ね合わせによる歯の移動変化の観察
① U1　3.5mm 後方移動　② U6　1.0mm 遠心移動
③ L1　1.0mm 唇側移動　④ L6　近遠心方向の変化はほぼなし

治療計画

上顎前突症例は歯列弓形態によって抜歯治療向きあるいは非抜歯治療向きに分かれる。本症例はV字型歯列弓で歯冠長の長い上顎中切歯のみが唇側傾斜しており、非抜歯治療でもオーバージェットと側貌の改善が十分見込めた（右図）。臼歯関係はⅠ級に見えるが、犬歯関係と骨格はⅡ級であることから、Ⅱ級不正咬合として治療計画を考える。上顎は歯列弓拡大に加え順次遠心移動も行う。上顎臼歯に必要な遠心移動量は1.0mm程度と少なく、未萌出の|8は移動の障害にならないと考えたことからも非抜歯とした。

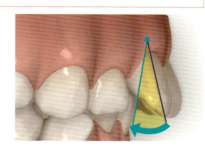

初回アライナー

初診時
エラスティック：
3/16インチ
3.5オンス

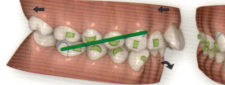 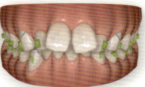 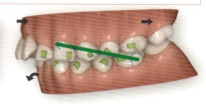

治療終了時
（49枚め/49枚中）

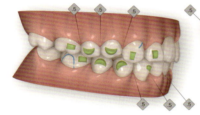 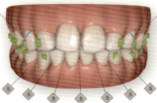 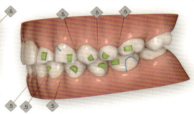

ClinCheckシミュレーションの調整
- Ⅱ級ゴムを併用して6|6を順次遠心移動（ともに1.4mm）させる
- 犬歯関係Ⅰ級を有利に確立できるよう上顎臼歯と下顎前歯にIPRを行う
- オーバーコレクションを考慮して臼歯関係がⅢ級傾向となるまで上顎臼歯を遠心移動し、オーバージェットが少なめとなるよう設定する（上下顎前歯が干渉しているように見えるが、実際には少しオーバージェットが残ると予測し調整はしない）

治療経過

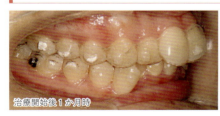 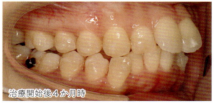 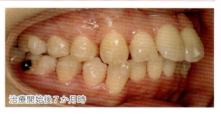

治療開始後1か月時　治療開始後4か月時　治療開始後7か月時

上顎歯列の順次遠心移動により、いったん臼歯関係がⅢ級傾向になっている。

リファインメント

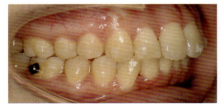 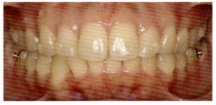 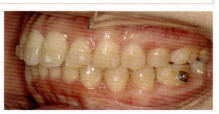

治療開始後11か月、初回アライナー使用時（48枚め/49枚中）の口腔内写真。右側歯列は、上顎前歯の後方移動時にアンカレッジロスしたことによりⅡ級臼歯関係が残存していた。また上下顎歯列正中線とオーバーバイトも改善する必要があった。

CHAPTER 2　アライナー矯正治療のケース別戦略

CASE 1-1　非抜歯症例 上顎前突（軽度のⅡ級不正咬合）

追加アライナー

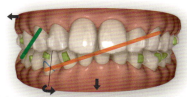
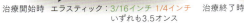
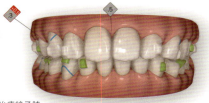

治療開始時　エラスティック：3/16インチ　1/4インチ　治療終了時
　　　　　　　　　　　　　いずれも3.5オンス

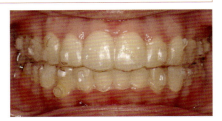

治療開始後1年4か月、追加アライナー終了時の口腔内写真(26枚め/28枚中)。上下顎歯列正中線が一致したため、前歯のクロスゴムの使用は中止した。

追加アライナーの目的および方法

- 上顎右側臼歯にIPRを加えつつ再度遠心移動し、Ⅱ級関係の改善を行う
- 上下顎歯列正中線の改善と 3̲ の捻転改善のために前歯のクロスゴムを就寝時に使用する
- 上顎前歯へのバイトランプ設置によりルートリンガルトルク（平均8°）を加えて下顎前歯を圧下し、オーバーバイトを改善する
- 1̲|1̲ 間に歯軸と歯冠形態の改善を目的にIPRを加える

● ステージング（動的治療期間 1年7か月）

初回アライナー　49ステージ（7日交換）	追加アライナー　28ステージ（7日交換）
・上顎歯列の遠心移動によるⅡ級臼歯関係の改善 ・IPRを行いⅠ級の犬歯関係を獲得	・右側に残存するⅡ級臼歯関係を改善 ・上下顎歯列正中線の一致

治療結果

　上顎前歯の3.5mmの舌側移動が行われ、口唇閉鎖時のオトガイ部の緊張は軽減した。本症例のように条件がそろっていれば非抜歯治療でも上顎前突を十分改善することができる。また臼歯関係がⅠ級でも、オーバージェットが大きく犬歯関係や骨格がⅡ級であれば、Ⅱ級不正咬合と考えて治療計画を立案するとよい。これは上顎前歯を後方移動する際に、固定源である上顎臼歯に少なからず近心移動が予測されるためである（右図）。

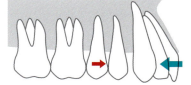

非抜歯治療でも前歯の後方移動時に臼歯がアンカレッジロスする。

Clinical Point　プレシジョンカット：フックカットとボタンカットの使い分け

　プレシジョンカットは目的により使い分ける。フックカットではアライナー、ボタンカットではボタンを設置された歯がもっとも牽引力の影響を受ける。Ⅱ級ゴムの場合、遠心移動を行う側の上顎犬歯にフックカットを入れると歯列全体に遠心方向のフォースを加えることができる。一方、固定源側になる下顎は歯根の大きい第一大臼歯にボタンカットを設置することで反作用を最小限に抑えられる。一般的に水平的移動の固定源にはフックカット、挺出移動の強化にはボタンカットが有効である。

	フックカット	ボタンカット
矯正力の伝わり方	アライナー ➡ 歯列	歯 ➡ アライナー ➡ 歯列
後方牽引力	強い	少し弱くなる
犬歯の垂直的挺出力	少ない	強い
犬歯の回転反作用	少ない	ある
アライナーの把持力	あまり変わらない	小さくなり弱くなる
患者の快適性	エラスティックが掛けづらく口唇が痛くなる	エラスティックが掛けやすく口唇が痛くならない

青字：メリット　赤字：デメリット

1 非抜歯によるアライナー矯正治療

CASE 1-2　非抜歯症例　重度叢生

● 初診時データ

年齢・性別：26歳11か月女性
主訴：前歯のふぞろい

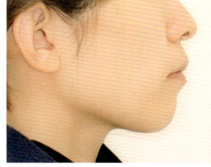
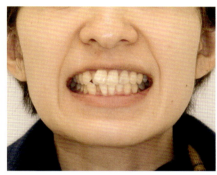
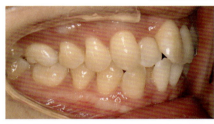
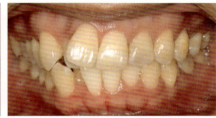
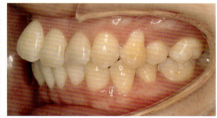
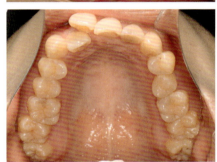
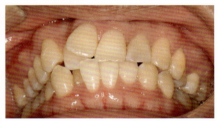
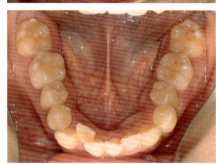
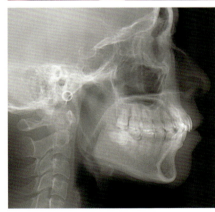
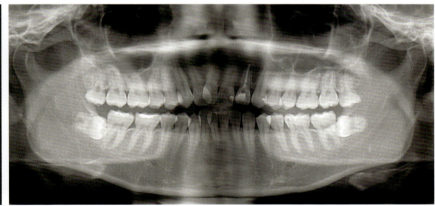

口腔内所見
前歯被蓋：オーバージェット+3.0mm
　　　　　オーバーバイト+2.0mm
臼歯関係：右側 II級傾向、左側 I級
正中線：顔面正中線に対し上下顎歯列正中線が右方偏位
歯列咬合所見：2|と|1がクロスバイト/上顎切歯の歯冠幅径が1SDを超えて大きい（中切歯9.2mm、側切歯8.6mm）

セファロ分析
側貌：コンベックスタイプ
前後的骨格：下顎後退による骨格性II級
垂直的骨格：アベレージアングルケース
上顎中切歯歯軸：標準値内
下顎中切歯歯軸：唇側傾斜

診　断
叢生をともなう歯性上下顎前突

治療方針
・非抜歯治療（8|8は抜歯）
・IPRによるスペース獲得
・上下顎歯列弓拡大
・上顎歯列の遠心移動

CHAPTER 2　アライナー矯正治療のケース別戦略

CASE 1-2　非抜歯症例 重度叢生

● 治療終了時データ

年齢：28歳10か月
動的治療期間：1年10か月
追加アライナー：2回
使用枚数：105枚（67＋28＋10枚）
保定装置：上下顎ともマウスピース型リテーナー＋固定式リテーナー（2|1間、3|3間）

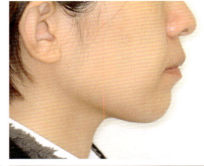
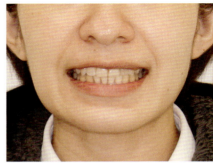
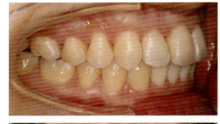
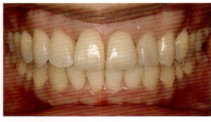
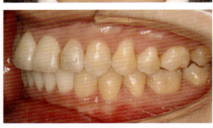
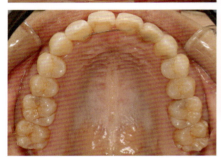
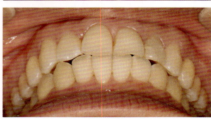
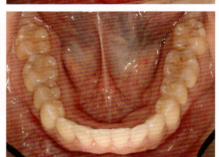
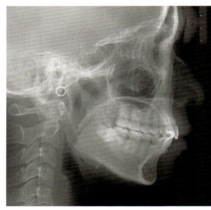
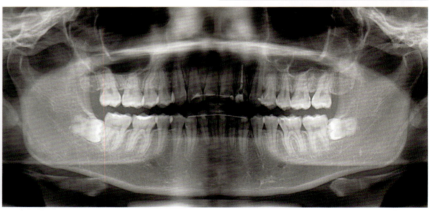

項目	標準値	治療前	治療後
SNA (°)	82.0	82.0	82.0
SNB (°)	80.0	77.0	77.0
ANB (°)	2.0	5.0	5.0
Mand. pl. to FH (°)	28.2	27.5	27.5
U1 to SN (°)	104.0	104.0	100.0
U1 to APo (mm)	6.2	10.0	9.5
L1 to Mand. pl. (°)	90.0	104.0	102.0
L1 to APo (mm)	3.0	6.5	6.0
E-line（上唇、mm）	2.0	1.5	1.0
E-line（下唇、mm）	2.0	3.0	2.5

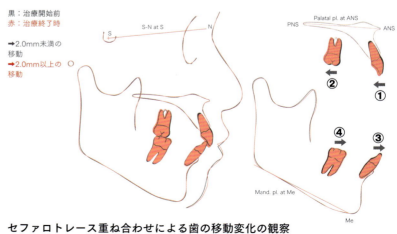

黒：治療開始前
赤：治療終了時

→ 2.0mm未満の移動
→ 2.0mm以上の移動

セファロトレース重ね合わせによる歯の移動変化の観察
① U1　0.5mm 後方移動　　② U6　0.5mm 遠心移動
③ L1　0.5mm 唇側移動　　④ L6　0.5mm 近心移動

1 非抜歯によるアライナー矯正治療

治療計画

　上顎前歯の叢生量が多いため、小臼歯抜歯治療も考えられる。しかし上顎前歯の唇側傾斜量が少なく歯冠幅径も大きいため、IPRを多用した非抜歯治療を選択する。上顎前歯が唇側傾斜しないよう初回アライナーから0.7mmとIPRを多めに設定する。こうした重度叢生の改善では、前歯の歯根を歯槽骨内から逸脱させないよう注意を払う必要がある。またラウンドトリッピング（排列スペースがない前歯に設定される唇舌的な往復移動）が発生しやすいため、1|の移動時は十分な観察を行う。

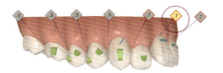

叢生の強い部分は隣在歯がコンタクトする前にIPRを行う。予定より早期に実施してもよい。

初回アライナー

初診時
エラスティック：
3/16インチ
3.5オンス

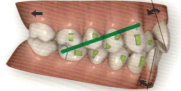 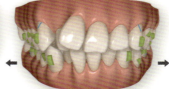 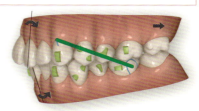

治療終了時
（67枚め/67枚中）

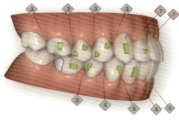 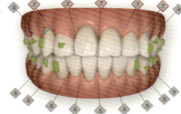 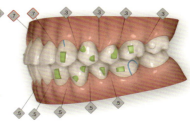

ClinCheckシミュレーションの調整

- II級ゴムを掛けて6|6を順次遠心移動させる（|6 2.0mm、6| 0.9mm）
- 下顎歯列弓は頬側にアップライトさせながら拡大を行い、前歯の排列スペースを獲得する
- 歯肉退縮のリスクが高い1|と|1には約10.0°のルートリンガルトルクを追加する
- ラウンドトリッピングを最小限にするため、叢生解消前の早期にIPRを設定する

治療経過

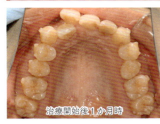 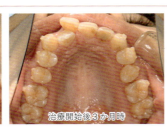 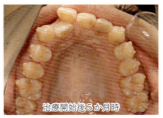 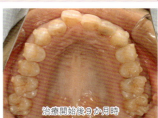

治療開始後1か月時　　治療開始後3か月時　　治療開始後5か月時　　治療開始後9か月時

上顎臼歯の順次遠心移動中に、隣在歯のコンタクトがない状態で安全にIPRを実施した。

リファインメント

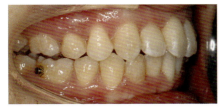 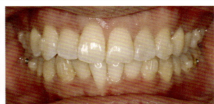 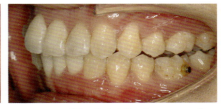

治療開始後1年0か月、初回アライナー使用時（66枚め/67枚中）の口腔内写真。前歯は適切に排列したが、|1に歯肉退縮を認めた。早期にリカバリー治療を行う目的で、下顎前歯の排列が完了する30枚めから5日ごとの交換に変更し、アライナーを早期に消費した。

CHAPTER 2　アライナー矯正治療のケース別戦略

CASE 1-2　非抜歯症例　重度叢生

追加アライナー（1回め）

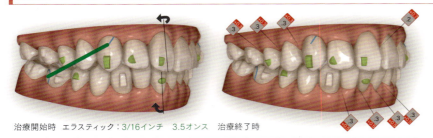

治療開始時　エラスティック：3/16インチ　3.5オンス　治療終了時

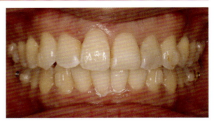

治療開始後1年6か月、追加アライナー終了時の口腔内写真（26枚め/28枚中）。ルートリンガルトルクにより、1̄の歯頸部ラインが初診時の状態まで回復した。

追加アライナーの目的および方法
- 歯肉退縮のリカバリー治療のため1̄に約20°のルートリンガルトルクを付与する
- 歯頸部に舌側移動の力を加えるため卵円形アタッチメントを設置し、アライナーを確実に適合させる
- 1̄の捻転を確実に改善するため、遠心切縁側に長方形アタッチメントを設置する

追加アライナー（2回め）

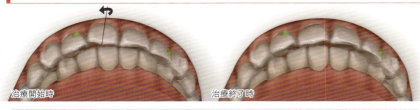

治療開始時　　　治療終了時

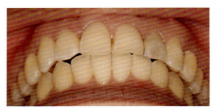

治療開始後1年9か月、追加アライナー使用時の口腔内写真（7枚め/10枚中）。1̄の近心捻転が改善された。

追加アライナーの目的および方法
- 残存する1̄の近心方向への捻転は、オーバーコレクション（約8.0°）を入れることで改善する
- 垂直成分をもつエラスティックを使用し、臼歯の咬合を緊密にする

● ステージング（動的治療期間1年10か月）

初回アライナー	追加アライナー（1回め）	追加アライナー（2回め）
67ステージ（7日→5日交換）	28ステージ（7日交換）	10ステージ（7日交換）
・上顎歯列の遠心移動によるⅡ級関係の改善 ・早期のIPRによる歯肉退縮防止	・ルートリンガルトルクの付与による歯肉退縮のリカバリー治療	・前歯の捻転を調整 ・エラスティックによる臼歯の挺出

治療結果

　順次遠心移動と臼歯へのIPRを併用することで、十分なスペースの確保後、上顎前歯を安全に排列することができた。一方、下顎は前歯の排列スペースの確保ができず、1̄に歯肉退縮を引き起こした。これには、実施したIPR量が治療計画より少なかったことが影響していたと考えられる。下顎歯列も上顎歯列と同様に、臼歯の移動後に前歯を排列するステージングを選択することが望ましい。歯肉退縮のリカバリー治療にはルートリンガルトルクを15.0°近く付与する方法が有効であるが、この方法の成功率は年齢、歯冠-歯根比、歯肉の厚みなどが関係する。

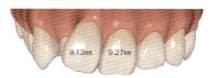

初回アライナー使用前の上顎中切歯歯冠幅径（近遠心合わせて0.7mmのIPRを計画）

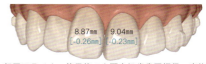

初回アライナー使用後の上顎中切歯歯冠幅径。実施したIPR量は治療計画量よりかなり少ない。

1 非抜歯によるアライナー矯正治療

CASE 1-3 非抜歯症例 前歯クロスバイト

●初診時データ

年齢・性別：34歳5か月女性
主訴：八重歯・正中線の不一致

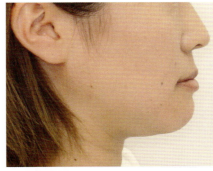
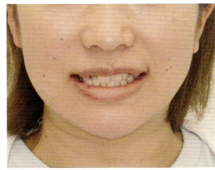
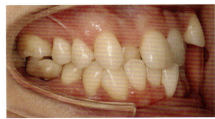
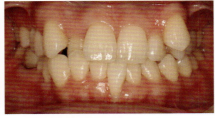
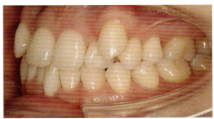
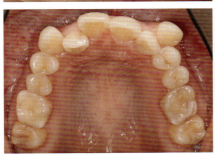
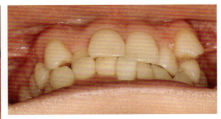
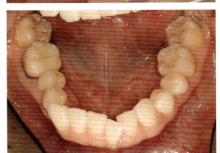
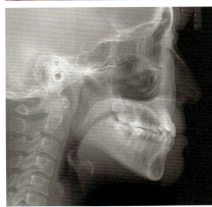
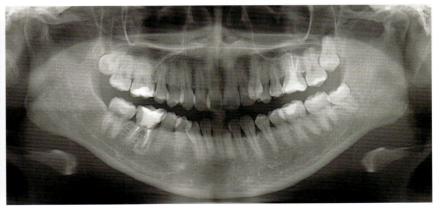

口腔内所見

前歯被蓋：オーバージェット+2.0mm
　　　　　オーバーバイト+1.5mm
臼歯関係：Ⅰ級
正中線：顔面正中線に対して下顎歯列正中線が右方偏位
歯列咬合所見：3̲が低位唇側転位/1̲|1̲および2̲|2̲がクロスバイト/|1̲に歯肉退縮

セファロ分析

側貌：ストレートタイプ
前後的骨格：上顎後退による骨格性Ⅲ級
垂直的骨格：アベレージアングルケース
上顎中切歯歯軸：標準値内
下顎中切歯歯軸：標準値内

診　断

重度叢生をともなう
前歯クロスバイト

治療方針

・非抜歯治療(8̲|8̲は抜歯)
・IPRによるスペース獲得
・上下顎左側歯列の遠心移動（TAD併用）

CHAPTER 2　アライナー矯正治療のケース別戦略

CASE 1-3　非抜歯症例 前歯クロスバイト

● 治療終了時データ

年齢：36歳9か月
動的治療期間：2年2か月
追加アライナー：2回
使用枚数：114枚（60＋25＋29枚）
保定装置：上顎 マウスピース型リテーナー、下顎 マウスピース型リテーナー＋固定式リテーナー（3|3間）

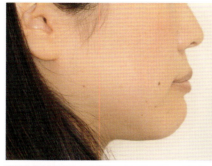
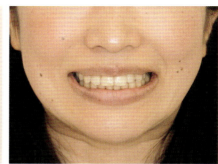
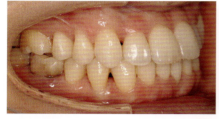
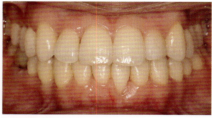
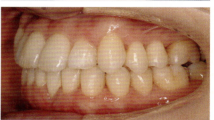
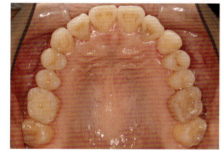
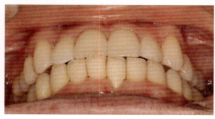
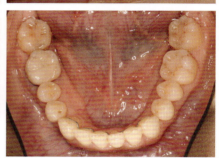
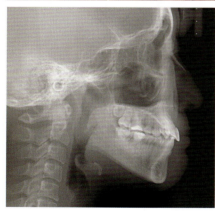
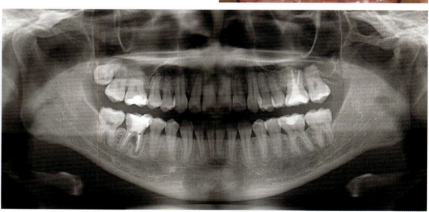

項目	標準値	治療前	治療後
SNA(°)	82.0	76.0	76.0
SNB(°)	80.0	77.0	77.0
ANB(°)	2.0	-1.0	-1.0
Mand. pl. to FH(°)	28.2	31.5	31.5
U1 to SN(°)	104.0	99.0	106.0
U1 to APo (mm)	6.2	7.0	8.5
L1 to Mand. pl. (°)	90.0	95.5	84.0
L1 to APo (mm)	3.0	6.5	3.5
E-line (上唇、mm)	2.0	-4.5	-3.5
E-line (下唇、mm)	2.0	-1.5	-2.5

黒：治療開始前
赤：治療終了時
→ 2.0mm未満の移動
→ 2.0mm以上の移動

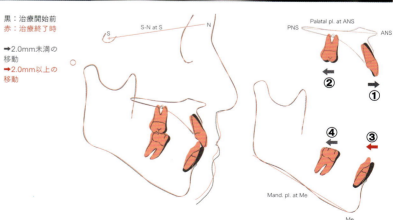

セファロトレース重ね合わせによる歯の移動変化の観察
① U1　1.5mm 唇側移動　　② U6　1.5mm 遠心移動
③ L1　3.0mm 後方移動　　④ L6　1.5mm 遠心移動

1 非抜歯によるアライナー矯正治療

治療計画

　抜歯/非抜歯治療の他にもさまざまな治療計画が考えられる症例である。非抜歯治療で上下顎歯列弓拡大を行うと、前歯が唇側移動して側貌が悪化し、上下顎歯列正中線を一致させることが難しくなる（右図上）。また、4̲|4̲の抜歯治療は正中線を一致させやすいが、下顎前歯の後方移動量が多くなり、アンカレッジロスから臼歯を近心傾斜させてしまうリスクが高くなる。そこで、上下顎左側臼歯のみを遠心移動させることで前歯の唇側移動量を最小限にし、正中線を一致させる治療計画を立案した（右図下）。

　上下顎歯列の遠心移動を行う場合にⅡ級ゴムやⅢ級ゴムを上下顎に掛けると、反作用により対顎の歯列が近心移動してしまう。代わりにTADを5̲6̲頬側に植立し、上顎は顎内ゴムを、下顎は顎間ゴムを掛けて遠心移動の固定源とする。なお、6̲根分岐部に透過像が認められるが、症状がないため矯正歯科治療後に一般歯科にて再診査を依頼することとした。

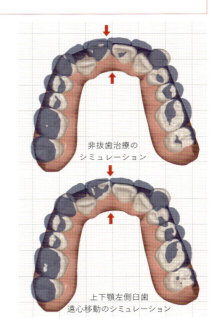

非抜歯治療のシミュレーション

上下顎左側臼歯遠心移動のシミュレーション

初回アライナー

初診時
エラスティック：
1/8インチ
3.5オンス

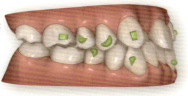 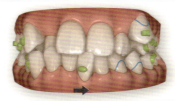 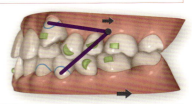

治療終了時（60枚め/60枚中）

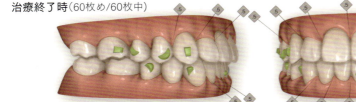 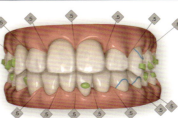 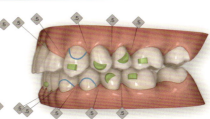

ClinCheckシミュレーションの調整
- TADとエラスティックを併用して上下顎左側歯列を順次遠心移動する（7̲ 1.1mm、7̲ 1.0mm）
- 顎内ゴムは日中、顎間ゴムは夜間にそれぞれ10時間づつ使用する
- 歯肉退縮のリスクが高い1̲は、排列スペースを十分に獲得してから移動する
- 3̲排列時には垂直ゴムを追加し、挺出力を加える

治療経過

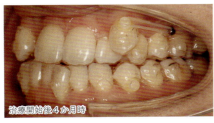 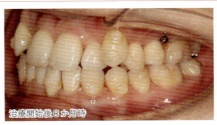 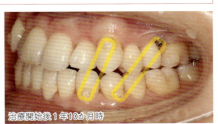

治療開始後4か月時　　治療開始後8か月時　　治療開始後1年10か月時

臼歯の遠心移動完了後、上顎の顎内ゴムを中止し顎間ゴム（1/8インチ 3.5オンス）のみを使用している。3̲の移動開始時期から、挺出を補強するために垂直ゴムを使用し始めた。ここでは直径1.4mm、長さ6.0mmのTADを使用した。

CHAPTER 2　アライナー矯正治療のケース別戦略

CASE 1-3　非抜歯症例　前歯クロスバイト

リファインメント

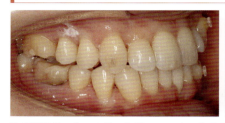 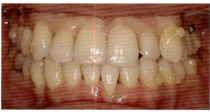 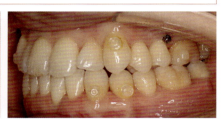

治療開始後1年2か月、初回アライナー使用時（59枚め/60枚中）の口腔内写真。前歯の被蓋関係と叢生が改善した。ただし前歯に早期接触があり、臼歯の離開が認められた。

追加アライナー（1回め）

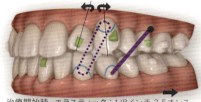 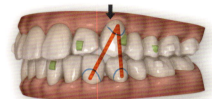 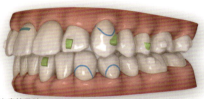

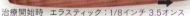

治療開始時　エラスティック：1/8インチ 3.5オンス　　16枚め/25枚中　エラスティック：1/4インチ 3.5オンス　　治療終了時

追加アライナーの目的および方法

- ⌊23 は回転と挺出を分けて移動し、反作用による圧下を回避しつつ確実に改善する（歯の舌側に設置したボタンに垂直ゴムを掛けて回転の動きを補い、その後頬側に設置したボタンにV字ゴムを掛けて挺出する）
- 上顎前歯にルートリンガルトルクを加え、前歯の咬合干渉を解消する
- 下顎歯列を左側へ回転し上下顎歯列正中線を一致させる

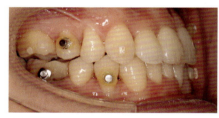 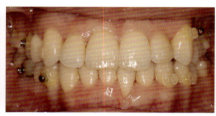 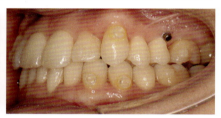

治療開始後1年9か月、追加アライナー使用時（23枚め/25枚中）の口腔内写真。上下顎歯列正中線はほぼ一致したが、⌊3 の歯根が頬側に残り突出感が改善されていない。また、初診時唇側位にあった ⌊1 の歯頸部ラインもまだそろっていない。

追加アライナー（2回め）

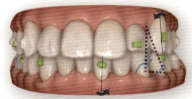 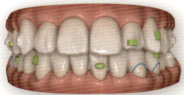 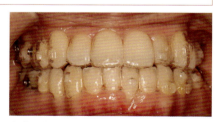

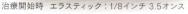

治療開始時　エラスティック：1/8インチ 3.5オンス　　治療終了時

追加アライナーの目的および方法

- ⌊3 にルートリンガルトルクを13°追加し、頬舌的な歯軸を調整する。舌側に設置したボタンと垂直ゴムでトルク付与を補う
- 低位にある ⌊2 には挺出に有利な水平長方形アタッチメントを設置する
- ⌊1 は歯頸部に卵円形アタッチメントを設置してルートリンガルトルクを14°追加し、歯肉退縮の改善を図る

治療開始後2年0か月、追加アライナー使用時の口腔内写真（12枚め/29枚中）。5日ごとのアライナー交換で断続的にルートリンガルトルクを加える。

1 非抜歯によるアライナー矯正治療

● ステージング（動的治療期間2年2か月）

初回アライナー 60ステージ（7日交換）	追加アライナー（1回め） 25ステージ（7日交換）	追加アライナー（2回め） 29ステージ（5日交換）
・TADを併用しながら上下顎左側歯列の遠心移動を行う	・捻転歯と挺出を分けて移動 ・上下顎歯列正中線を一致させる	・ルートリンガルトルクの付与

治療結果

　上下顎左側歯列の遠心移動により上下顎前歯の唇側移動を最小限に抑え、前歯の被蓋関係および上下顎歯列正中線の一致を達成した。アライナー矯正治療では、TADを固定源に使用しても意外に上下顎歯列遠心移動が達成しにくい。これは、アライナー矯正治療における歯列の遠心移動の速度は、TADに掛けたエラスティックではなくアライナーの交換速度によってコントロールされるためである[9]。TADによる牽引力が不十分でもアライナーを装着することができるため、固定源不足となったまま結果的に遠心移動がほぼなされないこともある。

　本症例の上下顎歯列遠心移動が成功した理由として、左側歯列のみを対象に行ったことが挙げられる。こうすると、遠心移動を行っていない右側歯列が固定源となる。また、下顎臼歯部の歯軸は上顎と比較して近心傾斜しているため、歯冠の傾斜移動を利用した遠心移動が行いやすい[10]。上下歯列の遠心移動は、下顎の遠心移動量が多く要求されるⅢ級不正咬合のほうが行いやすいという実感がある。

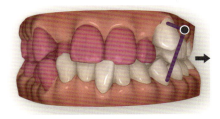

本症例の左側歯列の遠心移動とそれに必要となる固定源（ピンク色部分）。

Clinical Point　ルートリンガルトルクの調整

　歯冠の傾斜移動が優先されるアライナー矯正治療では、上顎犬歯や下顎前歯の唇側転位の改善において歯根が唇側に残りやすい（上図）。前歯の切縁のラインがそろっていても、歯根のトルクがうまく調整されていなければ、患者から審美的な不満が発生する。そのため、唇側転位している歯には追加アライナーでルートリンガルトルク（歯根を舌側へ傾斜させるトルク、下図）の付与が必要になる。ブラケット矯正治療におけるトルク付与では断続的な強い矯正力を加えることが多いが、それはアライナー矯正治療でも同様である。アライナーで前歯にルートリンガルトルクを加える場合、この断続的に強い力を加える目的で5日交換とする。

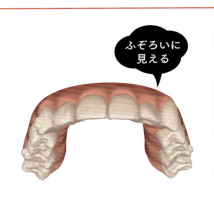

ふぞろいに見える

ルートリンガルトルクの手順

❶ 固定源となる隣在歯のアライナーが不適合とならないよう、トルクを加えたい歯以外の歯にアタッチメントを設置し、最小限の移動とする
❷ シミュレーションソフトウェアでルートリンガルトルクを加えたい歯に10〜20°近くのオーバーコレクションを加える
❸ 歯の唇側歯頸部にアタッチメントを設置し、舌側のボタンから垂直成分の顎間ゴムを使用することでモーメントを発生させる

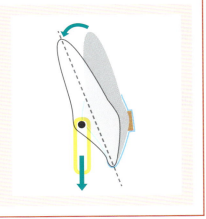

CHAPTER 2　アライナー矯正治療のケース別戦略

2 バーティカルコントロール

歯の垂直的位置の重要性

　矯正歯科治療を希望する患者は前歯の前後的位置を気にしていることが多いが、担当医は歯の垂直的位置のほうもよく診なくてはならない。この垂直高径の管理（バーティカルコントロール）は下顎位と咀嚼機能に直結するため、矯正歯科治療の経過を診るうえで重要な項目になる。

　中でも臼歯の垂直的位置の変化は、関節突起から下顎枝後縁付近を中心とした下顎の回転を引き起こすため、十分注意を払う必要がある（これをチンコントロールという）。日本人では咬筋が弱く下顎下縁平面が急勾配のハイアングルケースが多く[1]、ブラケット矯正治療を行う場合、臼歯の挺出により下顎を後方（時計方向）へ回転させないよう適切な対応が求められる。一方、アライナー矯正治療では臼歯の圧下が発生しやすいため、下顎は前方（反時計方向）へ回転することが多く、開咬症例では有利にはたらく。しかしながらアライナーでは上下顎臼歯を挺出させることが難しく、過蓋咬合症例の咬合挙上に苦慮することが多い（図 2-1）。

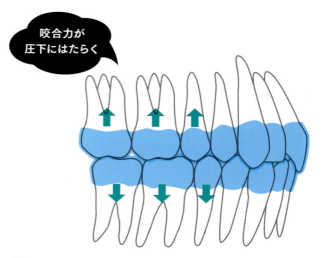

図2-1　臼歯の移動と歯の挺出・圧下。臼歯はアライナーに咬合面が覆われていることにより挺出しにくく、アライナーの上方からの咬合力により圧下しやすいという特徴がある。

2 バーティカルコントロール

アライナー矯正治療での
歯の垂直的な動き方

臼歯の垂直的な動き方

アライナー矯正治療では臼歯を移動させると相対的圧下が起き、上下顎臼歯が咬合離開することが少なくない。この臼歯のクリアランスがあることから下顎が前方回転し、それによってオーバーバイトが浅くなり、開咬症例の改善に有利にはたらく（**図2-2**）。さらに、アライナーの装着時と撤去時で臼歯の咬合高径が変化することも念頭に入れておかなくてはならない。

一方ブラケット矯正治療ではレベリングとともに臼歯に咬頭干渉が発生し、下顎が後方に回転しやすくなることからオーバーバイトが浅くなり、過蓋咬合の改善に有利にはたらく。したがって、バーティカルコントロールにおいては両者は逆の動きをするものと考えるとよい。

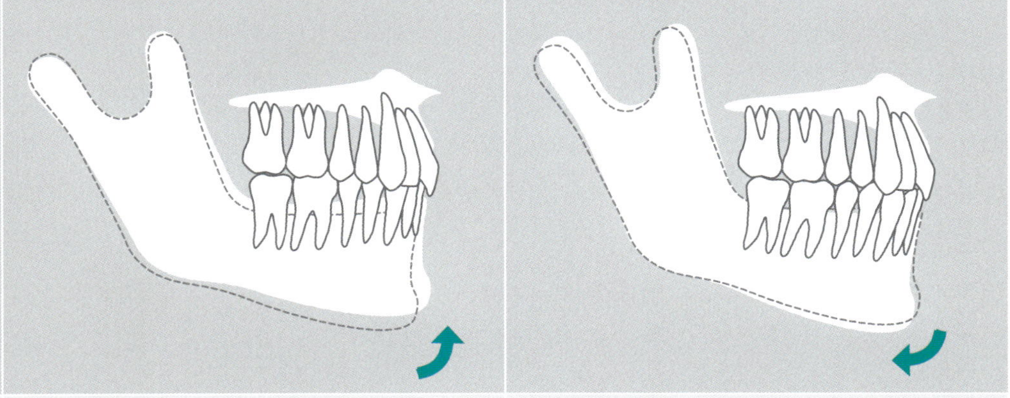

	下顎の前方回転	下顎の後方回転
セファログラムでの下顎の回転方向	• 反時計方向	• 時計方向
関節突起	• 前方に移動することが多い	• 後方に移動することが多い
発生条件	• アライナー矯正治療 • TADによる臼歯の圧下	• ブラケット矯正治療 • 顎間ゴムによる臼歯の挺出
オーバーバイト	• 深くなる	• 浅くなる
オーバージェット	• 減少する	• 増加する
臼歯関係	• III級傾向になる	• II級傾向になる
側貌	• オトガイが前突する	• オトガイが後退する

図2-2 下顎の後方回転と前方回転。

CHAPTER 2　アライナー矯正治療のケース別戦略

切歯の垂直的な動き方

　切歯の垂直的な動きは、歯の傾斜をともなう相対的圧下であれば予測実現性が高い。切歯はその歯軸から考えると、舌側傾斜をさせれば挺出し、唇側傾斜をさせれば圧下の方向に移動する。この移動様式を利用することで、アライナー矯正治療でもオーバーバイトのコントロールが可能である。ただし、切歯の傾斜量は唇舌側の歯槽骨量（ボーンハウジング）をよく診査してから行う必要がある。オーバー

バイトに問題がある症例は、初診時の中切歯歯軸傾斜の量とボーンハウジングが大きく治療方針に関与するといえる。

　また、歯根の垂直的移動による絶対的挺出や圧下は2mmにも満たないことが多く、大幅な移動は期待できない[2]。特に口蓋側傾斜している上顎中切歯の絶対的圧下にはルートリンガルトルクも必要であり、アライナー単体で行うことは難しい。予測実現性を上げるためにはTADを併用することもある（**図2-3**）。

開咬治療における
アライナーの優位性

　開咬治療では、その特性からブラケット矯正装置よりアライナーが有利であることが多い。基本的な治療方針は前歯の舌側傾斜移動にともなう相対的挺出と、臼歯の頬側や遠心へのアップライトにともなう相対的圧下となる。さらに前歯のオーバーバイトがマイナスに大きいほど、下顎の前方回転による改善を利用することができる（**図2-4**）。

　シミュレーションソフトウェアで矯正歯科治療後の下顎の垂直的な顎位の変化を再現するには、バーティカルジャンプを設定する。なお、実際の下顎の前方回転時の回転中心は咬筋や内側翼突筋の影響も受けるため、関節突起から下顎枝後方付近にある[3]。

　アライナーが開咬症例に有利とはいえ、その中でも向き不向きがある。一番治療難度が低いのは切歯のみに認められる軽度の開咬である。また、加齢や第三大臼歯萌出などで引き起こされる、臼歯が近心傾斜している咬頭干渉型の開咬も治療難度は高くない。干渉がある第二大臼歯をアップライトさせることで、容易に咬合高径を低くすることができるためである。一方治療難度が高いタイプとしては、小臼歯のみ離開している側方歯の開咬が挙げられる。これは小臼歯の挺出が必要になり、アライナーでは困難となる（**図2-5**）。

2 バーティカルコントロール

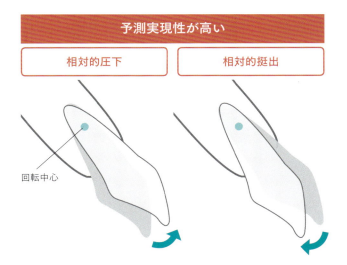

予測実現性が高い		予測実現性が低い	
相対的圧下	相対的挺出	絶対的圧下	絶対的挺出

根尖部を支点とした回転移動で、コントロールされた傾斜移動を利用している

歯根の移動量が大きくアライナー単体での実現は難しい。TADやエラスティックなどの補助器具が必要となる。

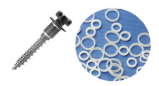

図2-3　前歯の予測実現性の高い/低い挺出および圧下。

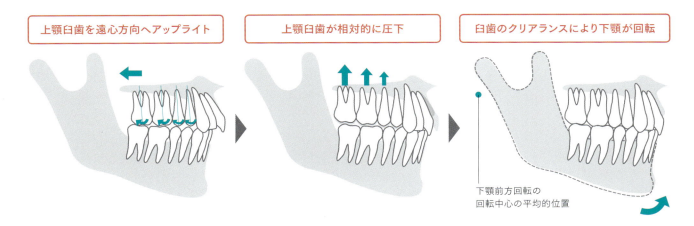

| 上顎臼歯を遠心方向へアップライト | 上顎臼歯が相対的に圧下 | 臼歯のクリアランスにより下顎が回転 |

下顎前方回転の回転中心の平均的位置

図2-4　II級不正咬合における開咬改善のメカニクス。上顎大臼歯が1mm圧下されるとオーバーバイトが2.5mmほど深くなる。
［参考文献3より引用改変］

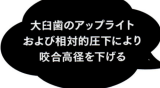

大臼歯のアップライトおよび相対的圧下により咬合高径を下げる

小臼歯の排列は圧下の反作用を受けやすく、挺出させることが難しい

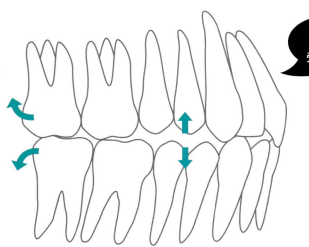

図2-5　治療難度の高い側方歯開咬の治療方法。小臼歯はクロスバイトや捻転を改善する際の反作用で圧下しやすい。さらにアライナー矯正治療における小臼歯の挺出は予測実現性が低いため、大臼歯の相対的圧下のみによって咬合高径を下げる。

63

CHAPTER 2　アライナー矯正治療のケース別戦略

過蓋咬合に対する アライナー矯正治療

　アライナー矯正治療では、臼歯を挺出させて咬合高径を上げる治療方針は適応症が少なく、予測実現性も低い。したがって上下顎前歯の唇側傾斜による相対的圧下が中心となる。これを適切に行うには治療計画に工夫が必要となる。以下、臨床で多く接するⅡ級過蓋咬合症例を例に説明していく。

　下顎前歯は、Ⅱ級ゴムの反作用を利用し唇側傾斜および相対的圧下を行う。下顎前歯の叢生量が多い場合は難しくないが、下顎前歯に叢生がない場合は歯列を順次近心移動させる方針を取ることもある。また、犬歯と切歯を分割したステージングで段階的に圧下する方法も有効である。このとき、歯槽骨の形態を考慮してルートリンガルトルクを十分に付与しておかなくてはならない（**図2-6、2-7**）。

　上顎前歯については後方移動させる治療方針が多く採られ、歯冠を唇側傾斜させることができる症例は少ない。したがって上顎前歯歯根にルートリンガルトルクを加える計画になるが、歯根の移動量が多いため固定源となる上顎大臼歯の近心傾斜に十分注意する必要がある。特にガミースマイルや上顎前歯の口蓋側傾斜がある上顎前突症例では歯根の移動量が多くなるため、TADを併用する。

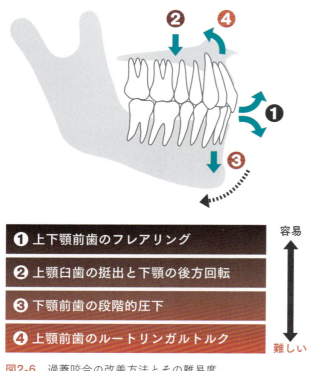

図2-6　過蓋咬合の改善方法とその難易度。

① 上下顎前歯のフレアリング
② 上顎臼歯の挺出と下顎の後方回転
③ 下顎前歯の段階的圧下
④ 上顎前歯のルートリンガルトルク

容易 ↕ 難しい

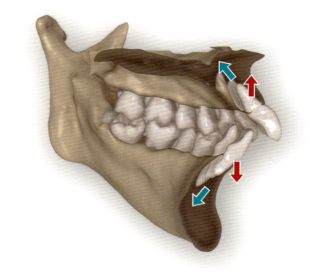

➡ 間違った圧下方向
➡ ルートリンガルトルクを加えた圧下

図2-7　前歯の圧下にはルートリンガルトルクが必要である。上下顎前歯部の歯槽骨はそれぞれ歯槽基底部に近づくほど後方へくぼんでいる。この解剖学的形態から、前歯を垂直方向に圧下させることはできないことがわかる。

2 バーティカルコントロール

前歯における
TADの使用方法

　上顎前歯をTADで圧下する場合、TADを上顎歯列上方の両側対称に2本植立する必要がある。このとき、側切歯・犬歯間の唇側付着歯肉に植立することを推奨する。ここは歯根間距離が平均6mm以上離れている部分であり、TADのスクリュー部分を歯根に近接させてしまうリスクが少ないためである[4]。また、上唇小帯や頬小帯が付着しておらず付着歯肉も十分存在するため、TADの植立可能な範囲が広く術後の患者の不快感も少ない。

　牽引では、中切歯部のアライナーにカットを入れ、TADとの間に顎内ゴムを掛ける。両側から斜めに引き上げるフォースシステムは、上顎前歯の圧下に加えてアライナーの歯頸部を後方へ牽引する力も同時に発生させることができる（**図2-8**）。また、ルートリンガルトルクの付与を優先したい場合は、切歯舌側部のアライナーにカットを入れて咬合面に回りこむようにエラスティックを掛ける。

　上顎前歯の後方移動は圧下やルートリンガルトルクの付与を済ませてから行うとよいため、TADの植立は初回アライナー装着の同日かそれ以前に行う。植立後1か月経過時にスクリュー部分の生着を確認し、エラスティックの使用を開始する。この際、アライナーの耐久性の問題からソフトウェア上で前歯にプレシジョンカットを設置できないことが多いため、あらかじめ歯科医院で徒手によるカットを入れておくのも有効である。歯の圧下やトルクには強い力が必要となるため、4オンス程度の強さで直径1/8インチ、太さ3mmのエラスティックを使用することが多い。また基本的にアライナー装着時は、常時エラスティックを使用する。

　矯正歯科治療後の後戻りを考え、オーバーコレクションとなる量まで圧下させたところで牽引を中止し、TADを撤去する。

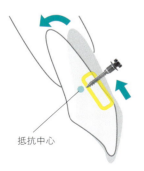

TADを併用すると、上顎中切歯の抵抗中心を通過するフォースにより、ルートリンガルトルクを付与しながらの圧下が可能になる

● ガミースマイルの改善

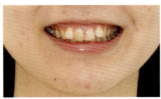 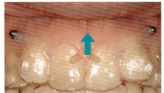 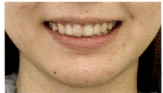

● 抜歯症例におけるオーバーバイトのコントロール

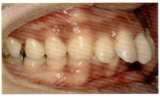 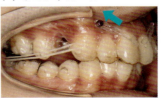 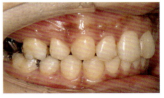

図2-8　TADを用いた上顎前歯の圧下とルートリンガルトルクの付与。TADによる圧下は前歯の抵抗中心より唇側から牽引しなくてはならない。一度前歯を口蓋側傾斜させてからの圧下はルートリンガルトルクを発生させにくく、TADの効果が半減する。

CHAPTER 2　アライナー矯正治療のケース別戦略

CASE 2-1　垂直的問題改善症例 前歯開咬

● 初診時データ

年齢・性別：41歳9か月女性
主訴：開咬
既往歴：中学生のころにブラケット矯正装置にて開咬の矯正歯科治療経験がある

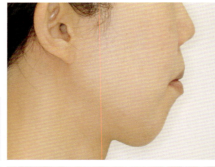
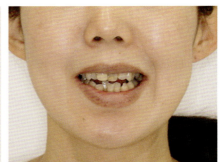

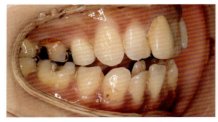
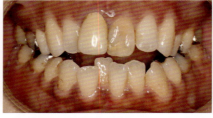
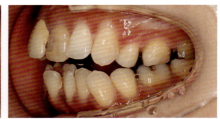

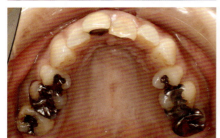
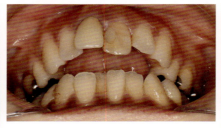
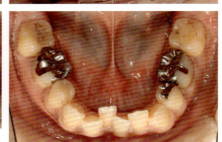

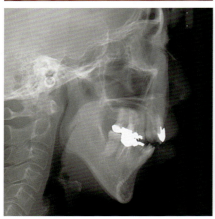
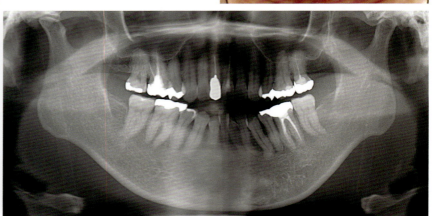

口腔内所見

前歯被蓋：オーバージェット+8.0mm
　　　　　オーバーバイト-3.5mm
臼歯関係：Half ClassⅡ
正中線：顔面正中線に対して下顎歯列正中線が左方偏位
歯列咬合所見：4│4 4│4 抜歯済み / 上下顎歯列弓の狭窄
機能的所見：下顎関節突起の変形 / 舌小帯が短い / 低位舌 / 舌突出癖

セファロ分析

側貌：コンベックスタイプ
前後的骨格：上下顎後退による骨格性Ⅱ級
垂直的骨格：ハイアングルケース
上顎中切歯歯軸：著しく口蓋側傾斜
下顎中切歯歯軸：標準値内

診　断

叢生をともなうハイアングル開咬

治療方針

・非抜歯治療
・上顎臼歯の圧下による下顎の前方回転
・上顎歯列の遠心移動
・上下顎歯列弓拡大

2 バーティカルコントロール

● 治療終了時データ

年齢：43歳8か月
動的治療期間：1年9か月
追加アライナー：2回
使用枚数：94枚（50＋23＋21枚）
保定装置：上顎はマウスピース型リテーナー、下顎はマウスピース型リテーナー＋固定式リテーナー（3|3間）

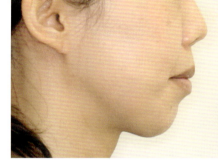
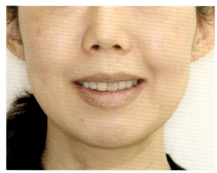
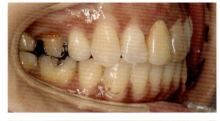
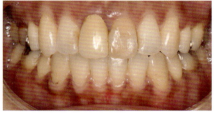
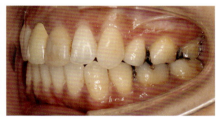
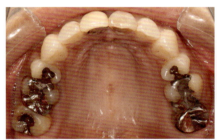
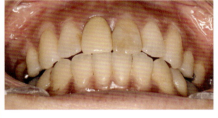
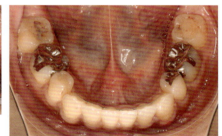
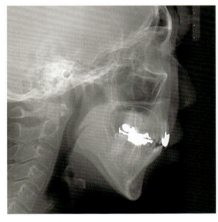
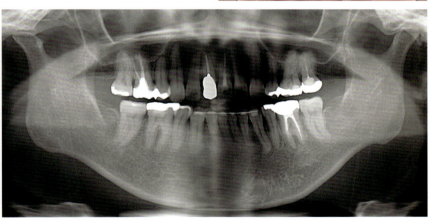

項目	標準値	治療前	治療後
SNA(°)	82.0	75.0	75.0
SNB(°)	80.0	66.5	67.5
ANB(°)	2.0	8.5	7.5
Mand. pl. to FH(°)	28.2	46.5	44.5
U1 to SN(°)	104.0	88.5	78.5
U1 to APo (mm)	6.2	10.0	7.5
L1 to Mand. pl. (°)	90.0	87.0	89.5
L1 to APo (mm)	3.0	4.0	5.0
E-line (上唇、mm)	2.0	3.5	3.5
E-line (下唇、mm)	2.0	8.5	6.5

黒：治療開始前
赤：治療終了後
→ 2.0mm未満の移動
➡ 2.0mm以上の移動

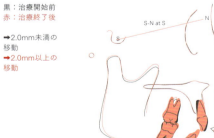
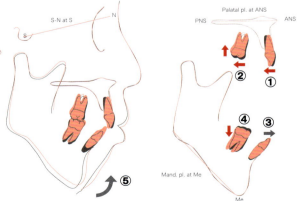

セファロトレース重ね合わせによる歯の移動変化の観察

① U1　2.5mm 後方移動　② U6　2.0mm 遠心移動　2.0mm 圧下
③ L1　0.5mm 唇側移動　④ L6　2.0mm 圧下　⑤ 下顎下縁平面　2.0°減

CHAPTER 2　アライナー矯正治療のケース別戦略

CASE 2-1　垂直的問題改善症例　前歯開咬

治療計画

重度のⅡ級開咬症例に対し、ブラケット矯正治療では顎矯正手術やTADを併用し、下顎を前方回転させる治療計画を立案する。アライナー矯正治療では装着時の咬合力により単独での臼歯の圧下が可能である。本症例は臼歯関係がⅡ級であるため上顎歯列には遠心移動が必要となるが、あえて歯冠を遠心傾斜移動することで臼歯の圧下量を増やす。下顎臼歯は、側方拡大時の反作用により圧下させる。こうして上下顎臼歯の圧下により生まれたクリアランス部分に下顎を前方回転させることで、開咬および側貌を改善する。

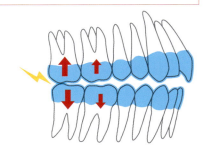

初回アライナー

初診時

エラスティック：
1/8インチ
3.5オンス

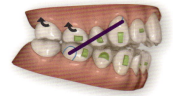 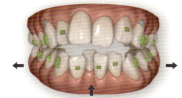 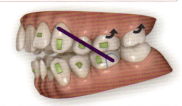

治療終了時
（50枚め/50枚中）

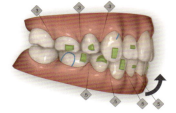 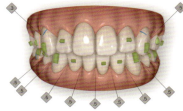 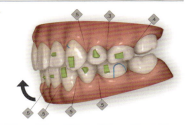

ClinCheckシミュレーションの調整

- 上顎臼歯は順次遠心移動（7| 1.5mm、|7 1.7mm）と圧下（いずれも1.0mm）を行う
- 下顎臼歯は側方拡大とともに圧下（7| 1.4mm、|7 2.1mmで設定）を行う
- バーティカルジャンプを設定し、臼歯を圧下してできたクリアランスに下顎を前方回転させる

治療経過

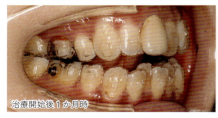 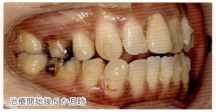 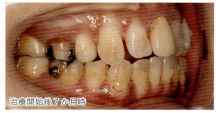

治療開始後1か月時　　治療開始後5か月時　　治療開始後7か月時

Ⅱ級ゴムは1日あたり12時間使用した。開咬症例はアライナー装着時に咬合高径が上がるため、大臼歯には常時咬合力による圧下の矯正力が加わる。そのため、治療初期は患者の閉口時の違和感が強く、慣れるまでには時間がかかる。

リファインメント

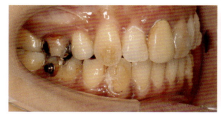 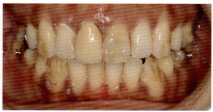 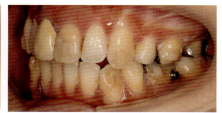

治療開始後11か月、初回アライナー使用時（49枚め/50枚中）の口腔内写真。前歯の被蓋関係が正常化され、臼歯関係はⅠ級に改善した。

2 バーティカルコントロール

追加アライナー

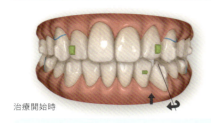
治療開始時

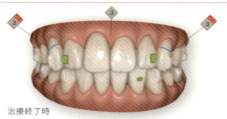
治療終了時

追加アライナーの目的および方法
- 捻転が残る 3| に回転と挺出を順に行い、確実に改善する

治療開始後1年5か月、追加アライナー終了時の口腔内写真（21枚め/23枚中）。3| の捻転は改善したが、下顎切歯が唇側傾斜しオーバーバイトが減少してしまった。

追加アライナー（2回め）

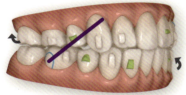
治療開始時　エラスティック：1/8インチ　3.5オンス

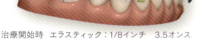

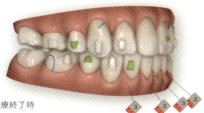
治療終了時

追加アライナーの目的および方法
- 開咬のオーバーコレクションのために再度臼歯を圧下させる
- 下顎前歯にIPRを行って舌側傾斜させ、オーバーバイトを増加させる
- 上下顎前歯を挺出させるために挺出用アタッチメントを設置する

治療開始後1年8か月、2回めの追加アライナー時の口腔内写真（14枚め/21枚中）。オーバーバイトが正常化したところで舌癖の改善指導を行った。咬合高径が高いままでの舌挙上は難しいことから、成人開咬症例のMFTはオーバーバイトが適正化してから行うと患者の負担が少ない。また保定後の安定性を考慮し、治療終了間際から始める。

● **ステージング（動的治療期間 1年9か月）**

初回アライナー 50ステージ（7日交換）	追加アライナー（1回め） 23ステージ（7日交換）	追加アライナー（2回め） 21ステージ（5日交換）
・上顎臼歯の遠心方向への傾斜移動 ・上下顎臼歯を圧下し下顎を前方回転させる	・下顎左側犬歯の捻転改善	・オーバーバイトをオーバーコレクションする

治療結果

　上顎歯列の遠心移動と下顎歯列の拡大による反作用を利用して、上下顎臼歯をそれぞれ2.0mm程度圧下させることができた。これにより下顎下縁平面に2°前方回転が見られ、オーバーバイトの改善に成功した。また、下顎の前方回転によってオトガイ部が前方に移動し、側貌を改善させることができた。後戻りの原因となる前歯の挺出量も最小限に抑えることができ、予後の安定性は良好と思われる。治療が良好に終了した要因のひとつに、再治療であったことが挙げられる。ブラケット矯正治療の既往がある患者は、加齢により歯列咬合が崩れても歯根は正しい位置に残っていることが多い（下図）。その場合は歯の傾斜移動のみで治療を行うことができるため、歯冠のアップライトを得意とするアライナー矯正治療が向いていたと考えられる。

ブラケット矯正治療後に起こる、患者の加齢による下顎前歯の位置の変化。過去に矯正歯科治療を受けた歯列（左）も、10年以上経過すると下顎犬歯間幅径が狭くなり、歯冠部で叢生が発生することが少なくない。しかし根尖側の位置は大きく変化しない。

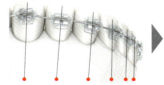 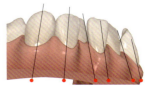

CHAPTER 2 アライナー矯正治療のケース別戦略

CASE 2-2　垂直的問題改善症例 側方歯部開咬

● 初診時データ

年齢・性別：19歳11か月男性
主訴：咬み合わせが悪い

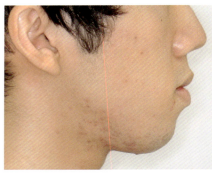
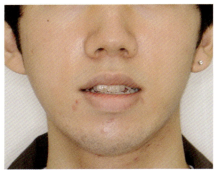
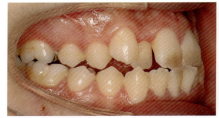
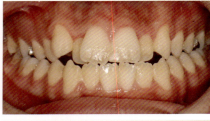
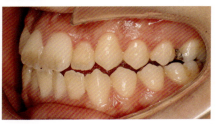
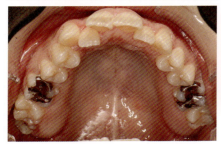
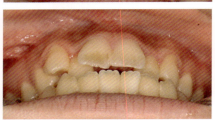
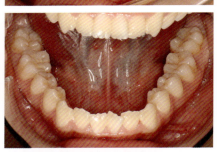
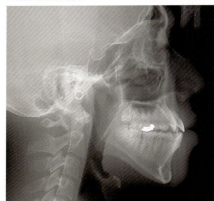
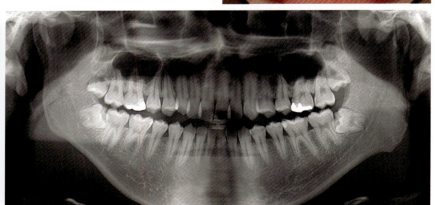

口腔内所見

前歯被蓋：オーバージェット +2.5mm
　　　　　　オーバーバイト ±0mm
臼歯関係：I級
正中線：顔面正中線に対して下顎骨と下顎歯列
　　　　　正中線が左方偏位
歯列咬合所見：2|2 2|2 がクロスバイト／両側
　　　　　　　　小臼歯にクロスバイトおよび側方歯部開咬
機能的所見：舌小帯が短い／低位舌／舌突出癖

セファロ分析

側貌：コンベックスタイプ
前後的骨格：骨格性III級
垂直的骨格：ハイアングル
　　　　　　　ケース
上顎中切歯歯軸：唇側傾斜
下顎中切歯歯軸：唇側傾斜

診　断

クロスバイトをともなう側方歯開咬

治療方針

・非抜歯治療（8|8 は抜歯）
・上顎歯列弓拡大
・下顎臼歯の遠心方向へのアップ
　ライト

2 バーティカルコントロール

● 治療終了時データ

年齢：21歳9か月
動的治療期間：1年8か月
追加アライナー：2回
使用枚数：91枚（39＋23＋29枚）
保定装置：上下顎ともマウスピース型リテーナー＋固定式リテーナー（2|2間、3|3間）

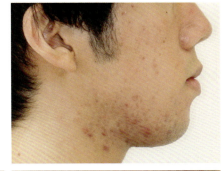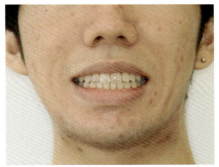

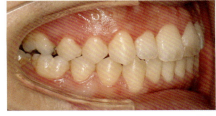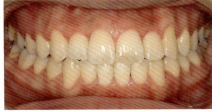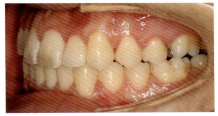

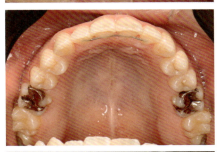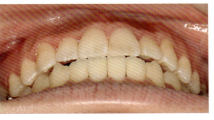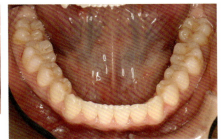

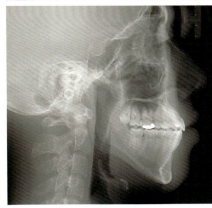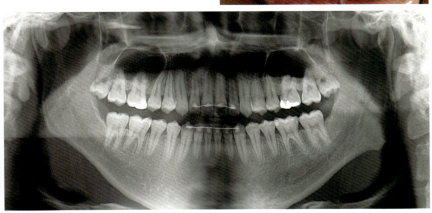

項目	標準値	治療前	治療後
SNA(°)	82.0	73.0	73.0
SNB(°)	80.0	72.5	73.5
ANB(°)	2.0	0.5	-0.5
Mand. pl. to FH(°)	26.9	42.5	42.0
U1 to SN(°)	104.0	101.0	99.5
U1 to APo (mm)	6.2	12.0	11.5
L1 to Mand. pl. (°)	90.0	86.5	78.0
L1 to APo (mm)	3.0	10.5	8.5
E-line (上唇、mm)	2.0	-1.0	-0.5
E-line (下唇、mm)	2.0	3.0	2.5

黒：治療開始前
赤：治療終了後

→ 2.0mm未満の移動
→ 2.0mm以上の移動

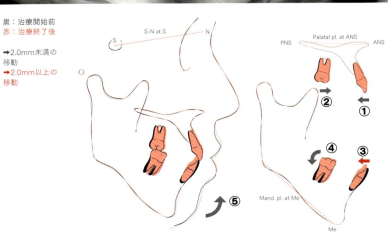

セファロトレース重ね合わせによる歯の移動変化の観察

① U1 0.5mm 後方移動　② U6 1.0mm 近心移動
③ L1 2.0mm 後方移動　④ L6 歯冠がアップライト　⑤ 下顎下縁平面 0.5°減

CHAPTER 2　アライナー矯正治療のケース別戦略

CASE 2-2　垂直的問題改善症例　側方歯部開咬

治療計画

　小臼歯がクロスバイトであるため上顎歯列弓を拡大する必要があるが、反作用で圧下するおそれがある。一般的にアライナー矯正治療では小臼歯を挺出させることは難しいため、大臼歯の遠心方向へのアップライトと圧下を行うことで咬合高径を低くし、側方歯を挺出させずに咬合させる治療計画とする。注意すべきなのは、大臼歯の圧下により下顎の前方回転が発生し臼歯関係がⅠ級からⅢ級傾向に変化してしまうことである。この反作用は、下顎歯列を順次遠心移動させて相殺する必要がある。

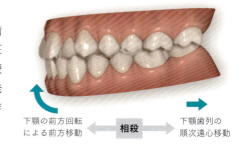

下顎の前方回転による前方移動　←相殺→　下顎歯列の順次遠心移動

初回アライナー

初診時
エラスティック：
1/8インチ
3.5オンス

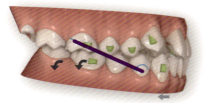 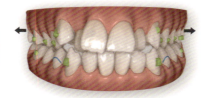 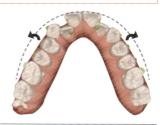

治療終了時
（39枚め/39枚中）

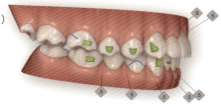 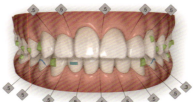 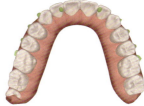

ClinCheckシミュレーションの調整

- 下顎の前方回転を考慮し、臼歯関係がⅡ級となるまで下顎歯列を順次遠心移動する（6|　0.9mm、|6　1.0mm）
- 固定源として使用するⅢ級ゴムは、挺出に有利に作用するよう4|4にボタンカットを設定する
- 下顎の前方回転後に前歯の早期接触を防ぐため、下顎歯列にIPRを加えオーバージェットを多めに設定する
- 上顎歯列弓拡大は、側方歯のクロスバイトが改善するよう第一大臼歯を中心に扇状に行う

治療経過

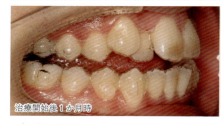 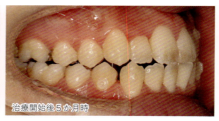 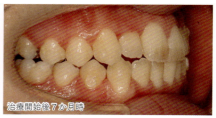

治療開始後1か月時　　治療開始後5か月時　　治療開始後7か月時

Ⅲ級ゴムはフルタイムで使用した。下顎歯列が順次遠心移動することで側方歯が咬合してきた。

リファインメント

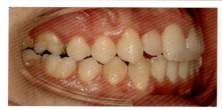 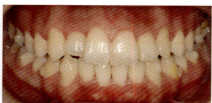 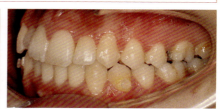

治療開始後9か月、初回アライナー使用時（38枚め/39枚中）の口腔内写真。側方歯の開咬とクロスバイトがおおむね改善した。

2 バーティカルコントロール

追加アライナー（1回め）

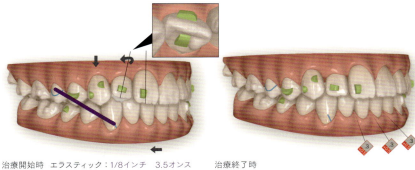

治療開始時　エラスティック：1/8インチ　3.5オンス　　　治療終了時

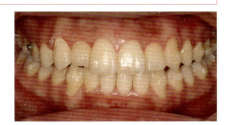

治療開始後8か月、追加アライナー使用時の口腔内写真(21枚め/23枚中)。上顎前歯が排列され切縁のラインがそろってきたが、8|8萌出により再び臼歯に咬合離開が認められた。

追加アライナーの目的および方法
- 2|唇口蓋側にアタッチメントを設置して近心方向への捻転を改善し、その後挺出させ確実に移動する
- |1遠心切縁側に垂直アタッチメントを設置し、近遠心歯軸を改善する

追加アライナー（2回め）

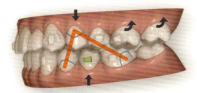
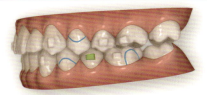

治療開始時　エラスティック：1/4インチ　3.5オンス　　　治療終了時

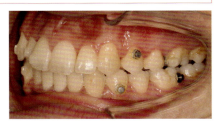

治療開始後1年3か月、2回めの追加アライナー使用時の口腔内写真(17枚め/29枚中)。7|7 7|7の早期接触が解消され、咬合高径が下がった。

追加アライナーの目的および方法
- 側方歯のV字ゴムを固定源に、8|8の萌出力により近心傾斜し早期接触を起こしている7|7を遠心方向にアップライトさせる
- アップライトを中心に行うため、アライナー交換は5日ごととする

● ステージング（動的治療期間1年8か月）

初回アライナー 39ステージ （7日交換）	追加アライナー（1回め） 23ステージ（7日交換）	追加アライナー（2回め） 29ステージ（5日交換）
・下顎大臼歯のアップライトで咬合高径を下げる ・上顎歯列弓を扇状に拡大	・上顎右側側切歯の回転と挺出 ・前歯の排列	・早期接触の除去 ・側方歯の挺出

治療結果

　下顎大臼歯の圧下により咬合高径を低下させることで、側方歯の開咬が改善された。下顎前歯の舌側移動および下顎の前方回転によるオトガイの前方移動により、コンベックスタイプの側貌も改善された。前歯の開咬と同様に、本症例のような側方歯の開咬も挺出移動のみで改善するのではなく、干渉している臼歯を相対的に圧下させることで下顎を前方回転させる治療計画がアライナー矯正治療には向いている（右図）。なお開咬症例では、第三大臼歯が萌出するとアップライトさせた臼歯を再び近心傾斜させてしまうため、適切なタイミングで抜歯することが望ましい。

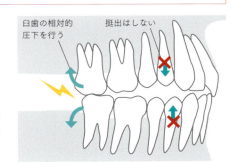

臼歯の相対的圧下を行う　　挺出はしない

73

CHAPTER 2　アライナー矯正治療のケース別戦略

CASE 2-3　垂直的問題改善症例 過蓋咬合

● 初診時データ

年齢・性別：35歳7か月女性
主訴：上顎前歯の前突、上顎歯列正中線の左方偏位
既往歴：高校生のころ、ブラケット矯正装置にて叢生の改善を行った経験がある

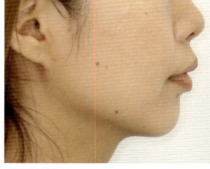
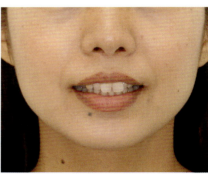
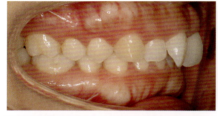
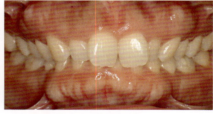
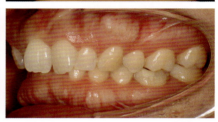
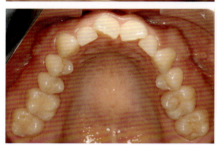
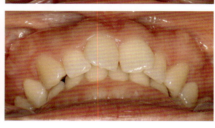
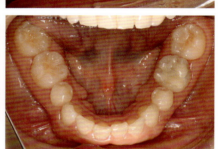
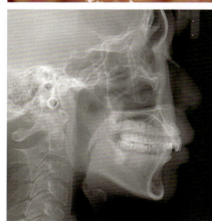
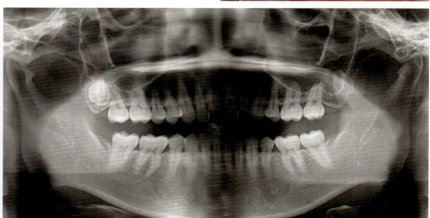

口腔内所見

前歯被蓋：オーバージェット+4.0mm
　　　　　オーバーバイト+6.0mm
臼歯関係：Ⅰ級
正中線：顔面正中線に対して上顎歯列正中線が左方偏位
歯列咬合所見：|4 5|5 抜歯済み / 2|2 は矮小歯（anterior ratio 79.2％）
機能的所見：下顎関節突起の変形

セファロ分析

側貌：コンベックスタイプ
前後的骨格：上顎前突による骨格性Ⅱ級
垂直的骨格：アベレージアングルケース
上顎中切歯歯軸：標準値内
下顎中切歯歯軸：標準値内

診　断

過蓋咬合をともなう上顎前突

治療方針

・|4 抜歯
・抜歯スペース閉鎖（最大の固定）
・上下顎前歯の圧下（上顎はTAD併用）

2 バーティカルコントロール

● 治療終了時データ

年齢：38歳1か月
動的治療期間：2年3か月
追加アライナー：2回
使用枚数：127枚（78＋36＋13枚）
保定装置：上顎 マウスピース型リテーナー＋固定式リテーナー（2|2間） 下顎 マウスピース型リテーナー

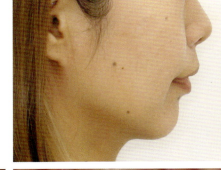
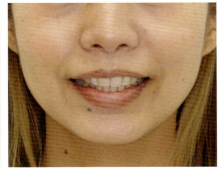
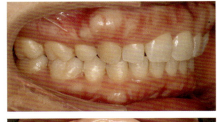
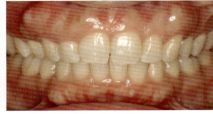
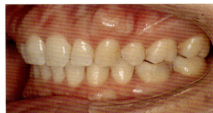
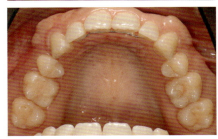
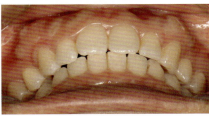
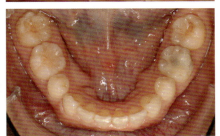
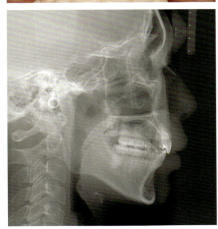
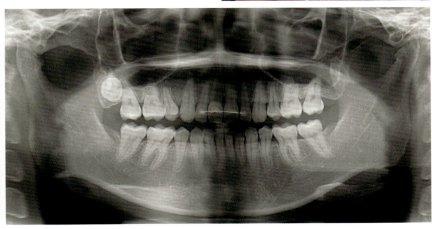

項目	標準値	治療前	治療後
SNA(°)	82.0	85.0	85.0
SNB(°)	80.0	78.5	78.5
ANB(°)	2.0	6.5	6.5
Mand. pl. to FH(°)	28.2	27.0	27.0
U1 to SN(°)	104.0	97.5	96.0
U1 to APo (mm)	6.2	7.5	4.5
L1 to Mand. pl. (°)	90.0	93.5	103.5
L1 to APo (mm)	3.0	1.5	2.5
E-line（上唇、mm）	2.0	2.0	1.5
E-line（下唇、mm）	2.0	2.0	1.0

黒：治療開始前
赤：治療終了後

→ 2.0mm未満の移動
➡ 2.0mm以上の移動

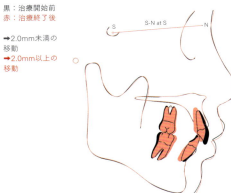
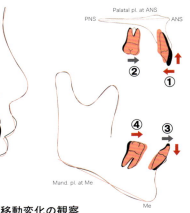

セファロトレース重ね合わせによる歯の移動変化の観察

① U1　3.0mm 後方移動　3.0mm 圧下
② U6　1.0mm 近心移動（右側のみ）
③ L1　1.0mm 唇側移動　2.0mm 圧下
④ L6　2.0mm 近心移動

CHAPTER 2　アライナー矯正治療のケース別戦略

CASE 2-3　垂直的問題改善症例　過蓋咬合

治療計画

　過去の矯正歯科治療で抜歯されていなかった 4| を抜歯し、上顎前歯の後方移動および上下顎歯列正中線の一致を図る治療計画とした。1|1 の翼状捻転は回転の反作用である圧下が期待できることから、オーバーバイトの改善に利用することができる。ただし本症例は重度の過蓋咬合であり、上顎前歯を後方移動と同時に圧下させることは難しい。前歯の後方移動時にはルートリンガルトルクが必要となるが、このような強いフォースをアライナー単体で発生させることは難しいため、上顎前歯唇側歯槽部にTADを植立し、上顎前歯の圧下を強化することとした(右図)。

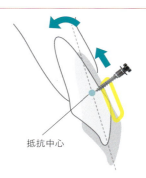
抵抗中心

初回アライナー

初診時
エラスティック：
1/8インチ
3.5オンス

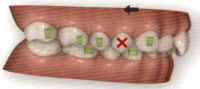 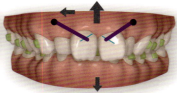 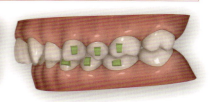

治療終了時
(78枚め/78枚中)

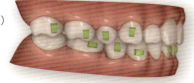 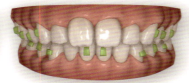 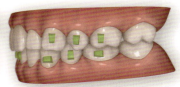

ClinCheckシミュレーションの調整

- 1|1 はTADを併用し圧下する(1| 2.7mm、|1 2.1mm)
- プレシジョンカットは耐久性の問題で前歯に設定できないため、個別にアライナーを徒手でカットする
- ステージ前半は移動速度を落として切歯の圧下と犬歯の遠心移動を行い、後半から切歯の後方移動を行う
- 1|1 にはアタッチメントを設置して圧下する(1| 2.5mm、|1 2.1mm)

治療経過

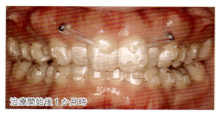 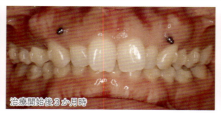 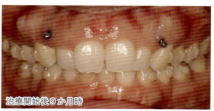

上顎前歯唇側に骨隆起があったため、予定より歯冠側にTAD(直径1.3mm 長さ6.0mm)を植立したが、十分な圧下量が得られた。

リファインメント

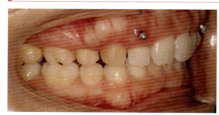 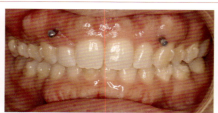 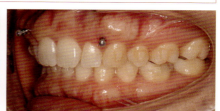

治療開始後1年3か月、初回アライナー使用時(77枚め/78枚中)の口腔内写真。前歯の被蓋関係は正常化したが、上顎右側臼歯がアンカレッジロスし臼歯関係がII級になってしまった。

2 バーティカルコントロール

追加アライナー

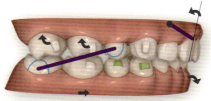
治療開始時　エラスティック：1/8インチ　3.5オンス

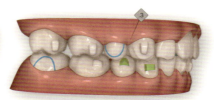
治療終了時

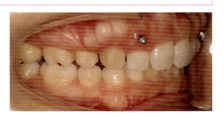
治療開始後1年7か月、追加アライナー使用時の口腔内写真(18枚め/36枚中)。

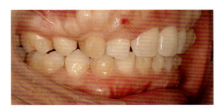
治療開始後2年1か月、1回めの追加アライナー終了時の口腔内写真(34枚め/36枚中)。抜歯スペースが閉鎖しきれず残存した。上顎前歯圧下は達成されたためTADを撤去した。

追加アライナーの目的および方法
- 右側のⅡ級臼歯関係改善のために上顎右側歯列を順次遠心移動する
- オーバージェット改善のために下顎右側歯列の順次近心移動を設定し、下顎前歯を唇側傾斜する
- オーバーバイト改善時の固定源となる 3|3 に水平アタッチメントを再設置し、下顎前歯にルートリンガルトルクを付与して圧下する
- 歯冠の傾斜移動が中心であるため、アライナー交換は5日ごととする

追加アライナー（2回め）

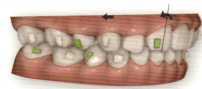
治療開始時

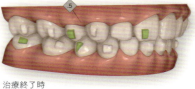
治療終了時

追加アライナーの目的および方法
- 抜歯スペース閉鎖のために 5| にアタッチメントを設置し、0.5mmのフェイクIPRを入れる
- 1| 切縁側に垂直アタッチメントを設置し、近遠心歯軸を調整する

● ステージング（動的治療期間2年3か月）

初回アライナー 78ステージ（7日交換）	追加アライナー（1回め） 36ステージ（5日交換）	追加アライナー（2回め） 13ステージ（5日交換）
・TADからエラスティックで牽引し上顎前歯を圧下 ・圧下と舌側移動は分けて行う	・上顎右側臼歯のアップライト ・前歯被蓋関係の正常化	・残存スペースの閉鎖 ・前歯の歯軸調整

治療結果

　重度の過蓋咬合が改善され、上顎前歯の後方移動と上下顎歯列正中線の一致を達成することができた。過蓋咬合の抜歯症例でオーバーバイトのコントロールを行う際は、切歯の圧下と後方移動のステージを分ける必要がある。これらを同時に行ってしまうと後方移動の力が勝ってしまい、上顎切歯を口蓋側傾斜させてしまうだけでなく、アンカレッジロスにより臼歯を近心傾斜させてしまう（右図）。本症例はTADを併用することで固定源としての上顎臼歯の負担を軽減し、1|1 を3mm圧下することに成功した。

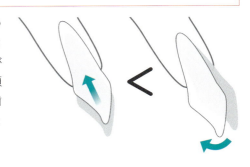

CHAPTER 2　アライナー矯正治療のケース別戦略

3　II級不正咬合の治療

もっとも一般的な不正咬合

　II級不正咬合は、日本の矯正歯科治療においてもっとも一般的に見られる不正咬合であり、患者は口唇閉鎖不全や前歯の審美的な問題を主訴として来院する。日本では下顎後退をともなう骨格性II級不正咬合が多く、矯正歯科に来院する初診患者の約50％を占める[1]。上顎前歯の唇側転位によりオーバージェットが過大となったII級1類症例が多く、前歯の後方移動時に固定源の必要性が高くなる[2]。またハイアングルケースも多いため、下顎の後方回転により下顎をさらに後退させないような注意と工夫が必要になる。

　このようにII級不正咬合の治療難度は意外と高く、分析を行いタイプ分けをして治療計画を立案することが望ましい。また成長期か成人か、男女の性差でも治療方針は変わる。顎骨の前後径が長い白人では、非抜歯による上顎歯列の遠心移動方針や、成長を利用した下顎の前方推進方針を選択する比率が高いが[3]、顎骨の前後径が短く歯列に叢生の多い日本人では[4]、小臼歯抜歯方針も検討する必要がある（図3-1）。

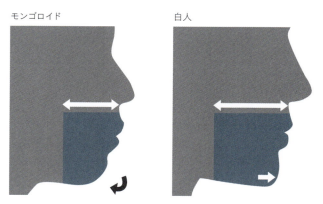

図3-1　日本在住のモンゴロイドと白人のII級不正咬合における骨格的な違い。モンゴロイドのほうが歯列の前後的調整可能領域が少なく、下顎の回転に注意を払う必要がある。

II級不正咬合の治療計画立案

　II級不正咬合の治療ではまず臼歯関係II級の程度を確認し、改善に必要な臼歯の移動量を計算する。アライナー矯正治療は固定源が弱く臼歯が近心移動しやすいため、臼歯関係を1/4咬頭単位づつ4段階に分けて治療を進めることが望ましい。3/4 Class IIとFull Class IIは区別が難しいが、小臼歯が1歯対2歯咬合になっているかで判断する（図3-2）。

　次に、セファロ分析から前後的骨格を確認する。この際の基準としてはANBが一番わかりやすい。ANBの値が5.0°を超える場合は、骨格性II級不正咬合と判断する。このとき、犬歯関係も連動してII級を示していることが多い。このようなケースは、たとえ臼歯関係がI級であってもII級不正咬合と考えるべきである（図3-3）。

　最後に、固定源の必要量を確認する。上顎前歯の後方移動量や圧下量が多い場合は強い固定源が必要となるため、アライナー矯正治療では臼歯が近心移動しやすい。一方、上顎側切歯の口蓋側転位や上顎犬歯の低位唇側転位など叢生量が多いケースほど臼歯の固定源の負担は軽減する。

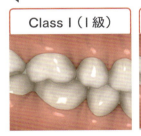 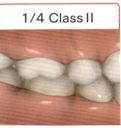 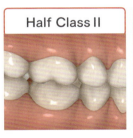 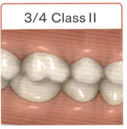 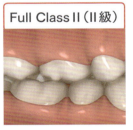

Class I（I級）　　1/4 Class II　　Half Class II　　3/4 Class II　　Full Class II（II級）

図3-2　I級からII級までの臼歯関係の分類。Half Class IIは上顎第一大臼歯の遠心咬頭が下顎第一大臼歯に乗っていることから、End on Class IIと表現することもある。

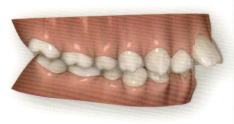 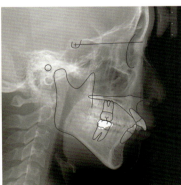

- 臼歯関係 I級
- 犬歯関係 II級
- 骨格性II級（ANBが5.0°を超える）※

※ANB 2.0〜4.0°が骨格性I級

臼歯関係はI級でも
II級症例と考えるべき

図3-3　骨格と犬歯関係からII級を判断する。たとえば上図の症例の臼歯関係はI級に見えるが、犬歯関係は1歯対1歯のII級であり、骨格もANB +5.0°と下顎後退のII級である。こうした症例はII級不正咬合として考え治療計画を決めていく。

CHAPTER 2　アライナー矯正治療のケース別戦略

II級不正咬合治療における4つの基本方針と選択基準

　II級不正咬合に対する非外科での治療方針にはバリエーションがあり、大きく上顎歯列遠心移動、上顎片顎抜歯、上下顎小臼歯抜歯、下顎の前方移動推進の4つに分けられる。

1 上顎歯列の遠心移動 （CASE 1-1 参照）

　上顎歯列を大臼歯から前歯まで順次的に遠心移動させ、I級の臼歯関係を確立する治療方針である（図3-4）。軽度の臼歯関係II級であればアライナー単独で遠心移動が可能であることから、II級不正咬合治療の第一選択になる。ただし、すべての症例に上顎歯列遠心移動を適応することができるわけではない。特に大臼歯の遠心移動は達成できても、小臼歯から前歯の遠心移動に強い固定源が要求される場合は予測実現性が低下する。上顎臼歯遠心移動には固定源にII級ゴムを使用し、大臼歯から順に移動する。顎間ゴムの使用時間は12時間とするが、下顎位の変化や下顎歯列の反作用に注意しながら行う。

　アライナーによるII級不正咬合の改善では、上顎歯列遠心移動と同時に下顎歯列の近心移動も起こる。治療前後の資料の重ね合わせからも、真の上顎歯列遠心移動は少ないことがわかる（44ページ参照）。また下顎歯列の近心移動が発生しやすく、注意しなければ下顎前歯の歯周組織の喪失を引き起こしてしまう。そのため、下顎前歯の歯根を唇側移動しないよう事前にIPRやルートリンガルトルク追加などの反作用対策を行っておく。

　この移動の固定源には、II級ゴムではなくTADを使用すると反作用を減少させることが可能となるが、遠心移動量が増大するわけではない。いずれにせよ、シミュレーションソフトウェアでは上顎臼歯へのIPR付与やオーバージェット軽減など、改善不足の保険をかけておく必要がある（図3-5）。

2 上顎の片顎抜歯 （CASE 3-2 参照）

　上顎のみ両側小臼歯を抜歯し、臼歯の近心移動と前歯の後方移動で抜歯スペースの閉鎖を行う治療方針で、治療終了時に犬歯関係はI級、臼歯関係は1歯対2歯のFull Class IIとなる。臼歯関係のII級程度が強いケースにおいて、大臼歯の移動量を軽減するために選択する（図3-6）。

　抜歯スペース閉鎖時には若干の上顎臼歯の近心移動が必要となることから、近心傾斜するリスクが生じる。また過蓋咬合をともなう症例では上顎前歯の後方移動とともに圧下やトルクの付与が難しく、下顎前歯の圧下しかオーバーバイトを改善する手段がないため、治療難度が高くなる。

基本方針 1 上顎臼歯遠心移動

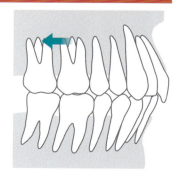

図3-4　上顎歯列を大臼歯から前歯まで順次的に遠心移動させ、I級の臼歯関係を確立する。

3 II級不正咬合の治療

3 上下顎小臼歯の抜歯（CASE 6-3 参照）

上下顎両側小臼歯を抜歯し、下顎臼歯の近心移動で臼歯関係 I 級を確立する方針で、おもに前歯のバイトコントロールが容易な下顎歯列の叢生量が多い症例で選択する。下顎は、II級不正咬合の程度や臼歯の咬合状態によって第二小臼歯を抜歯することもある（図3-7）。II級の臼歯関係を悪化させないよう、上顎臼歯の固定源には細心の配慮が必要であり、上下顎ともに臼歯を近心傾斜させてしまうとリカバリー治療が困難となる。これについてはリカバリー治療の項（138ページ）で詳細する。

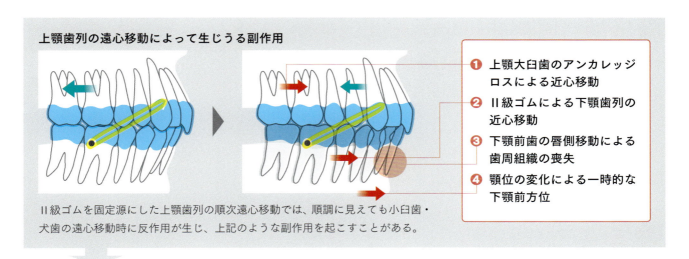

上顎歯列の遠心移動によって生じうる副作用

1. 上顎大臼歯のアンカレッジロスによる近心移動
2. II級ゴムによる下顎歯列の近心移動
3. 下顎前歯の唇側移動による歯周組織の喪失
4. 顎位の変化による一時的な下顎前方位

II級ゴムを固定源にした上顎歯列の順次遠心移動では、順調に見えても小臼歯・犬歯の遠心移動時に反作用が生じ、上記のような副作用を起こすことがある。

副作用を最小限にする準備・対策

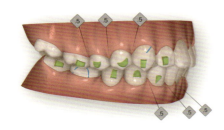

1. 上顎大臼歯の固定源の喪失による近心移動
   → 上顎臼歯にIPRや遠心方向への傾斜移動を加え、歯根移動量を低減する
   → II級ゴムは、上顎では歯列全体に矯正力がはたらくようプレシジョンカット、下顎では臼歯部に挺出の力もはたらくようボタンカットに掛ける
   → オーバーコレクションを考え、オーバージェットは浅めにする
2. II級ゴムによる下顎歯列の近心移動
   → 上顎歯列の固定源にTADを併用する
3. 下顎前歯の唇側移動による歯周組織の喪失
   → 下顎前歯にルートリンガルトルクやIPRを加える
4. 下顎位の変化による一時的な下顎前方位の出現
   → 下顎位はII級ゴムの使用を1か月ほど休止してから判断する

図3-5 上顎歯列の遠心移動で生じやすい副作用と対処法。

基本方針 2 上顎片顎抜歯

図3-6 上顎片顎抜歯を行い近遠心側からスペースを閉鎖する。固定源の歯を増やすことに有利な上顎第一小臼歯抜歯が一般的であるが、前歯の叢生量が多く後方移動量が少ない場合は、第二小臼歯を抜歯することもある。

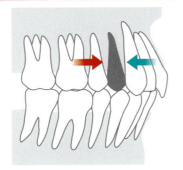

基本方針 3 上下顎小臼歯抜歯

図3-7 上下顎両側小臼歯を抜歯して前歯を後方移動、臼歯を近心移動する。上顎臼歯の固定源の強化だけでなく、下顎臼歯を近心移動させる目的でII級ゴムを使用する。

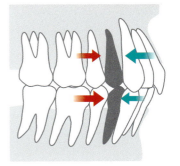

CHAPTER 2 アライナー矯正治療のケース別戦略

4 成長期の下顎前方推進 (CASE 8-1 参照)

成長期の患者では、下顎骨の成長を利用し下顎歯列を前方誘導する治療方針を選択することができる。これは上顎中切歯に唇側傾斜がない症例や、II級2類不正咬合の場合に選択する（図3-8）。

これにはII級ゴムを用いてもよいが、インビザラインシステムのアライナーではツインブロック装置のように上顎歯列を固定源にして下顎を前方推進させる付加機能「プレシジョンウィング」を設置することで、下顎を前方に押し出すメカニクスを用いることができる。ただし、副作用として下顎切歯に唇側傾斜が生じることに注意しなくてはならない。

基本方針 4 成長期の下顎の前方移動推進

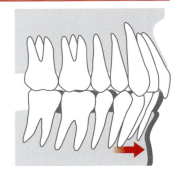

図3-8 下顎骨の成長を利用した下顎歯列の前方推進。アライナー装着により下顎が前方位をとることで、下顎骨の前方成長が促進される。その後、軟組織や筋肉に順応して下顎位と歯列咬合が維持される。

遠心移動か？
片顎（上顎）抜歯か？

これらのII級不正咬合における治療方針のうち、最も悩むのは「上顎歯列の遠心移動」か「上顎片顎抜歯か」の選択である（表3-1）。これは基本的に、II級臼歯関係の程度で決定する。II級臼歯関係が軽度であれば上顎歯列の遠心移動、3/4 Class II以上では上顎片顎抜歯を選択する。臼歯関係がちょうど1歯対1歯のHalf Class IIの場合は、上顎大臼歯を近遠心どちらに移動させても移動量は同じであるため、骨格パターンと固定源の必要性から決定する。

骨格性II級が強くなると上顎のSpee様湾曲が強くなり、上顎歯列の遠心移動を歯体移動で行う必要が生じて予測実現性が低下する。また下顎の後退量が多くなり、II級ゴムの反作用による下顎前歯の唇側移動に歯周組織が耐えることができない。一方、骨格性I級では咬合平面が平坦化している傾向があり、傾斜移動を利用した遠心移動も可能である。

前後的な骨格パターンは、セファロ分析から確認する。判断基準としては、ANBの値がわかりやすい。0〜4.0°であれば骨格性I級、5.0°を超えるようであれば骨格性II級である。また、セファログラムからは臼歯歯軸の近遠心的傾斜の把握も可能であり、大臼歯を近遠心どちらに傾斜させやすいかがわかる（図3-9）。

必要な固定源の量は、犬歯関係やオーバージェットから予測する。犬歯を含めた6前歯の後方移動量が増加するほど、臼歯の近心方向への牽引力も増加

する。この際、上顎歯列の遠心移動の治療計画の場合は、臼歯の遠心移動が前歯の後方移動によるアンカレッジロスと相殺されてしまい予測実現性が低下してしまう。その他、上顎の後方領域、第三大臼歯の有無や臼歯の歯冠形態も方針選択の考慮に入れ、より予測実現性の高い方針を選択する。

表3-1 治療方針選択で見るべきポイント

チェック項目	見るポイント	上顎歯列の遠心移動 ←→ 上顎片顎抜歯		
臼歯関係	● I 級と II 級仕上げのどちらが臼歯の移動量が少ないか	1/4 Class II	Half Class II	3/4 Class II
骨格的前後関係	● 咬合平面の傾きによる臼歯傾斜移動の難易度	I 級 (ANB 4.0°以下)	II 級傾向 (ANB 4.0〜6.0°)	重度のII級 (ANB 6.0°以上)
オーバージェット	● 臼歯の固定源の必要性	標準 (+4.0mm以下)	ややある (+4.0〜6.0mm)	高い (+6.0mm以上)

（もっとも迷う範囲）

骨格性 I 級の治療

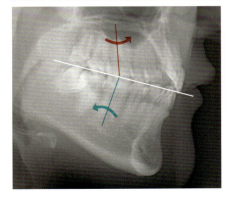
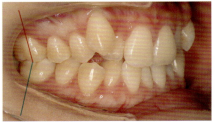
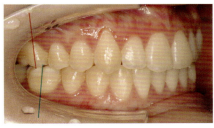

1/4 Class II
オーバージェット +2.0mm → 上顎歯列の遠心移動

骨格性 II 級の治療

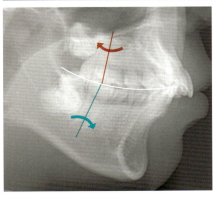
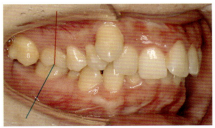
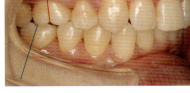

3/4 Class II
オーバージェット +6.5mm → 上顎小臼歯抜歯＋下顎歯列の遠心移動

図3-9　骨格性 I 級と II 級の違い。骨格性 II 級傾向になるほどSpee湾曲が強くなり、上顎歯列の遠心移動が難しくなる。一方、下顎歯列の遠心方向へのアップライトは容易となる。セファログラムでは臼歯の歯軸を近遠心的によく観察することも重要である。

CHAPTER 2　アライナー矯正治療のケース別戦略

アライナー矯正治療だから応用できる治療方針

　II級不正咬合に対するブラケット矯正治療では、おもに前述した基本4方針のみが適応されるが、アライナー矯正治療ではアライナーの特性によってさらに以下の3つの方針を利用し、幅広いゴールを目指すことができる（図3-10）。

1　上顎歯列の遠心移動＋下顎の前方回転　（CASE 2-1 参照）

　上顎大臼歯の遠心移動を行う際の反作用によって上顎臼歯に相対的圧下を発生させることで、臼歯にクリアランスが生まれる。そこに下顎を前方回転させることでII級臼歯関係と側貌を改善させる治療方針である。オーバーバイトの浅いハイアングル開咬症例が適応症となる（59ページ図2-4参照）。

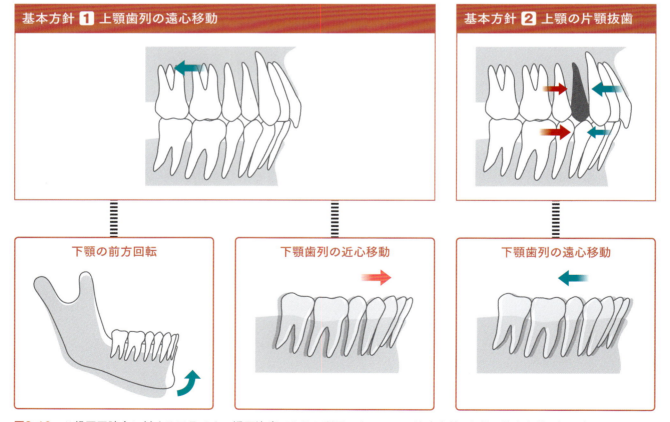

図3-10　II級不正咬合に対するアライナー矯正治療でさらに利用できる3つの治療方針。上段の基本方針に組み合わせて行う。

2 上顎歯列遠心移動＋下顎歯列近心移動

　Ⅱ級顎間ゴムを使用した上顎歯列の遠心移動では、反作用により下顎歯列の近心移動が発生する。これをあえて利用することで、臼歯関係Ⅱ級と過蓋咬合を改善する方針である。まずバイトランプを設置し、下顎前歯から臼歯にかけて順次的に近心方向へ傾斜移動させる。オーバージェットの減少による前歯の早期接触と顎間ゴムによる臼歯の挺出で、下顎が後方回転する。下顎前歯にはルートリンガルトルクを付与するが、これは十分な歯周組織があるローアングル過蓋咬合症例が主な適応症である。

　この戦略は上下顎小臼歯抜歯症例において、Ⅱ級の臼歯関係が残存してしまった際のリカバリー治療にも利用できる（**図3-11**）。固定源のⅡ級ゴムは、短距離で2か所に使用することもある。

3 上顎片顎抜歯＋下顎歯列遠心移動 （CASE 3-3 参照）

　Half Class Ⅱ症例で上顎の片顎抜歯を行う場合、どうしても上顎大臼歯の近心移動量が増加してしまう。また、下顎に重度の叢生がある場合、唇側拡大のみによる解消は歯周組織を喪失するリスクが高い。そこで下顎歯列の順次遠心移動を併用することで、上顎大臼歯の近心移動量を抑え、下顎歯列の排列スペースを確保することができる。

　下顎前歯にルートリンガルトルクを付与することで下顎歯列遠心移動の反作用にともなう圧下力が生じ、ブラケット矯正治療における下顎に対するリバーススピーカーブ効果と同様の効果を得ることができる（**図3-12**）。固定源のⅢ級ゴムは、臼歯の移動期間中のみに短期間で使用する。移動量が少ない場合は使用しなくてもよい。

2 上顎歯列の遠心移動＋下顎歯列の近心移動

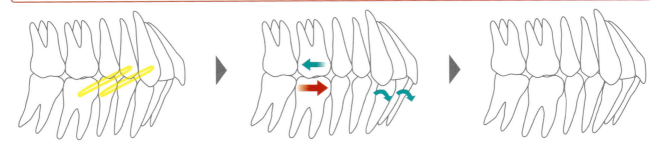

図3-11　下顎歯列の近心移動はⅡ級の臼歯関係改善を補助するだけでなく、下顎4切歯、下顎両側犬歯の順で圧下していく段階的圧下（64ページ参照）の効果もあり、過蓋咬合が改善する。

3 上顎の片顎抜歯＋下顎歯列の遠心移動

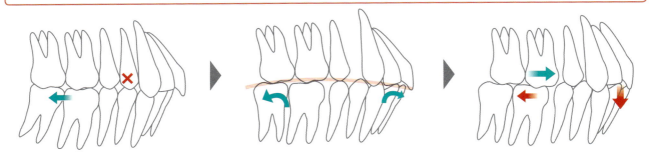

図3-12　下顎歯列の遠心移動の反作用でフレアリングした下顎前歯にルートリンガルトルクと圧下力が発生する。これはブラケット矯正治療における下顎に対するリバーススピーカーブ効果に近い。効果を高めるためには、事前に下顎第三大臼歯は抜歯しておく必要がある。

CHAPTER 2　アライナー矯正治療のケース別戦略

CASE 3-1　Ⅱ級不正咬合 3/4 Class Ⅱ

● 初診時データ

年齢・性別：29歳11か月女性
主訴：八重歯

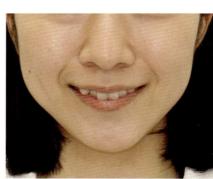
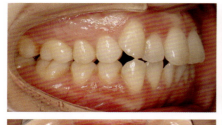
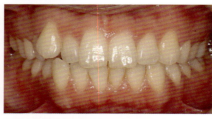
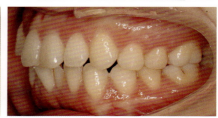
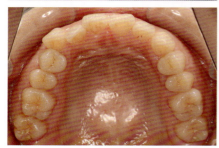
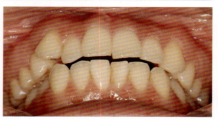
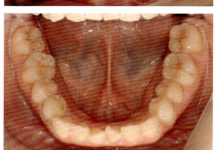
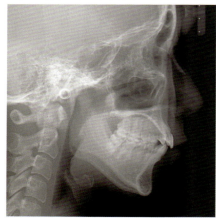
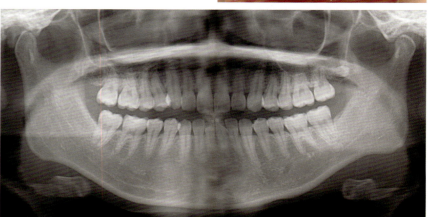

口腔内所見

前歯被蓋：オーバージェット+3.5mm
　　　　　オーバーバイト+0.5mm
臼歯関係：右側 3/4 Class Ⅱ、左側 Ⅱ級傾向
正中線：顔面正中線に対し上下顎歯列正中線がほぼ一致
歯列咬合所見：上顎右側臼歯の近心位により 3| が唇側転位している
機能的所見：右側下顎頭に変形あり

セファロ分析

側貌：コンベックスタイプ
前後的骨格：骨格性Ⅰ級
垂直的骨格：ハイアングルケース
上顎中切歯歯軸：標準値内
下顎中切歯歯軸：唇側傾斜

診　断

叢生をともなうⅡ級不正咬合

治療方針

・非抜歯治療
・上顎歯列の遠心移動（右側にTAD使用）

86

3 Ⅱ級不正咬合の治療

● 治療終了時データ

年齢：31歳8か月
動的治療期間：1年8か月
追加アライナー：2回
使用枚数：89枚（46＋22＋21枚）
保定装置：上下顎ともマウスピース型リテーナー

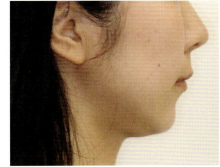
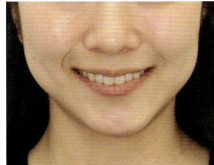
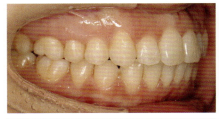
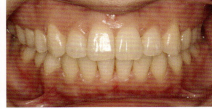
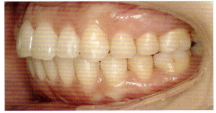
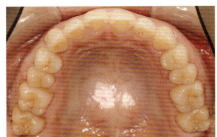
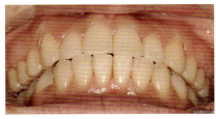
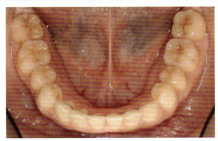
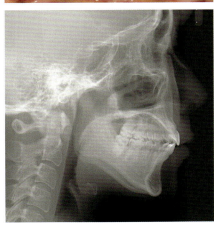
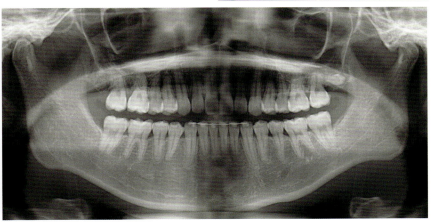

項目	標準値	治療前	治療後
SNA(°)	82.0	79.0	79.0
SNB(°)	80.0	75.0	75.0
ANB(°)	2.0	4.0	4.0
Mand. pl. to FH (°)	28.2	38.5	38.5
U1 to SN (°)	104.0	100.5	103.0
U1 to APo (mm)	6.2	8.0	7.5
L1 to Mand. pl. (°)	90.0	99.5	102.5
L1 to APo (mm)	3.0	4.5	5.0
E-line (上唇、mm)	2.0	-0.5	-0.5
E-line (下唇、mm)	2.0	-1.0	-0.5

黒：治療開始前
赤：治療終了後

→ 2.0mm未満の移動
➡ 2.0mm以上の移動

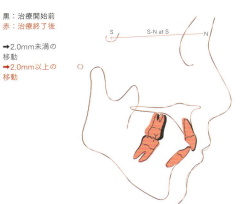
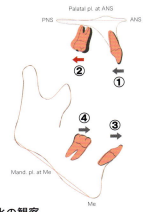

セファロトレース重ね合わせによる歯の移動変化の観察

① U1　0.5mm 後方移動　　② U6　2.5mm 遠心移動（_6｜）
③ L1　0.5mm 唇側移動　　④ L6　0.5mm 近心移動

CHAPTER 2　アライナー矯正治療のケース別戦略

CASE 3-1　Ⅱ級不正咬合 3/4 Class Ⅱ

治療計画

　骨格性Ⅰ級でオーバージェットが過大でないため、上顎歯列の遠心移動によりⅡ級臼歯関係と前歯の叢生を改善する治療計画とする。右側のⅡ級臼歯関係が左側より強いのは、上顎第一大臼歯の近遠心的位置の左右差が原因である。そのため3/4 Class Ⅱの右側臼歯では遠心移動量が多くなる。固定源はⅡ級顎間ゴムにTADからの顎内ゴムによる牽引を併用した。TADは6 5|間頬側歯肉に、遠心移動の妨げにならないよう斜め上方に向けて植立する。

初回アライナー

初診時
エラスティック：
3/16インチ
3.5オンス

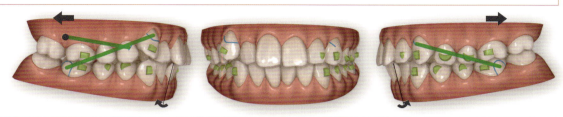

治療終了時
（46枚め/46枚中）

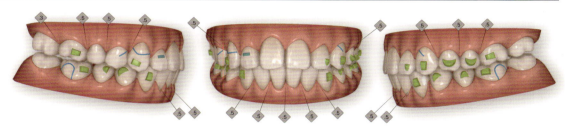

ClinCheckシミュレーションの調整

- 6|は遠心移動量（2.4mm）が多いため、歯冠の遠心方向へ傾斜移動を行うことで予測実現性を高める
- 3|は近心捻転しているため、ボタンカットにⅡ級ゴムを掛けて遠心回転力を加える
- 顎内ゴムは遠心方向への力が歯列全体に加わるよう、4|にフックカットを設置して6 5|間に植立したTADとの間に掛ける
- 1|1の捻転改善時に歯肉退縮を起こさないようルートリンガルトルクを付与する

治療経過

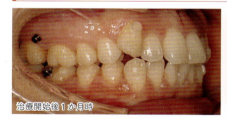
治療開始後1か月時

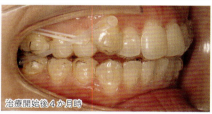
治療開始後4か月時

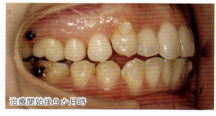
治療開始後9か月時

上顎歯列の順次遠心移動を行った。Ⅱ級ゴムは12時間、顎内ゴムはフルタイムで使用した。また、直径1.4mm 長さ6.0mmのTADを植立した。

リファインメント

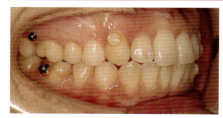
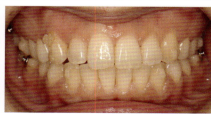
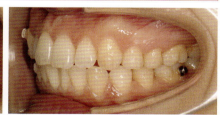

治療開始後10か月、初回アライナー使用時（45枚め/46枚中）の口腔内写真。上顎右側歯列の遠心移動は成功し、臼歯関係がⅠ級に改善した。

3 Ⅱ級不正咬合の治療

追加アライナー

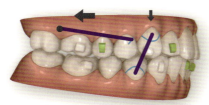
治療開始時　1/8インチ　3.5オンス

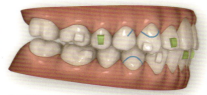
治療終了時

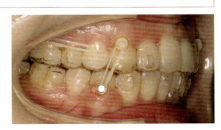
治療開始後1年4か月、追加アライナー装着時の口腔内写真(10枚め/22枚中)。

追加アライナーの目的および方法
- 3|3 を顎間ゴムを垂直に掛けて挺出する
- 1|1 に垂直アタッチメントを設置し、残存する歯の捻転を改善する
- 上顎右側歯列は引き続き顎内ゴムを使用してⅠ級関係を維持する

追加アライナー(2回め)

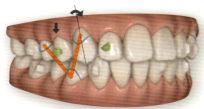
治療開始時　1/4インチ　3.5オンス

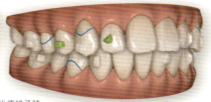
治療終了時

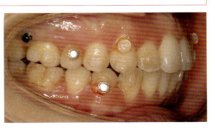
治療開始後1年9か月、再追加アライナー装着時の口腔内写真(13枚め/21枚中)。犬歯ガイドが確立されつつある。

追加アライナーの目的および方法
- TADによる牽引から生じた反作用で圧下した上顎右側臼歯を挺出する
- V字ゴムの挺出力で側方歯の咬合接触の増加と犬歯ガイドを確立する
- 低位唇側転位していた3|の歯根が唇側に残るため、ルートリンガルトルクを付与する
- 犬歯のトルク付与が主目的のため、アライナー交換は5日ごととする

● ステージング(動的治療期間1年8か月)

初回アライナー 46ステージ(7日交換)	追加アライナー(1回め) 22ステージ(7日交換)	追加アライナー(2回め) 21ステージ(5日交換)
・TADと顎内ゴムを併用し犬歯ガイドを確立 ・Ⅰ級の臼歯関係を獲得	・上顎犬歯の挺出 ・下顎前歯の捻転改善	・犬歯ガイドの確立

治療結果

臼歯関係は両側ともⅠ級となり、左右対称の歯列および咬合に改善された。初診時右側の臼歯関係は3/4 ClassⅡであったが、骨格性Ⅰ級であり上顎前歯の後方移動の必要性がなかったため、TADを併用した上顎歯列の遠心移動を選択し、治療計画どおりに移動させることに成功した。本症例のように左右の臼歯関係が異なり、片側の遠心移動量が多くなる症例には、顎間ゴムとTADを併用することで予測実現性を高めることができる。しかし、TADは歯頸側から牽引するため、反作用で圧下の力も発生する(右図)。そのため最後に垂直成分の顎間ゴムを使用し臼歯を挺出させる必要がある。

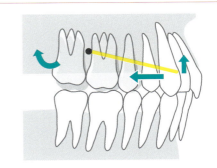

CHAPTER 2　アライナー矯正治療のケース別戦略

CASE 3-2　Ⅱ級不正咬合 Full Class Ⅱ

● 初診時データ

年齢・性別：18歳7か月女性
主訴：上の前歯の突出

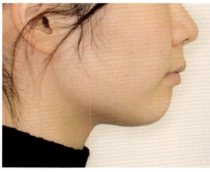
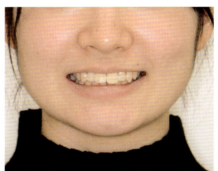
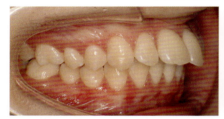
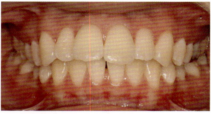
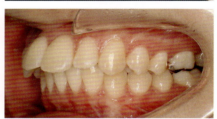
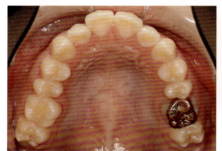
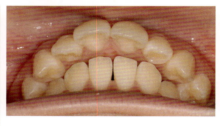
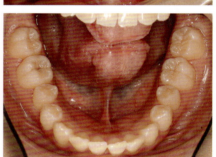
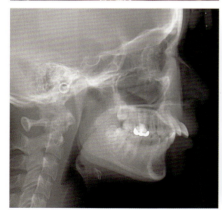
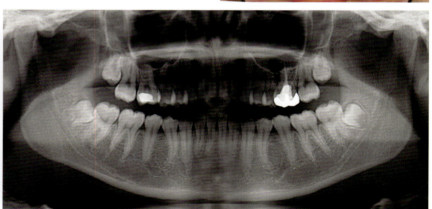

口腔内所見

前歯被蓋：オーバージェット +7.5mm
　　　　　オーバーバイト +4.0mm
臼歯関係：Full Class Ⅱ
正中線：顔面正中線に対し上下顎歯列正中線が
　　　　ほぼ一致
歯列咬合所見：特記事項なし
機能的所見：舌小帯が短い / 低位舌

セファロ分析

側貌：ストレートタイプ
前後的骨格：骨格性Ⅰ級
垂直的骨格：アベレージアングルケース
上顎中切歯歯軸：著しい唇側傾斜
下顎中切歯歯軸：唇側傾斜

診　断

上顎前突をともなう
Ⅱ級1類不正咬合

治療方針

- 4|4 抜歯
- 抜歯スペースの閉鎖（上顎歯列に最大の固定を設定）

3 Ⅱ級不正咬合の治療

● 治療終了時データ

年齢：20歳9か月
動的治療期間：2年1か月
追加アライナー：1回
使用枚数：83枚（61＋22枚）
保定装置：上顎はマウスピース型リテーナー＋固定式リテーナー（2|2間）、下顎はマウスピース型リテーナー

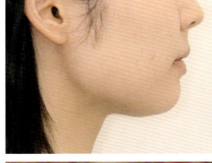
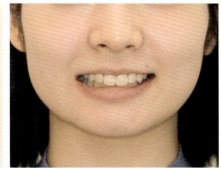
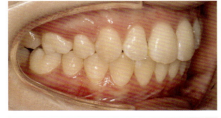
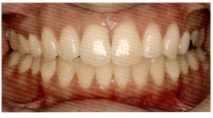
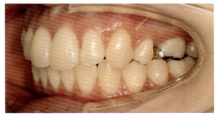
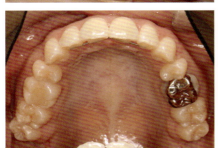
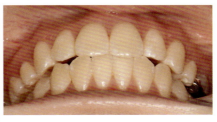
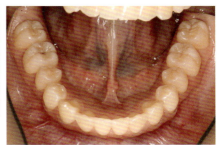
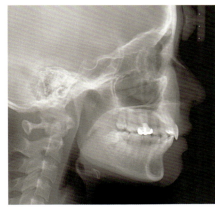
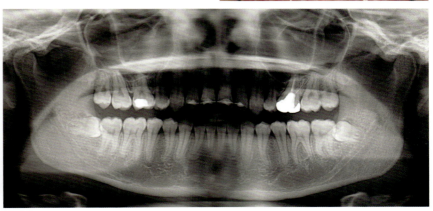

項目	標準値	治療前	治療後
SNA（°）	82.0	73.5	73.5
SNB（°）	80.0	69.5	69.5
ANB（°）	2.0	4.0	4.0
Mand. pl. to FH（°）	28.2	20.5	20.5
U1 to SN（°）	104.0	119.0	95.0
U1 to APo (mm)	6.2	12.5	6.5
L1 to Mand. pl.（°）	90.0	103.5	108.5
L1 to APo (mm)	3.0	2.0	3.0
E-line（上唇、mm）	2.0	1.0	-2.0
E-line（下唇、mm）	2.0	0.5	-1.0

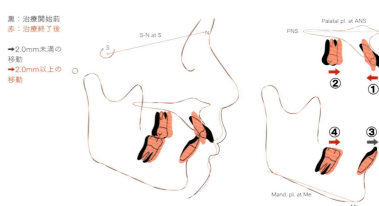

黒：治療開始前
赤：治療終了後
➡ 2.0mm未満の移動
➡ 2.0mm以上の移動

セファロトレース重ね合わせによる歯の移動変化の観察

① U1　6.0mm 後方移動　　② U6　3.5mm 近心移動
③ L1　1.0mm 唇側移動　　④ L6　2.0mm 近心移動

CHAPTER 2　アライナー矯正治療のケース別戦略

CASE 3-2　Ⅱ級不正咬合 Full Class Ⅱ

治療計画

オーバージェットの過大なAngleⅡ級1類症例であり、上顎両側小臼歯抜歯の治療方針が適している。臼歯関係がFull Class Ⅱであることから最大固定で上顎臼歯はまったく近心移動させることができない。そのため固定源に配慮する意味でⅡ級ゴムを使用してもらい、アンカレッジロスを最小限にしていくこととした。Ⅱ級仕上げの方針では治療中に上顎第三大臼歯が早期萌出してくることがあるが、下顎第二大臼歯と咬合するよう萌出誘導する。

初回アライナー

初診時
エラスティック：
3/16インチ
3.5オンス

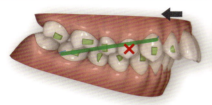
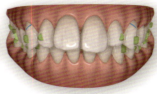
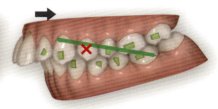

治療終了時
（61枚め/61枚中）

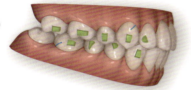
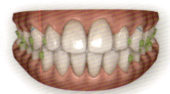
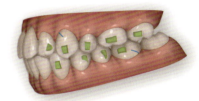

ClinCheckシミュレーションの調整

- 上顎臼歯は長方形アタッチメントを多く設置し、移動量を最小にすることで、上顎前歯を後方移動するための固定源としての役割を集中して担わせる
- 下顎前歯はオーバーバイトを改善するために、ルートリンガルトルクを付与し圧下する
- バイトランプを 3|3 に設置し、遠心移動時の挺出を予防する
- アライナー交換を10日ごととすることで抜歯スペースをゆっくり閉鎖し、アンカレッジロスを防ぐ

治療経過

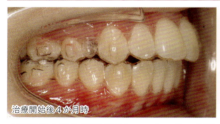
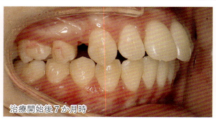
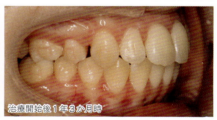

治療開始後4か月時　　治療開始後7か月時　　治療開始後1年3か月時

上顎臼歯の近心傾斜が起きていないか、来院ごとに入念に観察した。治療は特に大きな不適合もなく順調に進んだ。

リファインメント

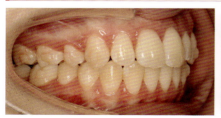
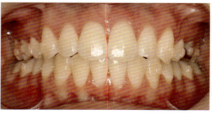
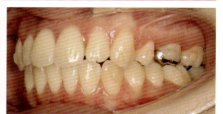

治療開始後1年6か月、初回アライナー使用時（60枚め/61枚中）の口腔内写真。Full Class Ⅱの臼歯関係は維持され、犬歯関係はⅠ級になった。患者は下顎前歯のブラックトライアングルの改善を希望した。

追加アライナー

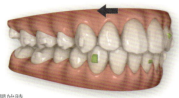
治療開始時

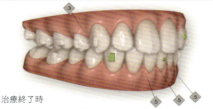
治療終了時

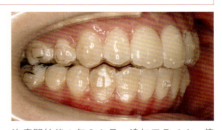
治療開始後1年9か月、追加アライナー使用時の口腔内写真（6枚め/22枚中）。上顎中切歯に設置されたバイトランプにより臼歯を離開させ、その後アタッチメントで挺出して咬合させる。

追加アライナーの目的および方法
- 下顎前歯のブラックトライアングルを軽減するためIPRを設定する
- 抜歯部位のコンタクトを緊密にするため、フェイクIPRを設定する
- 萌出してきた8|8を、アライナーを用いて対合歯と弱めに咬合させる

● ステージング（動的治療期間2年1か月）

初回アライナー　61ステージ（10日交換）	追加アライナー　22ステージ（7日交換）
・上顎臼歯のアンカレッジロスを防ぐ ・確実に上顎前歯を後方移動する	・上顎両側臼歯の挺出 ・上顎両側第三大臼歯の排列

治療結果

　上顎前歯を大きく後方移動させることに成功し、8|8も咬合したことで良好なⅡ級仕上げとなった。一見すると治療前後で臼歯関係に大きな変化がなく、上顎は最大の固定が達成されたように見える。しかし治療前後のセファロトレースの重ね合わせで確認すると、上下顎ともに臼歯の近心移動が認められ、中等度の固定となっていることがわかる。実はアンカレッジロスによる上顎臼歯の近心移動とともに、Ⅱ級ゴムの効果で下顎臼歯も近心移動していたため、臼歯関係が維持されているように見えていたのである。このように、アライナー矯正治療では前突症例に最大の固定を設定することは難しい。

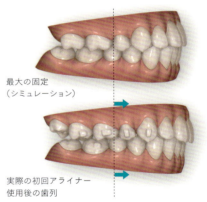
最大の固定（シミュレーション）

実際の初回アライナー使用後の歯列

Clinical Point　ブラックトライアングル

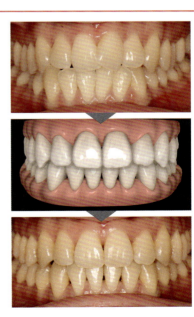

　ブラックトライアングルは、歯と歯肉との間に生じる三角形の隙間のことを示す。矯正歯科治療で歯を移動させることで隣在歯とのコンタクトの位置が変化することでも生じ、捻転をともなう叢生の改善や前歯の後方移動時に歯間乳頭が不足もしくは消退することで発生することが多い。初診時の歯冠形態によっても発生頻度が異なり、歯冠長が長く歯頸部が細い歯ほど発生しやすい[5]。

　改善策としては、IPRでコンタクトを面接触にすること、近遠心歯軸を変更して空隙を小さくする方法などがあるが、完全になくすことは難しい。歯頸部にダイレクトボンディングを行うという策もあるが、清掃性は悪くなる。なおブラックトライアングルの発生はシミュレーションソフトウェアである程度予測できる（右図）。患者は治療終了間際にブラックトライアングルの存在に気がつくことが多く、空隙の残存と受け止めてクレームにつながることがある。そのため、治療開始前に必ずブラックトライアングルが副作用のひとつとして起こりうることを説明しておく。

CHAPTER 2　アライナー矯正治療のケース別戦略

CASE 3-3　Ⅱ級不正咬合 Half Class Ⅱ

● 初診時データ

年齢・性別：27歳10か月女性
主訴：前歯の不ぞろい、上の前歯の前突

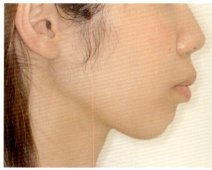
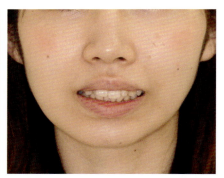
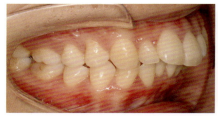
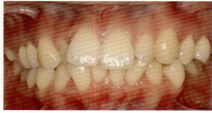
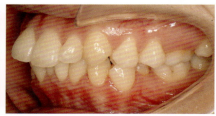
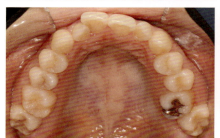
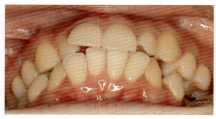
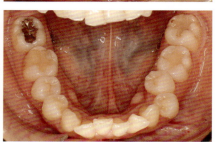
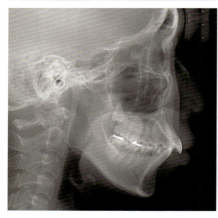
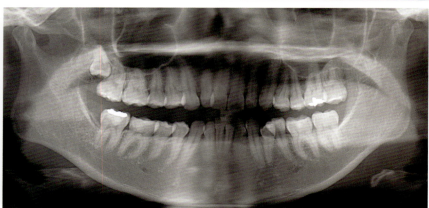

口腔内所見

前歯被蓋：オーバージェット+7.5mm
オーバーバイト+4.0mm
臼歯関係：右側 Half ClassⅡ、左側 Ⅱ級傾向
正中線：顔面正中線に対して下顎歯列正中線が左方偏位
歯列咬合所見：5⏌5⏌7⏌7にシザーズバイト／2⏋2は矮小歯（anterior ratioは78.5%と標準値内）
機能的所見：特記事項なし

セファロ分析

側貌：コンベックスタイプ
前後的骨格：下顎後退による骨格性Ⅱ級
垂直的骨格：ハイアングルケース
上顎中切歯歯軸：標準値内
下顎中切歯歯軸：標準値内

診　断

シザーズバイトをともなう
上顎前突

治療方針

・4⏌抜歯（上顎臼歯に中等度の固定を設定）
・下顎歯列の遠心移動

94

3 Ⅱ級不正咬合の治療

● 治療終了時データ

年齢：30歳3か月
動的治療期間：2年2か月
追加アライナー：3回
使用枚数：103枚（51＋23＋18＋17枚）
保定装置：上下顎ともマウスピース型リテーナー＋固定式リテーナー（2|2間、3|3間）

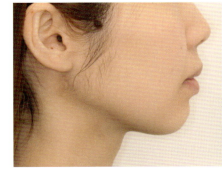
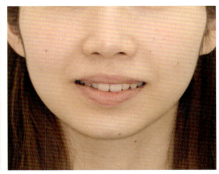
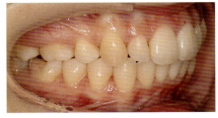
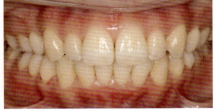
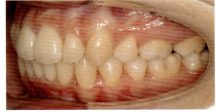
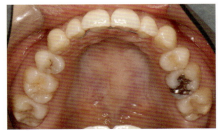
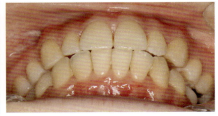
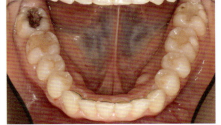
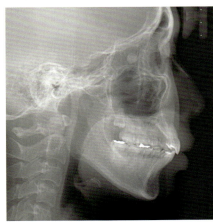
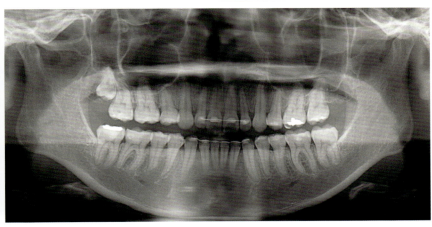

項目	標準値	治療前	治療後
SNA(°)	82.0	79.0	79.0
SNB(°)	80.0	72.5	72.5
ANB(°)	2.0	6.5	6.5
Mand. pl. to FH(°)	28.2	35.0	35.0
U1 to SN(°)	104.0	101.5	92.5
U1 to APo (mm)	6.2	11.0	7.5
L1 to Mand. pl.(°)	90.0	95.5	105.0
L1 to APo (mm)	3.0	4.5	5.0
E-line（上唇、mm）	2.0	4.0	2.5
E-line（下唇、mm）	2.0	5.5	4.0

黒：治療開始前
赤：治療終了後

→ 2.0mm未満の移動
→ 2.0mm以上の移動

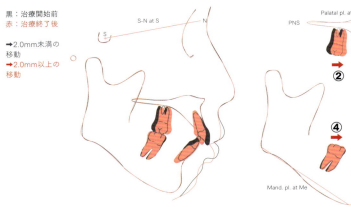

セファロトレース重ね合わせによる歯の移動変化の観察

① U1　3.5mm 後方移動
② U6　2.5mm 近心移動
③ L1　0.5mm 唇側移動　3.0mm圧下
④ L6　2.0mm 近心移動

CHAPTER 2　アライナー矯正治療のケース別戦略

CASE 3-3　II級不正咬合 Half Class II

治療計画

　側貌の改善のために上顎小臼歯抜歯は必須であるが、叢生の解消のために下顎小臼歯抜歯も行うかがポイントになる。ANB 6.0°と骨格性II級であり、臼歯関係がHalf Class IIである右側歯列はII級仕上げが妥当であるが、II級傾向のある左側歯列も同じくII級仕上げにするか、上下顎小臼歯抜歯を行いI級仕上げにするかは悩みどころである。ここで左側犬歯と、シザーズバイトとなっている上下顎第二小臼歯および第二大臼歯に注目すると、1歯対1歯を超えたII級臼歯関係であることがわかる。そのため左側もII級仕上げにするほうが、臼歯の移動量が少なく予測実現性が高いと考えられる（a）。さらに下顎歯列には順次遠心移動を行うことで、前歯の唇側移動と上顎臼歯の近心移動を軽減することが可能である（b）。左側歯列に見られる片側性のシザーズバイトは、下顎骨の側方偏位がないため歯冠にオーバートルクを付与することで容易に改善できる（c）。上顎側切歯は矮小歯であるが、anterior ratio 78.5%と標準値に近いため歯冠幅径の増大処置は行わないまま排列する。

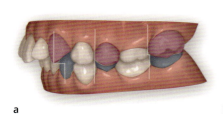
a

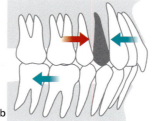
b

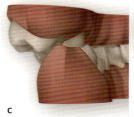

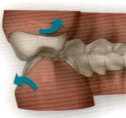
c

初回アライナー

初診時
エラスティック：
1/8インチ
3.5オンス

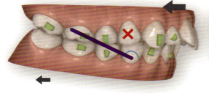
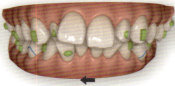
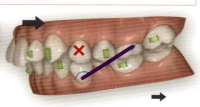

治療終了時
（78枚め/78枚中）

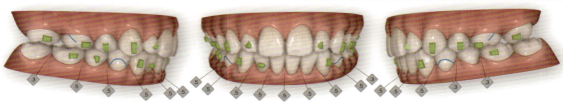

ClinCheckシミュレーションの調整

- 下顎臼歯にIPRを併用して順次遠心移動させることで、下顎前歯の唇側移動と上顎臼歯の近心移動を低減する
- 下顎歯列の遠心移動の固定源に短距離のIII級ゴムを使用する
- シザーズバイトの改善のために、上顎臼歯にはバッカルクラウントルクを多めに付与する（$\underline{4}$ 13°、$\underline{7}$ 29°）

治療経過

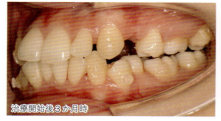
治療開始後3か月時

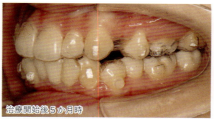
治療開始後5か月時

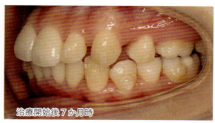
治療開始後7か月時

下顎歯列を遠心移動させ、臼歯関係をFull Class IIにする。III級ゴムは $\overline{4|4}$ の移動が終了する25ステージめまで使用した。

3 Ⅱ級不正咬合の治療

リファインメント

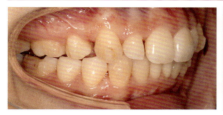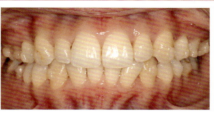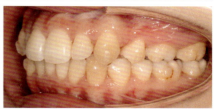

治療開始後10か月時、初回アライナー使用中(45枚め/51枚中)の口腔内写真。上顎前歯の後方移動によりオーバージェットが軽減し、左側のシザーズバイトが改善した。患者がアライナーと前歯の不適合を気にしていたため、早期に追加アライナーを作成した。

追加アライナー

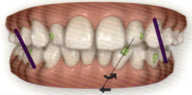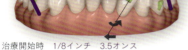

治療開始時　1/8インチ　3.5オンス　　治療終了時

追加アライナーの目的および方法
- 上下顎歯列正中線が一致するよう、下顎右側歯列を再度順次遠心移動させる
- 2| の近遠心方向の歯軸と残存する捻転を改善する

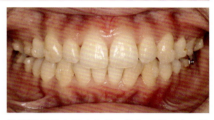

治療開始後1年4か月、追加アライナー使用時の口腔内写真(21枚め/23枚中)。2| の歯軸が改善し上下顎歯列正中線が一致しつつある。ほぼ治療終了の状態であるが、患者が上顎前歯のブラックトライアングルの改善を希望したため、追加アライナーを再作製した。

追加アライナー(2回め)

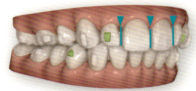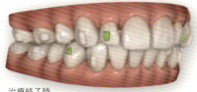

治療開始時　　　　　　治療終了時

追加アライナーの目的および方法
- ブラックトライアングルの改善に必要な切削量を確認し、1|1 近遠心隣接面に0.3mmのIPR実施後、口腔内スキャンを行った

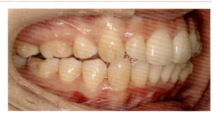

治療開始後1年8か月、2回めの追加アライナー使用時の口腔内写真(16枚め/18枚中)。空隙閉鎖により上顎前歯の口蓋側方向への傾斜移動が起こり前歯が早期接触し、予定外に追加アライナーを再作製することになった。

追加アライナー(3回め)

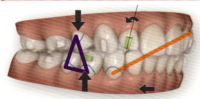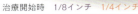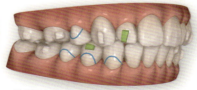

治療開始時　1/8インチ　1/4インチ　　治療終了時

追加アライナーの目的および方法
- バイトランプを設置し、垂直成分のエラスティックで臼歯を挺出する
- 前歯に交叉ゴムを掛けて上下顎歯列正中線を一致させる
- 2| に垂直アタッチメントを設置し近遠心方向に歯軸を調整する

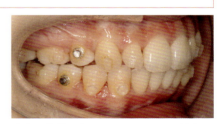

治療開始後2年1か月、3回めの追加アライナー終了時の口腔内写真(9枚め/17枚中)。臼歯の離開が改善しないため、就寝時はアライナーを外して垂直成分の顎間ゴムを単独で使用してもらい、挺出を促した。

97

CHAPTER 2　アライナー矯正治療のケース別戦略

CASE 3-3　Ⅱ級不正咬合 Half Class Ⅱ
●ステージング（動的治療期間2年2か月）

初回アライナー 51ステージ（7日交換）	追加アライナー（1回め） 23ステージ（7日交換）	追加アライナー（2回め） 18ステージ（5日交換）	追加アライナー（3回め） 17ステージ（7日交換）
・下顎歯列の遠心移動を併用し、上顎臼歯の近心移動を軽減する ※45ステージで追加アライナーへ移行	・下顎前歯の捻転と歯軸を改善する ・上下顎歯列正中線を一致させる	・ブラックトライアングルを解消する	・セトリングと顎間ゴムで臼歯を挺出する

治療結果

　左側臼歯のシザーズバイトが改善し、左右ともⅡ級仕上げの安定した咬合を獲得した。また上顎小臼歯抜歯と下顎歯列の遠心移動を併用することで上顎臼歯の近心移動量を軽減することに成功し、上顎前歯の後方側移動量を増やすこともできた。下顎は非抜歯治療の方針により良好な側貌に改善した。

　本症例のように下顎後退型の骨格性Ⅱ級不正咬合は強いSpee湾曲を有することが多い。下顎歯列の順次遠心移動は下顎大臼歯を圧下させる効果もあり、Spee湾曲の解消にもつながった。

　2回めの追加アライナーでは、ブラックトライアングルを軽減する目的で上顎前歯にIPRを行い後方移動させた。そのことにより前歯が早期接触して臼歯の離開が生じ、予定外に3回めの追加アライナーが必要になってしまった。このようにアライナー矯正治療では、治療期間が延長してしまわないよう、特に治療後半では前歯を早期接触を引き起こすような移動は回避したほうがよい。

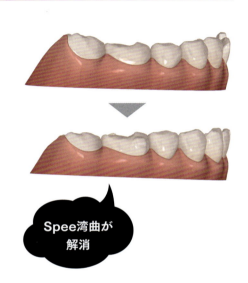

Spee湾曲が解消

Clinical Point　バイトランプ

　主に上顎前歯口蓋側に設置されるテーブル状の突起のことで、これを備えたアライナーを装着すると、前歯だけが咬合し臼歯が離開する。そのクリアランスに臼歯を挺出させることで、咬合高径を高くすることができる。アタッチメントや垂直成分の顎間ゴムを併用すると、臼歯の挺出効果が高まる。

　一方、前歯には咬合力による間欠的な圧下力が加わるが、過萌出や反作用による挺出を抑制する程度であり、積極的な前歯の圧下は期待できない。また、Ⅱ級不正咬合においてオーバージェットが過剰な状態でバイトランプを設置すると、効果が現われないばかりかⅡ級関係が悪化することがあるため注意が必要である。これは、下顎前歯をうまくテーブルに乗せることができずバイトランプの後縁にひっかかってしまい、下顎が強制的に後方位をとらされることが原因で起こる。

　バイトランプは、基本的にオーバージェットが少ないときほど効果を発揮しやすい。アライナー矯正治療では上顎側切歯が挺出不足となることが多いため、バイトランプを設置する歯は上顎中切歯のみでよい（右図上）。また抜歯症例などオーバージェットが不安定になる症例では、上顎犬歯に設置するとよい（右図下）。

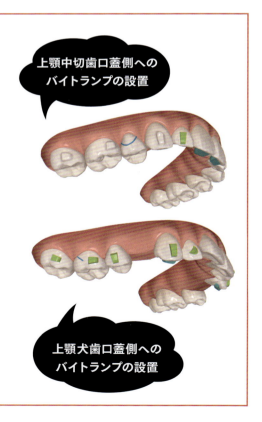

上顎中切歯口蓋側へのバイトランプの設置

上顎犬歯口蓋側へのバイトランプの設置

4 Ⅲ級不正咬合の治療

アライナーは
カモフラージュ治療に適した装置

　Ⅲ級不正咬合はアジア系民族によくみられ、特に日本人では中顔面が後退したハイアングルケースが多く、白人と比較して骨格性の要因が大きく治療難度が高い[1]。少なからず遺伝し、家族内で同じ顔貌と咬合パターンを認めることがある。

　Ⅲ級不正咬合の成因には歯性と骨格性があるが、骨格性要因が強くなるほど上下顎前歯のデンタルコンペンセーション（上下顎骨の不調和を歯の傾斜で補っている状態）が存在し、臼歯関係Ⅲ級の程度および治療難度が高くなる。歯性の要因がある場合は、上下顎前歯に早期接触があり、機能性反対咬合を呈しているような症例も多い。

　Ⅲ級不正咬合の治療法としては、成長期の治療介入、外科的矯正治療、矯正的偽装治療（カモフラージュ治療）がある。

1 成長期の治療介入

　思春期成長以前のⅢ級不正咬合は機能性の反対咬合であることが多く、前歯の早期接触を解消する治療方針となる。上顎骨の劣成長がみられる場合は、上顎骨の急速拡大や前方牽引を行う。ただし、下顎の晩期成長により治療介入が奏功しない場合があることを念頭に入れておかなくてはならない。

2 外科的矯正治療

　成人の重度の骨格性Ⅲ級症例に対して行われ、上顎前方移動術や下顎後方移動術を併用し、顎骨とともに咬合関係を正常化する。外科的矯正治療を選択肢に入れる場合は、患者の顔貌の改善に対する希望と全身麻酔による外科手術の可否を熟慮する。

CHAPTER 2　アライナー矯正治療のケース別戦略

❸ 矯正歯科治療単独で行う　カモフラージュ治療

　矯正歯科治療単独で行うカモフラージュ治療は、上下顎臼歯の近遠心移動によって臼歯関係を改善し、前歯の歯軸傾斜を利用してオーバージェットを適正化させる方法である。

　アライナーは歯冠の傾斜移動を得意としているため、Ⅲ級不正咬合におけるカモフラージュ治療に適している。

Ⅲ級不正咬合の治療方針

　Ⅲ級不正咬合の治療難易度は、上下顎骨格の前後的なずれと中切歯の歯軸、そして咬合平面に対する上下顎歯槽部の前後的なずれを示す Wits の評価から把握する（**図4-1**）。アライナーによるⅢ級不正咬合治療では、ほとんどの場合下顎の遠心移動方針が選択されるため、Ⅱ級不正咬合ほど治療方針の選択に迷うことはない。Ⅲ級不正咬合では下顎臼歯を咬合平面に対して近心傾斜し、歯冠を遠心方向にアップライトさせることでⅢ級の臼歯関係を改善できる。

　主なメカニクスはⅢ級ゴムで、対顎の上顎歯列の反作用が少なく済み長期間使用できるが、下顎頭を後方に押し込むような力がかかるため、筆者は水平成分を少なくし短距離で用いることが多い。Ⅲ級不正咬合の治療では、臼歯関係の改善と前歯の被蓋改善へ有利にはたらくよう咬合平面を反時計方向に回転させるメカニクスが必要であり、顎間ゴムの水平成分の重要性は高くないため、こうした治療方針を採る。

　前歯に反対咬合がある場合、被蓋改善過程における上下顎前歯の干渉期間を短縮するため、初回アラ

イナーで確実に被蓋改善を実現できる治療計画を立案する。特に治療後に生じうる下顎の遠心移動量不足を見越し、セットアップモデルではオーバージェットを多めに設定する。また、下顎前歯は舌側方向への傾斜移動によりブラックトライアングルが発生しやすいため、下顎前歯に対する IPR を初回シミュレーションで設定しておくのもよいであろう（**図4-2**）。

　なお前歯が反対咬合である場合、「切端咬合位がとれるか否か」が治療難易度を判断する重要なポイントとなる。切端咬合位がとれれば機能性反対咬合であり、前後的には切端咬合症例といえるため治療難度は低い。下顎前歯の舌側傾斜がなくデンタルコンペンセーションが発生していないことが多い点も治療に有利である。機能性反対咬合の場合、下顎後退量は考慮せず、中心咬合位で咬合採得すればよい。前歯しか接触がない中心位で咬合採得を行うと、咬合高径が上がるため、臼歯の垂直的な移動量が増加し予測実現性が低くなってしまう。治療後に中心咬合位から中心位へ下顎が後退するぶんについてはオーバーコレクションで補うこととなる。

4 Ⅲ級不正咬合の治療

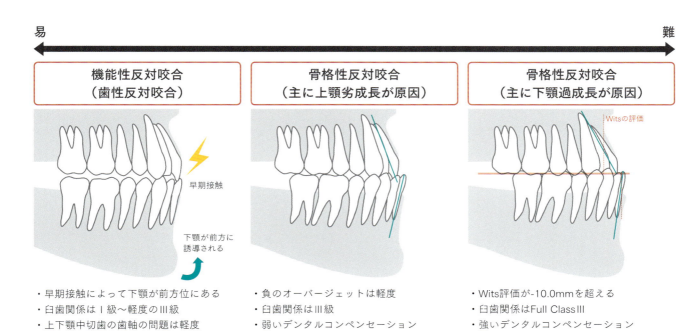

図4-1　Ⅲ級不正咬合の治療難易度。
※Witsの評価：側面セファログラム上でA点とB点から咬合平面に下ろした垂線間の距離（AO-BO）。

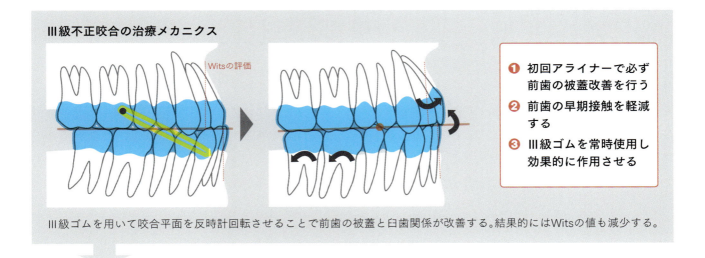

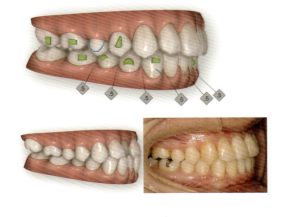

安全なⅢ級不正咬合治療を実現するための治療計画

❶ **初回アライナーで必ず前歯の被蓋改善を行う**
　➡ 下顎臼歯にIPRを行って遠心方向への傾斜移動を調整する
　➡ オーバージェットが多めになるようにセットアップを作る
　➡ 切端咬合位（中心位）が取得できても中心咬合位でシミュレーションを作成する

❷ **前歯の早期接触を軽減する**
　➡ 上顎前歯にルートリンガルトルクを加えてオーバーバイトを浅くする
　➡ 下顎前歯にIPRを行う（ブラックトライアングルの予防も兼ねる）

❸ **Ⅲ級ゴムを常時使用し効果的に作用させる**
　➡ できるだけ短距離で使用し、顎関節への負担を軽減する

図4-2　Ⅲ級不正咬合の治療メカニクスと治療計画。

101

CHAPTER 2　アライナー矯正治療のケース別戦略

バーティカルタイプ別に考える治療方針

ハイアングルケース（CASE 8-1 参照）

　ブラケット矯正装置によるハイアングルⅢ級不正咬合の治療は、臼歯の挺出による下顎の後方回転が起こってオーバーバイトが浅くなりやすいため、治療難度が高いと考えられる。一方アライナーはこの治療に向いている。ハイアングルⅢ級不正咬合は下顎歯列の近心傾斜が強い傾向にあり、Ⅲ級ゴムによる遠心方向へのアップライトで容易に臼歯関係を改善できるためである。

　特に開咬をともなう場合、下顎臼歯の遠心移動の反作用による圧下を利用し、同時にオーバーバイトを改善することが可能である。この際、下顎臼歯の圧下により下顎が前方方向へ回転することによって、Ⅲ級の臼歯関係や側貌が悪化するリスクがあることに注意しておかなくてはならない。

ローアングルケース（CASE 4-2 参照）

　ローアングルケースでは下顎臼歯の歯冠高径が短く、歯軸が整直していることが多いため、歯体移動での遠心移動が必要となる。しかし、アライナー矯正治療では歯体移動での遠心移動の達成率が低いことから、治療難度が高くなる。そのため多少Ⅲ級の臼歯関係が残存してしまうものの、積極的にIPRを加えて下顎前歯を確実に舌側移動させる治療方針を採るほうがよい。

　また、ローアングルケースでは骨格性下顎前突を有することがあり、治療を経た上下顎中切歯歯軸はカモフラージュ様に改善される。前歯の被蓋改善直後には早期接触により臼歯が離開することもあるが、その後の保定期間で臼歯が自然に挺出するため、咬合は安定しやすい。

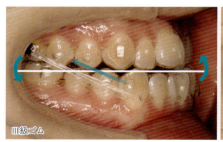 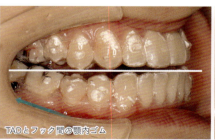 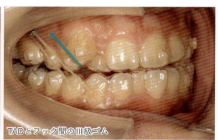

図4-3　Ⅲ級不正咬合治療におけるTADの応用。TADとフック間に掛ける顎内ゴムでは、Ⅲ級ゴムと異なり咬合平面の反時計回りの回転が発生しない。上顎歯槽部に植立したTADからの牽引は下顎歯列の上方牽引となり、下顎臼歯の圧下を最小限に抑えることができるメリットがある。

Ⅲ級不正咬合治療では どのような手段が効果的か

TADの併用

Ⅲ級不正咬合におけるTAD併用は、意外にメリットが少ない。これは、TADには同顎犬歯との間に顎内ゴムを掛けることとなるため、対顎臼歯の挺出効果が得られず、咬合平面の反時計回転の効果も少なくなることが理由である。したがってTADを使用する際は下顎臼歯の固定源の補強が目的と考え、必ず短距離のⅢ級ゴムも併用する（**図4-3**）。

TADの植立時は、牽引方向を考慮してエラスティックを掛けるスクリューヘッドが歯冠側に寄るようにするとよい。また遠心移動時にスクリュー部分が歯根に近接するリスクを考慮し、上顎頰側歯槽部にTADを植立してⅢ級ゴムを掛ける方法も有効である。

Ⅲ級不正咬合が強い場合の下顎小臼歯の抜歯

Ⅱ級不正咬合と異なり、Ⅲ級不正咬合の治療で下顎の片顎抜歯を選択することは少ない。これは、Ⅲ級ゴムで咬合平面を反時計回りに回転させるメカニクスが使用できなくなることに加え、抜歯スペースが大きくなることから下顎前歯のトルクコントロールが難しく、舌側傾斜しやすいためである。

そのため抜歯は、小臼歯部まで1歯対2歯になっているFull Class Ⅲかつ下顎前歯の舌側方向への牽引量が少ない症例に適応される（**図4-4**）。また、下顎の側方偏位がある症例で片側小臼歯抜歯を行うこともある。

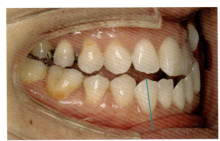 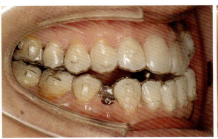 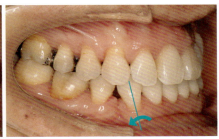

図4-4 Ⅲ級不正咬合治療における抜歯適応例（1歯対2歯の片側Ⅲ級不正咬合に対しては下顎第一小臼歯を抜歯する）。下顎犬歯の近遠心的なアンギュレーションおよび前歯のトルクコントロールが難しく、下顎前歯が舌側傾斜してしまう。

CHAPTER 2　アライナー矯正治療のケース別戦略

CASE 4-1　Ⅲ級不正咬合 反対咬合（ローアングルケース）

● 初診時データ

年齢・性別：32歳6か月女性
主訴：受け口

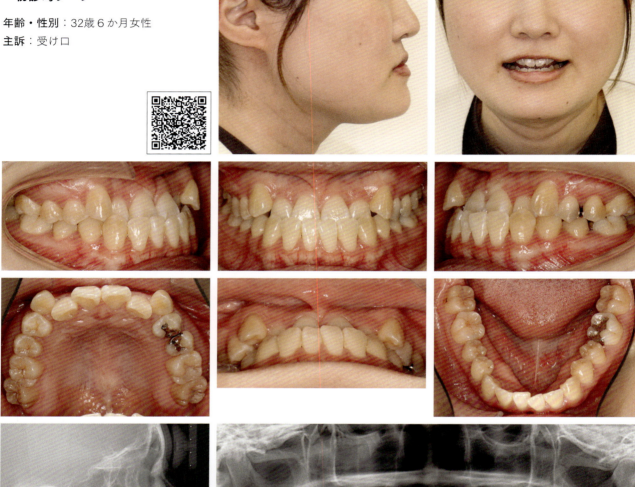

口腔内所見

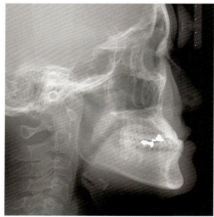

前歯被蓋：オーバージェット -3.5mm
　　　　　オーバーバイト +4.0mm
臼歯関係：Ⅲ級傾向
正中線：顔面正中線に対し上下顎歯列正中線が
　　　　ほぼ一致
歯列咬合所見：前歯反対咬合（切端咬合位は可能）/ 上顎前歯に重度の叢生
機能的所見：舌小帯が短い / 低位舌あり

セファロ分析

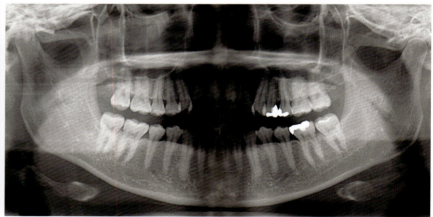

側貌：コンケイブタイプ
前後的骨格：下顎前突による骨格性Ⅲ級
垂直的骨格：ローアングルケース
上顎中切歯歯軸：唇側傾斜傾向
下顎中切歯歯軸：標準値内

診　断

ローアングルを呈する
骨格性反対咬合

治療方針

・非抜歯治療
・下顎歯列の遠心移動
・IPRによるスペース獲得

104

4 Ⅲ級不正咬合の治療

● 治療終了時データ

年齢：34歳9か月
動的治療期間：2年2か月
追加アライナー：2回
使用枚数：118枚（60＋20＋38枚）
保定装置：上顎はマウスピース型リテーナー＋固定式リテーナー（2|2間）、下顎はマウスピース型リテーナー

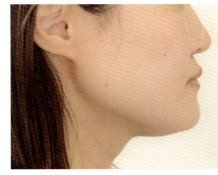
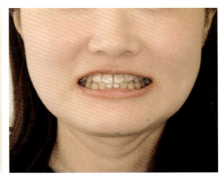
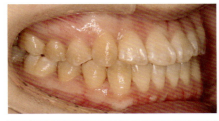
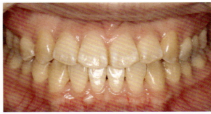
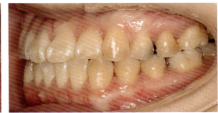
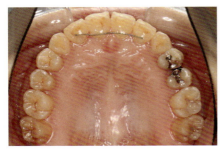
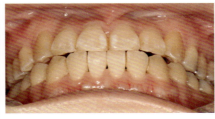
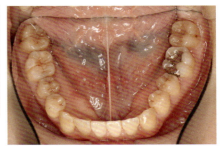
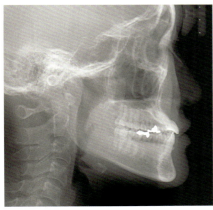
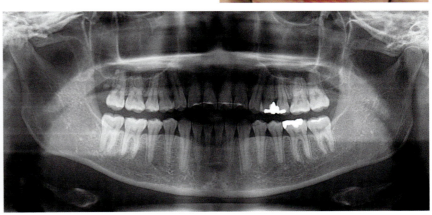

項目	標準値	治療前	治療後
SNA(°)	82.0	77.5	77.5
SNB(°)	80.0	83.0	82.0
ANB(°)	2.0	-5.5	-4.5
Wits分析値(mm)	1.1	-12.5	-7.5
Mand. pl. to FH(°)	28.2	20.5	20.5
U1 to SN(°)	104.0	110.5	123.0
U1 to APo (mm)	6.2	2.0	7.0
L1 to Mand. pl. (°)	90.0	93.0	82.5
L1 to APo (mm)	3.0	6.0	3.0
E-line (上唇、mm)	2.0	-6.0	-4.5
E-line (下唇、mm)	2.0	-2.0	-2.0

黒：治療開始前
赤：治療終了後

→ 2.0mm未満の移動
→ 2.0mm以上の移動

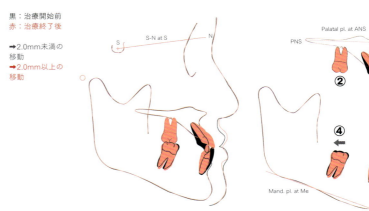

セファロトレース重ね合わせによる歯の移動変化の観察

① U1　5.0mm 唇側移動　3.5mm圧下　　② U6　近遠心的にはほぼ移動なし
③ L1　3.0mm 後方移動　　　　　　　　④ L6　0.5mm 遠心移動

CHAPTER 2 アライナー矯正治療のケース別戦略

CASE 4-1　Ⅲ級不正咬合 反対咬合（ローアングル）

治療計画

　Ⅲ級不正咬合症例では強い叢生がない限り、非抜歯での下顎歯列の遠心移動が第一選択となる。本症例はANBが-5.5°と重度の骨格性下顎前突であるが、臼歯関係Ⅲ級の程度は弱く下顎歯列の遠心移動量は少なくて済む。また下顎中切歯の歯軸は標準値内にあるため、反対咬合を下顎前歯の舌側傾斜移動で改善することが可能である。ただし、骨格性Ⅲ級不正咬合のカモフラージュ治療では上顎前歯の唇側傾斜はさらに強くなる。切端咬合位を採ることはできるが、治療計画は中心咬合位で立案している。

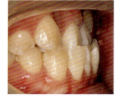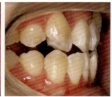

中心咬合位（左）と切端咬合位（右）。切端咬合では側方歯が大きく離開している。

初回アライナー

初診時
エラスティック：
1/8インチ
3.5オンス

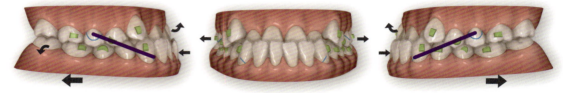

治療終了時
（60枚め/60枚中）

ClinCheckシミュレーションの調整

- 左側の臼歯関係改善のために、下顎第一大臼歯を順次遠心移動（$\overline{6|6}$ 1.6mm）する
- Ⅲ級ゴムは上顎臼歯の挺出を優先させるため水平成分を少なくし、短距離で使用する
- 上顎前歯の唇側傾斜量抑制、下顎前歯のブラックトライアングル発生防止を目的に、上下顎前歯にIPRを設定する
- 上顎前歯の唇側移動は歯周組織に注意しながらルートリンガルトルクを加える

治療経過

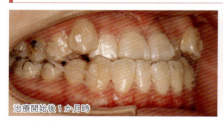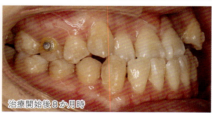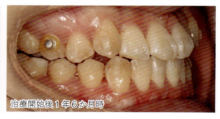

治療開始後1か月時　　治療開始後8か月時　　治療開始後1年6か月時

下顎歯列の順次遠心移動が行われた。Ⅲ級ゴムはフルタイムで使用した。

リファインメント

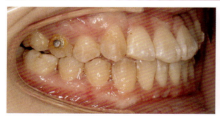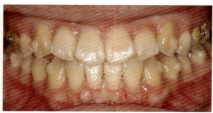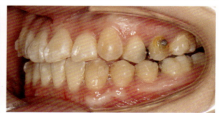

治療開始後1年2か月、初回アライナー使用時（59枚め/60枚中）の口腔内写真。前歯の被蓋関係は改善したが、早期接触による臼歯の離開が見られた。

4 Ⅲ級不正咬合の治療

追加アライナー

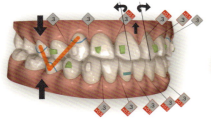

治療開始時　1/4インチ　3.5オンス　　治療終了時

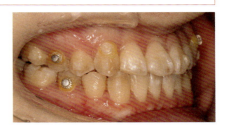

治療開始後1年7か月、追加アライナー使用時の口腔内写真(18枚め/20枚中)。臼歯の離開は改善したが、上下顎歯列正中線の不一致が残った。

追加アライナーの目的および方法
- 上顎前歯にルートリンガルトルクを加えつつ圧下することで前歯の早期接触を解消し、臼歯の離開を改善する
- 1|1 の捻転はオーバーコレクションを加え、垂直長方形アタッチメントを設置して改善する

追加アライナー（2回め）

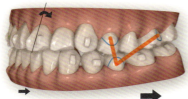

治療開始時　1/4インチ　3.5オンス　　治療終了時

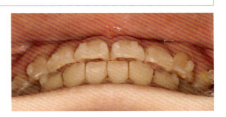

治療開始後1年10か月、2回めの追加アライナー使用時の口腔内写真(17枚め/38枚中)。上顎前歯口蓋側の辺縁隆線を研磨し、上下顎前歯の咬合接触を軽減した。

追加アライナーの目的および方法
- 下顎左側歯列の遠心移動により上下顎歯列正中線を一致させる
- アライナーを5日ごとの交換とし、再度上顎前歯にルートリンガルトルクを加え、オーバージェットを余分につくる

● ステージング（動的治療期間2年2か月）

初回アライナー 60ステージ（7日交換）	追加アライナー（1回め） 20ステージ（5日交換）	追加アライナー（2回め） 38ステージ（5日交換）
・中心咬合位で咬合採得 ・確実に前歯の被蓋を改善	・前歯の早期接触を解消し臼歯の離開を改善する	・上下顎歯列正中線の一致 ・オーバージェットの確立

治療結果

下顎歯列の遠心移動により臼歯関係Ⅰ級が確立され、上下顎前歯のデンタルコンペンセーションにより反対咬合が改善された。ローアングルケースに見られる上唇の後退感が軽減し、良好な側貌に変化した。こうしたオーバーバイトが大きい反対咬合は切端咬合位を採れることもあるが、開閉口時に前歯が干渉するだけで中心位と中心咬合位の前後的なずれはわずかであることが多い。そのため中心咬合位で治療計画を立案しても問題はない。

反対咬合では、前歯の被蓋改善直後に必ず強い早期接触が起きる。舌側傾斜した下顎前歯を圧下させることは難しいため、これに対して上顎前歯にルートリンガルトルクを加えることで圧下させて改善する(右図)。上顎前歯口蓋側の辺縁隆線が発達している場合、上下顎前歯をカップリングさせる目的で咬合調整することも有効である。

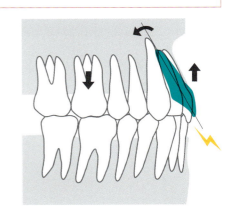

CHAPTER 2 アライナー矯正治療のケース別戦略

CASE 4-2　Ⅲ級不正咬合 臼歯クロスバイト

● 初診時データ

年齢・性別：33歳4か月女性
主訴：前歯が咬めない、顔貌の変化
既往歴：原因不明の代謝異常で内科に通院中
顔貌および全身所見：眉間の前方突出、鼻翼と口唇の肥大、手指先の肥大

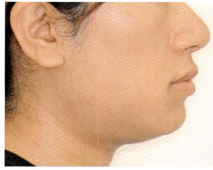
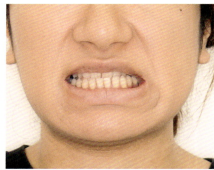
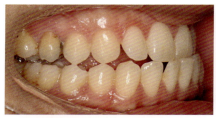
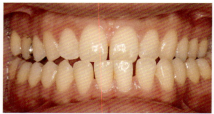
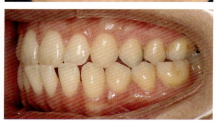
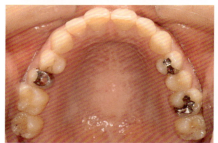
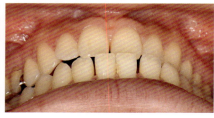
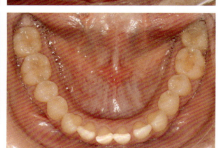
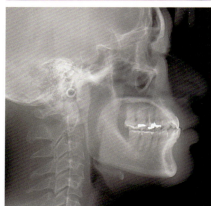
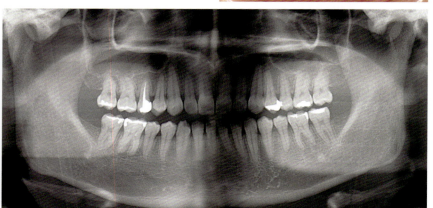

口腔内所見

前歯被蓋：オーバージェット -1.0mm
　　　　　オーバーバイト +0.5mm
臼歯関係：右側 Ⅲ級　左側 Ⅲ級傾向
正中線：顔面正中線に対して下顎歯列正中線が左方偏位
歯列咬合所見：前歯反対咬合（切端咬合位は不可）／下顎前歯に空隙／両側臼歯にクロスバイト
機能的所見：1年前、顎関節に強い疼痛あり／巨大舌による低位舌

セファロ分析

側貌：コンベックスタイプ
前後的骨格：骨格性Ⅰ級
垂直的骨格：ローアングルケース
上顎中切歯歯軸：標準値内
下顎中切歯歯軸：著しい唇側傾斜

診　断

先端巨大症による反対咬合

治療方針

- 先端巨大症疑いで内科に対診、完治後に矯正歯科治療を開始
- 非抜歯治療
- 下顎歯列の遠心移動／下顎歯列弓幅径縮小

4 Ⅲ級不正咬合の治療

● 治療終了時データ

年齢：35歳0か月
動的治療期間：1年3か月
追加アライナー：1回
使用枚数：63枚（47＋16枚）
保定装置：上下顎ともにマウスピース型リテーナー＋固定式リテーナー（2|2間、3|3間）

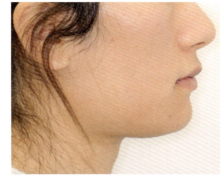
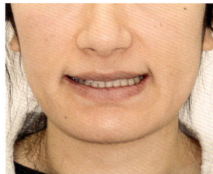
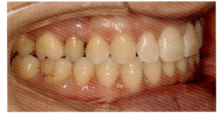
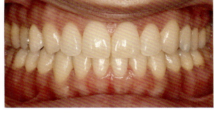
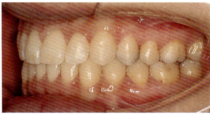
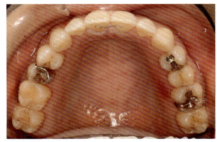
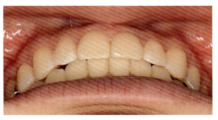
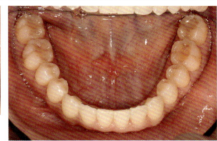
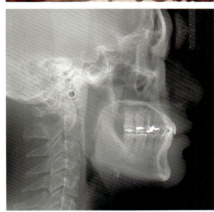
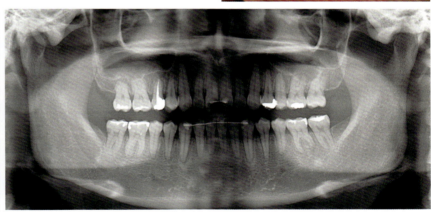

項目	標準値	治療前	治療後
SNA(°)	82.0	80.5	80.5
SNB(°)	80.0	79.0	80.0
ANB(°)	2.0	1.5	0.5
Wits分析値(mm)	1.1	-2.0	0.0
Mand. pl. to FH(°)	28.2	16.5	16.0
U1 to SN(°)	104.0	101.0	107.5
U1 to APo (mm)	6.2	3.5	5.5
L1 to Mand. pl. (°)	90.0	107.0	92.0
L1 to APo (mm)	3.0	6.0	2.5
E-line（上唇、mm）	2.0	-2.0	-3.0
E-line（下唇、mm）	2.0	0.5	-2.0

黒：治療開始前
赤：治療終了後
→ 2.0mm未満の移動
➡ 2.0mm以上の移動

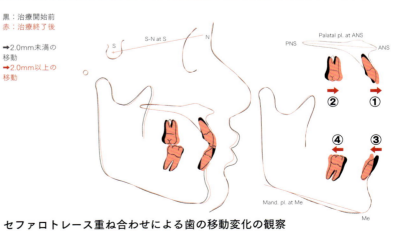

セファロトレース重ね合わせによる歯の移動変化の観察

① U1　2.0mm 唇側移動　② U6　2.0mm 近心移動
③ L1　3.5mm 後方移動　④ L6　2.0mm 遠心移動

109

CHAPTER 2　アライナー矯正治療のケース別戦略

CASE4-2　Ⅲ級不正咬合　臼歯クロスバイト

治療計画

　初診時の問診によると、2年前の出産後から原因不明の血糖値の上昇と顔貌の変化が見られ、さらに1年前から咬み合わせが悪くなったとのことであった。顔貌では額、鼻、口唇の肥大が認められ、側面セファログラムではトルコ鞍が拡大していた。巨大舌、視力低下、手足末端の肥大も見られることから、指定難病である先端巨大症（下垂体性成長ホルモン分泌亢進症）が疑われた。かかりつけの内科へ報告書を作成し通達したところ、高次医療機関にて先端巨大症と診断され内視鏡による腫瘍摘出術を行った。術後6か月で先端巨大症は完治し、内科担当医より矯正歯科治療可能と判断を受けたため当院へ再来院した。

　矯正治療開始前の検査によると、顔貌（右図）は初診時より大きく改善していたものの歯列咬合には大きな変化がなく、切端咬合位をとることができない反対咬合のままであった。臼歯関係はⅢ級であるが、ANB +1.5°と骨格性Ⅰ級であることから、歯性の反対咬合であり外科的矯正治療の必要はないと判断し、アライナー矯正治療を計画することとした。先端肥大症の影響で下顎歯列は長径・幅径ともに拡大しており、下顎臼歯の遠心移動とともに歯列弓幅径の縮小を行い改善を図る。

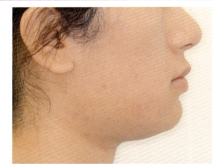
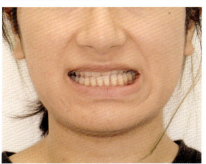

初回アライナー

初診時
エラスティック：
3/16インチ
3.5オンス

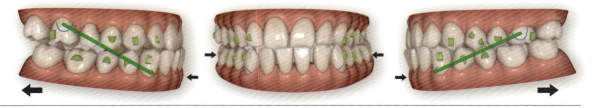

治療終了時
（47枚め/47枚中）

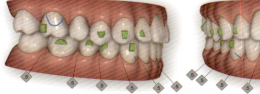
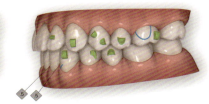

ClinCheckシミュレーションの調整
- 下顎歯列の順次遠心移動（6| 2.2mm、|6 1.8mm）をしながら舌側方向へ傾斜移動する
- 6|6幅径間を計測し、そこから歯列弓幅径を3.8mm縮小する
- 下顎前歯の舌側移動量が多いため、Ⅲ級顎間ゴムは水平成分が多くなるよう長距離で使用する

治療経過

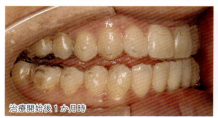
治療開始後1か月時

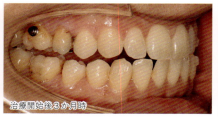
治療開始後3か月時

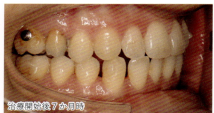
治療開始後7か月時

下顎臼歯が順次遠心移動とともに舌側へ移動し、下顎歯列弓幅径が縮小した。

4 Ⅲ級不正咬合の治療

リファインメント

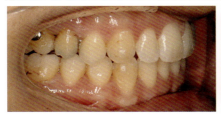 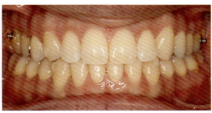 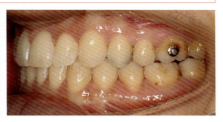

治療開始後10か月、初回アライナー使用時（46枚め/47枚中）の口腔内写真。下顎歯列の遠心移動により前歯の被蓋関係が改善し、下顎歯列弓幅径の縮小により臼歯のクロスバイトが改善した。一方で前歯の早期接触が残存したことから右側臼歯の離開が見られた。

追加アライナー

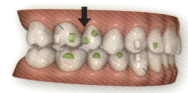 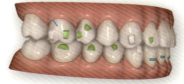 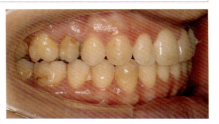

治療開始時　　　　治療終了時

追加アライナーの目的および方法
- 上下顎前歯の早期接触を解消し臼歯を咬合させる
- 臼歯の自然挺出による咬合の緊密化を期待し、アライナーを1日12～16時間使用する

治療開始後1年1か月、追加アライナー使用中の口腔内写真（10枚め/16枚中）。臼歯の離開が改善してきた。

● ステージング（動的治療期間1年2か月）

初回アライナー 47ステージ（7日交換）	追加アライナー 16ステージ（7日→10日交換、12～16時間使用）
・下顎歯列の遠心移動と舌側移動によって反対咬合とクロスバイトを改善する	・上下顎前歯の早期接触解消 ・セトリングによる臼歯の挺出

治療結果

　先端巨大症の発症により頬側に拡大した下顎歯列弓幅径を2.0mm縮小することに成功し（右図、6|6頬側咬頭頂を結ぶ直線で計測）、反対咬合と臼歯のクロスバイトが改善した。下顎歯列では左右の臼歯を直接牽引し合うような相反固定を利用できないため、歯列弓幅径を縮小させることは難しい。しかし順次遠心移動を併用しつつ近心にある歯を固定源にして、1歯ずつ歯冠を舌側傾斜させることで、歯列弓幅径を縮小させることが可能である。臼歯のクロスバイトの改善には、上顎歯列弓拡大よりも下顎歯列の遠心方向へのアップライトが重要となる。

　矯正検査では、さまざまなエックス線検査を行って顎顔面を評価するため、本症例のように歯科分野以外の疾患を早期発見できることがある。特に先端巨大症は反対咬合を呈することがあり、矯正歯科で発見されやすい疾患である。

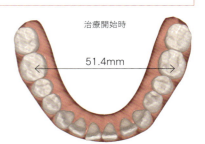

治療開始時　51.4mm

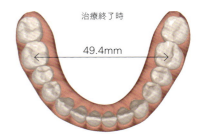

治療終了時　49.4mm

CHAPTER 2　アライナー矯正治療のケース別戦略

CASE 4-3　Ⅲ級不正咬合 成長期下顎前突

● 初診時データ

年齢・性別：10歳11か月女性
主訴：前歯の不ぞろい

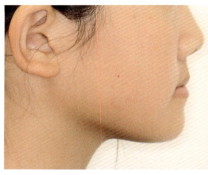
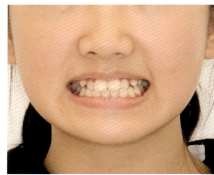
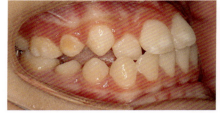
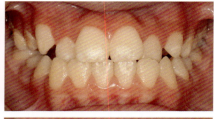
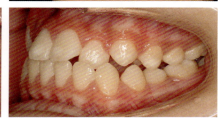
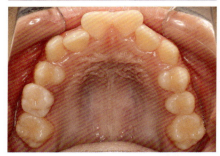
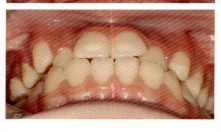
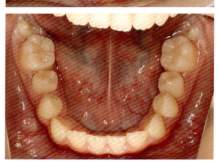
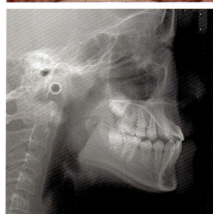
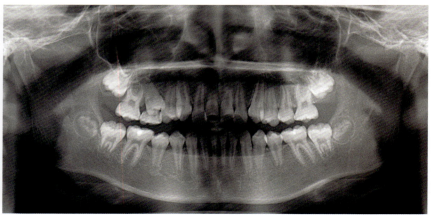

口腔内所見

前歯被蓋：オーバージェット +2.0mm
　　　　　オーバーバイト +0.5mm
臼歯関係：Ⅲ級
正中線：顔面正中線に対して下顎骨と下顎歯列正中線が左方偏位
歯列咬合所見：混合歯列後期／2|2 2|2部にクロスバイト／7|7は半萌出
機能的所見：舌小帯が短い／低位舌／舌突出癖

セファロ分析

側貌：コンケイブタイプ
前後的骨格：下顎前突による骨格性Ⅲ級
垂直的骨格：ローアングルケース
上顎中切歯歯軸：著しい唇側傾斜
下顎中切歯歯軸：標準値内

診　断

叢生をともなうⅢ級不正咬合

治療方針

・非抜歯治療
・下顎歯列の遠心移動

112

4 Ⅲ級不正咬合の治療

● 治療終了時データ

年齢：13歳4か月
動的治療期間：2年3か月
追加アライナー：2回
使用枚数：115枚（59＋38＋18枚）
保定装置：上顎はマウスピース型リテーナー＋固定式リテーナー（2|2間）、下顎はマウスピース型リテーナー

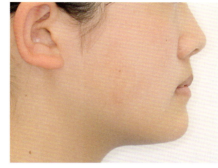
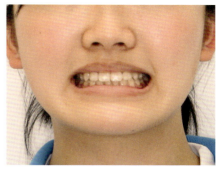
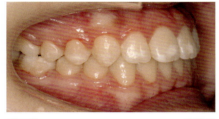
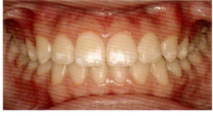
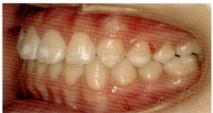
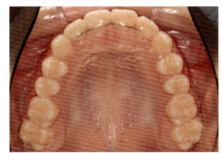
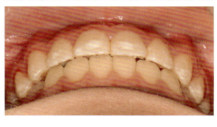
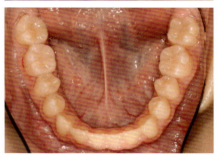
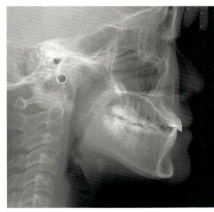
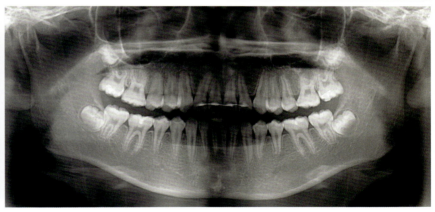

項目	標準値	治療前	治療後
SNA（°）	82.0	83.5	86.0
SNB（°）	80.0	86.0	87.5
ANB（°）	2.0	-2.5	-1.5
Wits分析値（mm）	1.1	-7.5	-7.0
Mand. pl. to FH（°）	29.2	23.0	21.5
U1 to SN（°）	104.0	127.0	122.0
U1 to APo（mm）	6.2	7.0	7.0
L1 to Mand. pl.（°）	90.0	91.0	88.0
L1 to APo（mm）	3.0	5.5	3.0
E-line（上唇、mm）	2.0	-2.5	-4.5
E-line（下唇、mm）	2.0	0.5	-2.0

黒：治療開始前
赤：治療終了後
→ 2.0mm未満の移動
→ 2.0mm以上の移動

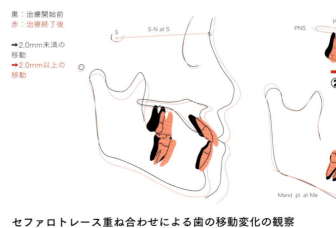

セファロトレース重ね合わせによる歯の移動変化の観察

① U1　唇口蓋的にはほぼ移動なし　　② U6　3.0mm 近心移動
③ L1　2.5mm 後方移動　　　　　　　④ L6　近遠心的にはほぼ移動なし

113

CHAPTER 2　アライナー矯正治療のケース別戦略

CASE 4-3　Ⅲ級不正咬合　成長期下顎前突

● 保定時データ

年齢：15歳4か月
保定期間：2年1か月
保定状態：下顎骨の成長は見られるが、臼歯関係と前歯の被蓋関係は良好に維持されている。今後、下顎の前方成長による咬合の変化は少ないと考え、固定式リテーナーは撤去した

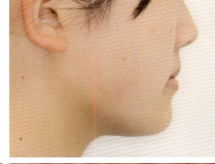
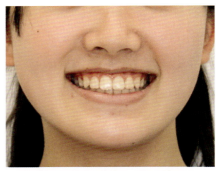
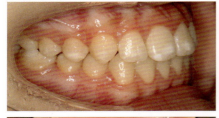
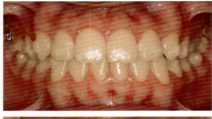
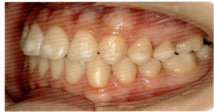
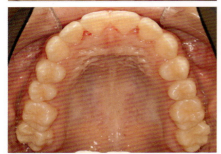
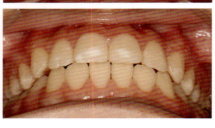
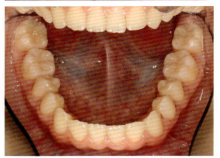
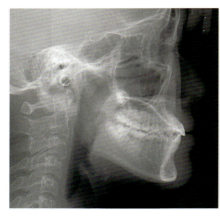
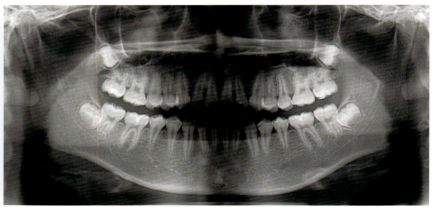

項目	標準値	治療後	保定時
SNA(°)	82.0	86.0	85.0
SNB(°)	80.0	87.5	87.0
ANB(°)	2.0	-1.5	-2.0
Wits分析値(mm)	1.1	-7.0	-6.5
Mand. pl. to FH(°)	28.2	21.5	21.0
U1 to SN(°)	104.0	122.0	123.5
U1 to APo (mm)	6.2	7.0	7.0
L1 to Mand. pl.(°)	90.0	88.0	97.0
L1 to APo (mm)	3.0	3.0	4.0
E-line (上唇、mm)	2.0	-4.5	-3.5
E-line (下唇、mm)	2.0	-2.0	-1.5

赤：治療終了後
緑：保定期間

→ 2.0mm未満の移動
➡ 2.0mm以上の移動

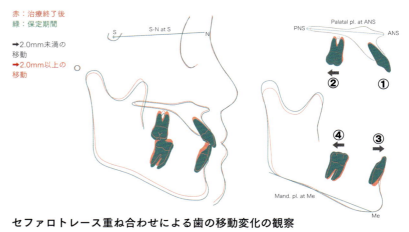

セファロトレース重ね合わせによる歯の移動変化の観察

① U1　唇口蓋的にはほぼ移動なし　　② U6　1.0mm 遠心移動
③ L1　1.0mm 唇側移動　　　　　　　④ L6　1.0mm 遠心移動

4 III級不正咬合の治療

治療計画

　患者は思春期成長のピーク前であったが、臼歯関係はIII級で骨格性下顎前突（ANB -2.5°）が認められ、治療介入を躊躇する症例である。しかし女性でローアングルケースであること、下顎前歯に舌側傾斜が見られないこと、上下顎臼歯にリーウェイスペースが残っていることから、成長による下顎前突悪化のリスクは少ないと判断し早期に前歯の被蓋改善を行う治療計画とした。なお患者には、治療を1年間行って前歯の被蓋関係に改善が見られない場合、成長期が終わるまで治療を中断することがあると事前に説明した。このように、側方歯が萌出途中の混合歯列期後期でも下顎歯列を遠心移動できるのがアライナーのメリットである。下顎臼歯に設定した0.5mmのIPRはリーウェイスペースを閉鎖することが目的であり、実際は0.2～0.3mmしか行わない。動揺のある E| は治療開始前に抜歯する。

初回アライナー

初診時
エラスティック：
3/16インチ
3.5オンス

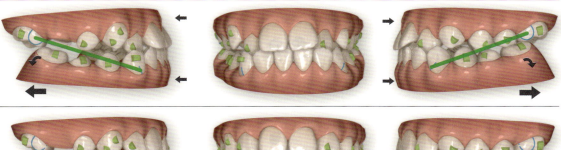

治療終了時
（59枚め/59枚中）

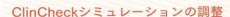

ClinCheckシミュレーションの調整
- III級ゴムを固定源にして上顎臼歯の近心移動と下顎臼歯の順次遠心移動を行い、III級の臼歯関係を改善する
- 半萌出で近心捻転がある 5|5 はアタッチメントを設置し、過剰萌出になるように排列する
- 未萌出の 5| は、|5 の形態に合わせてアライナーを作成し、萌出を誘導する
- 唇側傾斜している上顎前歯は可能な限り後方移動させて歯軸を改善する

治療経過

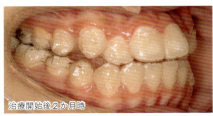
治療開始後2か月時

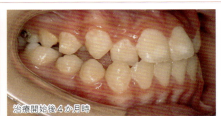
治療開始後4か月時

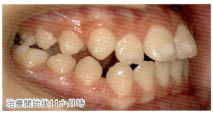
治療開始後11か月時

下顎歯列の順次遠心移動が行われた。治療開始後まもなく萌出した 5| をアライナーで取り込むことに成功した。

リファインメント

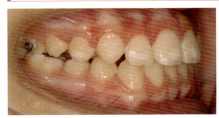
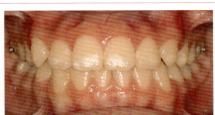
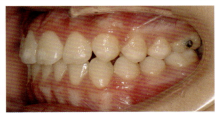

治療開始後1年0か月、初回アライナー使用時（58枚め/59枚中）の口腔内写真。下顎歯列の遠心移動により正常なオーバージェットになったため治療を継続することとした。右側の臼歯関係III級の改善と完全萌出した 7|7 の排列のために追加アライナーを作製した。

CHAPTER 2　アライナー矯正治療のケース別戦略

CASE 4-3　Ⅲ級不正咬合 成長期下顎前突

追加アライナー

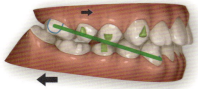
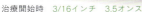
治療開始時　3/16インチ　3.5オンス　　治療終了時

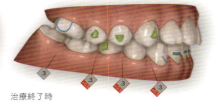

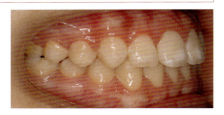
治療開始後1年10か月、追加アライナー終了時の口腔内写真(37枚め/38枚中)。右側の臼歯関係がⅠ級に改善された。7̄|7̄の萌出が開始し始めている。

追加アライナーの目的および方法
- 下顎右側臼歯にIPRを再度加え、順次遠心移動を行って右側の臼歯関係をⅠ級とする
- 完全萌出した7̄|7̄を排列する

追加アライナー（2回め）

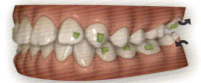
治療開始時

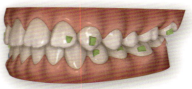
治療終了時

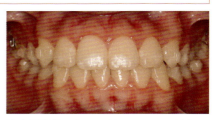
治療開始後2年1か月、2回めの追加アライナー使用時の口腔内写真(9枚め/18枚中)。|7̄|7̄が正常に咬合し、上下顎歯列正中線もほぼ一致した。

追加アライナーの目的および方法
- 萌出中の|7̄を頬側、7̄|を舌側へ移動し、クロスバイトになるのを防ぐ
- 右側のみⅢ級顎間ゴムを継続使用し、上下顎歯列正中線を一致させる

● ステージング（動的治療期間2年3か月）

初回アライナー 59ステージ（7日交換）	追加アライナー（1回め） 38ステージ（5日交換）	追加アライナー（2回め） 18ステージ（7日交換）
・リーウェイスペースが残存している状態で下顎歯列を順次遠心移動	・右側のⅢ級臼歯関係を改善する ・7̄|7̄を排列する	・|7̄の萌出誘導

治療結果

　前歯の被蓋関係は良好になり、リーウェイスペースを利用した下顎歯列の遠心移動により臼歯関係Ⅰ級の安定した咬合を獲得した。思春期成長ピーク前の治療開始であったため、下顎の前方成長により骨格性Ⅲ級不正咬合が悪化するリスクがあったが、治療終了後は前歯の被蓋関係が正常化したためと考えられる上顎の前方への残存成長も見られ、コンケイブタイプの側貌を多少改善させることができた(右図)。

　治療終了後2年0か月、思春期成長が終了した15歳4か月時に資料採得したところ、下顎の晩期成長により骨格性の問題がやや悪化していたが、臼歯関係Ⅰ級と前歯の被蓋関係は維持されていた。また、スマイル時の上下顎前歯露出のバランスは治療終了時より良くなっていた。こうした混合歯列期の女性患者におけるローアングルケースのⅢ級不正咬合は、思春期成長ピーク前の治療介入でも予後が良好となることがある。しかし、予測以上の下顎の成長が見られることもあり、患者には事前に十分な説明を行っておくべきである。

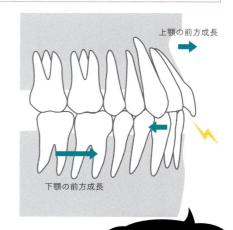
前歯のカップリングが反対咬合再発を防ぐ

5 上下顎小臼歯抜歯治療

矯正歯科で広く用いられてきた治療アプローチ

上下顎小臼歯抜歯治療は、Tweed が発展させた古典的な矯正歯科治療のアプローチのひとつであり、特に中等度以上の叢生や前突の改善に広く用いられる。排列スペースの確保と前歯の後方への牽引を目的とし、患者の側貌の改善にも寄与する[1]。疫学的にはアジア圏で他の人種に比べて特に抜歯治療の頻度が高く、人種間の骨格の違いが関係していると考えられている[2]。

この治療では主に上下顎両側第一小臼歯を計4本抜歯し、前歯と臼歯の移動量をそれぞれ調整しながら抜歯スペースを閉鎖していく治療計画を立案す

る。歯冠とともに歯根を平行移動させる歯体移動を多く行う必要があるため、非抜歯治療よりも難度が高くなる。前歯には、過度な舌側方向への傾斜移動によりオーバーバイトが深くなりすぎないようにするためのルートトルクコントロールが必要になる。また前歯の後方移動時は、反作用で臼歯が近心移動しないよう固定源に配慮しなくてはならない。

本項では、アライナーを用いた上下顎小臼歯抜歯治療を成功させるための初診時の確認項目について解説する。

CHAPTER 2　アライナー矯正治療のケース別戦略

アライナーを用いた
上下顎小臼歯抜歯治療の難しさ

上下顎小臼歯抜歯の治療方針はブラケット矯正治療では一般的に採られるが、アライナー矯正治療では難度が高い。樹脂製のアライナーはアーチワイヤーほどの剛性と弾性がないため、臼歯でアンカレッジロスが発生しやすい。

また、アライナーはその形状から作用点が歯の切縁側にあるため、前歯に偶力による強いモーメントを加えることができない。そのため、抜歯スペース閉鎖中に一定の割合で歯列がたわむ現象「ボーイングエフェクト」が発生する（**図5-1**）。臼歯では近心傾斜により咬合離開が発生し、前歯では舌側傾斜と挺出によりオーバーバイトが大きくなる。このボーイングエフェクトは短期間で悪化するため、来院間隔の長いアライナー矯正治療ではパノラマエックス線写真撮影を適宜行い、歯軸の傾斜に対するモニタリングを十分に行う必要がある。

上下顎小臼歯抜歯治療の
難易度評価

アライナーによる上下顎小臼歯抜歯治療では、事前にその難易度を把握したうえで治療を開始する必要がある（**図5-2**）。固定源（アンカレッジ）側の臼歯と牽引（リトラクション）側の前歯からそれぞれ3つの指標について確認することで、症例の治療難易度をある程度判断することが可能である。

これらの指標の条件が悪いほどボーイングエフェクトは発生しやすくなり、治療の長期化やリカバリー治療を行うリスクが高まる。難度が高い場合は無理をせず、ブラケット矯正装置の併用を念頭に入れるべきである。

固定源側の指標

1 第二小臼歯の咬合

これは、第二小臼歯が固定源としてどの程度使えるかを診査するものである。第一小臼歯抜歯治療では、固定源の負担が近心傾斜の力として最前方臼歯である第二小臼歯にもっとも大きくかかる。そのため初診時に捻転やクロスバイト、近心傾斜、開咬などが見られ、上下顎第二小臼歯の咬合が緊密でないほど治療難度が高くなる（**図5-3**）。

第二小臼歯は多少傾斜していてもアライナー装着

5 上下顎小臼歯抜歯治療

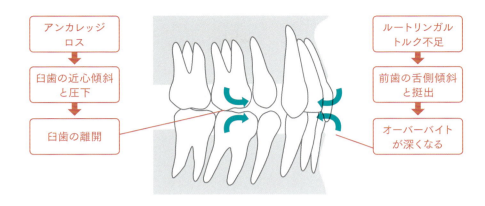

図5-1 ボーイングエフェクト（歯列の弓なり現象）。モーメント（回転力）を発生させることが難しいアライナー矯正治療では、特に小臼歯抜歯治療を行うと抜歯スペースに傾斜移動を起こした歯の歯冠が倒れ、ボーイングエフェクトとなりやすい。

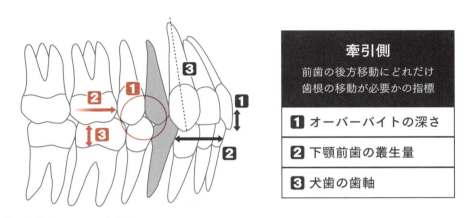

図5-2 上下顎小臼歯抜歯治療の難易度を評価する6つの指標。

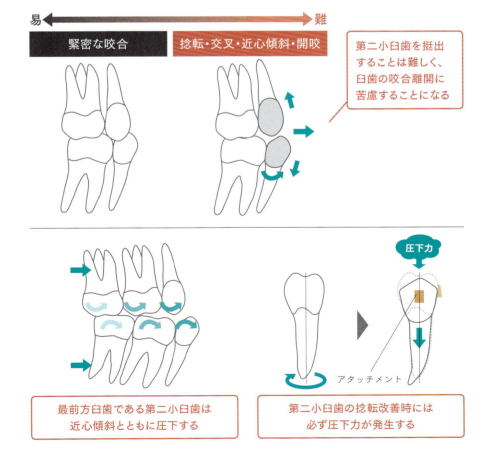

図5-3 固定源側の指標❶：第二小臼歯の咬合。抜歯治療では第二小臼歯のコントロールが最も難しい。アンカレッジロスによる近心傾斜や回転の失敗から大きく咬合が離開してアライナーで苦手な臼歯の挺出が必要となり、リカバリーに長期間を要する。したがって、初診時の時点で第二小臼歯が緊密に咬合しているほど小臼歯抜歯治療に有利である。また、第二小臼歯の咬合離開が発生する移動はできるだけ軽減したほうがよい。

119

CHAPTER 2　アライナー矯正治療のケース別戦略

が可能であるため、近心傾斜の発生に気づきにくい。一度大きく近心傾斜をしてしまうと第二大臼歯から順次的にアップライトさせなくてはならず、労力を要する。第二小臼歯に捻転や低位の位置異常がある場合でも、リスクヘッジを考えるのであれば初回アライナーではあえて改善せず追加アライナーで改善することが望ましい。

2 大臼歯移動の必要性

大臼歯に挺出やアップライト、近心移動が必要な症例は治療難度が高くなる。大臼歯を大きく動かすと必ず相対的圧下が発生し、前歯牽引の固定源として耐えられずアライナーの不適合を引き起こす。一度不適合となると大臼歯は一気に近心傾斜を起こし、抜歯スペースを喪失してしまう。

そのため2.0mm以上の大臼歯の近心移動が許される中等度の固定に分類される症例でも、シミュレーション上で近心移動量をゼロに近づけて計画を立案すると安全である。また、アライナーを用いた抜歯治療では前歯の被蓋関係が深くかつ臼歯関係がⅡ級傾向の仕上がりになりやすい。するとⅢ級傾向の症例では上顎臼歯の近心移動量が増え、治療難度が高くなる（**図5-4**）。

3 臼歯の歯冠形態

臼歯の歯冠高径が低い場合や咬耗により咬頭が不明瞭になっている場合は、アライナーがうまく把持できず固定源としては弱くなる。また緊密な咬合接触の獲得も難しい。抜歯症例で後方領域が広くなり第三大臼歯が正常萌出した場合は、歯冠高径が低くても第三大臼歯までアライナーで把持し、固定源として利用すると治療に有利である（**図5-5**）。

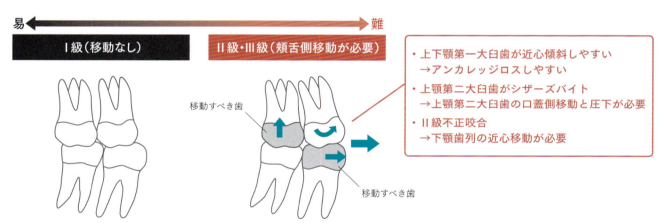

図5-4　固定源側の指標2：大臼歯移動の必要性。抜歯治療の場合、大臼歯は前歯の後方移動の固定源としての役割を集中させたい。そのため大臼歯の移動量はできる限り少ないほうが有利である。Ⅱ級あるいはⅢ級臼歯関係の改善、クロスバイトやシザーズバイトなど、頬舌側の移動が必要な症例は不利となる。

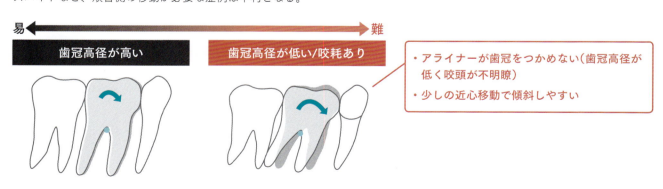

図5-5　固定源側の指標3：臼歯の歯冠形態。大臼歯の歯冠高径が低いと、アライナーで把持しにくくなるだけでなく、少しの移動量でも傾斜しやすくなる。これには抵抗中心から歯冠への距離が近くなることが影響している。また小窩裂溝が不明瞭だと、上下顎の緊密な咬合をつくるうえでも不利となる。

牽引側の指標

1 オーバーバイトの深さ

オーバーバイトが深い過蓋咬合の改善には、前歯の圧下やルートリンガルトルクの付与が必要となり、歯根の移動量が大きくなる。しかし、抜歯治療では前歯の舌側移動による相対的挺出の力に相殺され、うまく治療計画を反映させることができない。特にルートリンガルトルクには強いモーメントが必要で、アライナー単独では難しい。TADは多少補助にはなるが、一度歯根の抵抗中心の内側まで歯冠を舌側傾斜させてしまうと、ブラケット矯正装置でないとリカバリーできなくなってしまう（図5-6）。

2 下顎前歯の叢生量

アライナー矯正治療にはレベリングステージがなく、治療開始直後から抜歯スペースの閉鎖が始まる。叢生量が少ない下顎前歯では、後方移動により相対的挺出が発生してオーバーバイトが深くなる。逆に下顎前歯の叢生量が多いほど先に前歯にフレアリングと相対的圧下が起こるため、オーバーバイトのコントロールが容易になる（図5-7）。

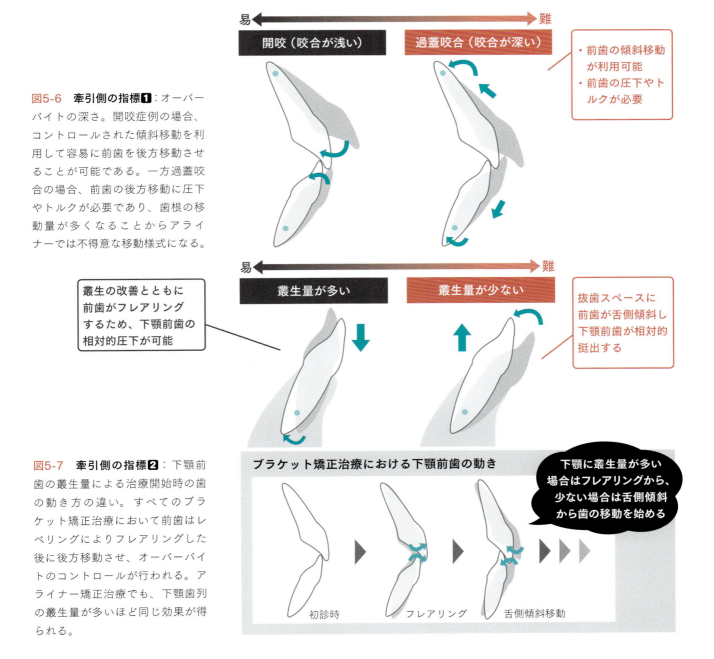

図5-6　牽引側の指標❶：オーバーバイトの深さ。開咬症例の場合、コントロールされた傾斜移動を利用して容易に前歯を後方移動させることが可能である。一方過蓋咬合の場合、前歯の後方移動に圧下やトルクが必要であり、歯根の移動量が多くなることからアライナーでは不得意な移動様式になる。

図5-7　牽引側の指標❷：下顎前歯の叢生量による治療開始時の歯の動き方の違い。すべてのブラケット矯正治療において前歯はレベリングによりフレアリングした後に後方移動させ、オーバーバイトのコントロールが行われる。アライナー矯正治療でも、下顎歯列の叢生量が多いほど同じ効果が得られる。

また、アライナーはブラケット矯正装置と違い一度にすべての歯を動かすことができ、重度の叢生でも早期に前歯を排列する効率的な移動が可能である。

❸ 犬歯の歯軸

犬歯の歯根は長く、初診時の歯軸の状態によって歯根の移動量が変化することから、治療難易度に影響する。犬歯の歯軸が整直していたり遠心傾斜していたりすれば歯根の移動量が大きくなり、治療難度が上がる。特に、犬歯は上顎より下顎で遠心に倒れやすくコントロールが難しい。上顎犬歯の低位唇側転位である「八重歯」は、見た目と違い治療難度が低い症例である。歯冠が唇側に突出していても歯根は遠心に残っていることが多く、傾斜移動で排列が可能だからである（次ページ図5-8）。一方、歯冠が近心捻転している場合は歯根が整直していることが多く、治療難度が高い症例といえる。

ステージングより治療期間が重要

ボーイングエフェクトは、アライナーの交換頻度に歯根の移動が追いついてこれないことによって発生する。一般的に、成人患者にブラケット矯正装置を用いて抜歯治療した場合、治療期間に2年はかかる。そこからアライナーを2年間、7日ごとに交換したと仮定し計算すると、適切な移動速度に合わせたアライナーの必要枚数は100枚以上となってしまい現実的ではない。筆者（牧野）は治療の多くでアライナー枚数を50枚前後に設定し、7日ごとの交換で1年程度の治療期間としている。

歯根の移動速度には個体差があり、歯根の移動がシミュレーションに追いつかず、アライナーが不適合になる症例が一定の割合で生じる。歯の移動速度を適切に計画しておかないと、固定源にTADを併用したとしても歯根の移動がついてこない。歯の移

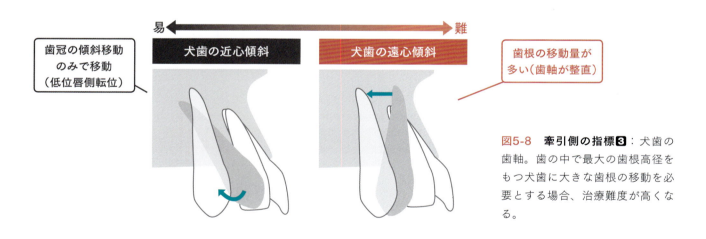

図5-8　**牽引側の指標❸**：犬歯の歯軸。歯の中で最大の歯根高径をもつ犬歯に大きな歯根の移動を必要とする場合、治療難度が高くなる。

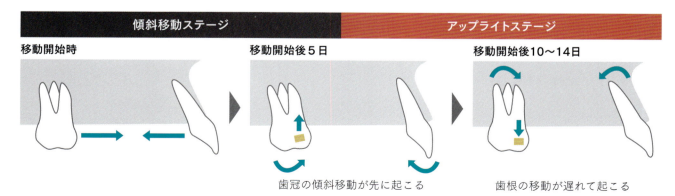

図5-9　歯冠の傾斜移動は先に起こり、その後時間をかけて歯根の移動が起こる。歯根の移動には十分な時間が必要であり、早期にアライナー交換を行ってしまうと傾斜移動ばかりが起こってしまう。

動速度の決定要因は、矯正装置ではなく歯周組織の代謝にある。そのため、歯根の移動量と移動速度を経過観察で診ながらアライナー交換日数を適宜調整し、コントロールする必要がある（図5-9）。

筆者は抜歯治療で、アレンジしたフロッグパターンを使用することが多い（図5-10）。とはいえ、同時移動であっても治療結果は変わらないと考えている。ここで重要なのは、60枚のアライナーを7日ごとの交換としても、42枚のアライナーを10日ごとの交換としても、合計の治療期間は同じ（420日）であり、治療結果も同じであるという点である。抜歯スペースを同時移動で閉鎖する場合は、速度を調整するためにアライナーの交換日数を10〜14日ごとにすると、歯根が移動する時間を確保することができ、確実な移動が可能となる。

抜歯治療におけるアタッチメントの使いかた

アライナー矯正治療で1歯のみ移動させる際、移動歯以外の歯は固定源となる。特に抜歯治療では、歯の移動量が増加するのに対し固定源となる歯数は減るため、アライナーによる歯の把持が重要となる。このことから、アタッチメントは比較的大きいものを数多く設置することになる。

アタッチメントは基本的に、固定源となる歯か、圧下の反作用が発生しそうな歯に設置する。ただし、すべての歯に大きいアタッチメントを設置すると患者がアライナーを着脱できなくなってしまうため、それぞれの歯の移動量と移動方向を確認し、必要に応じて長方形を中心とした通常アタッチメントを設

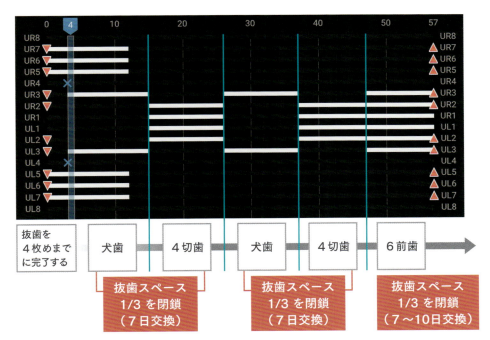

図5-10　抜歯治療におけるステージングと交換日数の例（フロッグパターン）。抜歯スペースの2/3は犬歯と4切歯を交互に分けて閉鎖し、残った抜歯スペースの1/3は6前歯同時で閉鎖する。フロッグパターンは、犬歯と4前歯を交互に動かして抜歯スペースを閉鎖するステージングである（ステージング表がカエルの後ろ脚に見えることが名称の由来で、6前歯を同時移動するステージングよりも緩やかに歯列弓長径が減少するため、臼歯のアンカレッジロスを予防することができる）。また歯根の長い犬歯を、近遠心に空隙をつくった状態でアライナーでしっかりと把持して単体で移動させることができることから予測実現性が高まる。ただし、アライナー枚数が増加してしまう点に注意が必要である。フロッグパターンは叢生量が少ない前突症例に用いることが多いが、筆者はフロッグパターンをアレンジし、犬歯と4切歯を交互に移動し抜歯スペースの1/3の閉鎖を2回行い、残りの1/3は6前歯を同時に後方移動し閉鎖するステージングをよく使用する。このようにすることで、ステージ数を60以内に留め、アライナー枚数を抑えることができる。また最後は6前歯を同時に動かすため、初回アライナー後に側切歯・犬歯間に空隙が残存しないという審美的なメリットもある。

CHAPTER 2　アライナー矯正治療のケース別戦略

置する。移動量の少ない歯や、ある程度の不適合が許容できる歯はアタッチメントを設置しない、あるいは最適アタッチメントを選択する（表5-1）。

表5-1　抜歯治療におけるアタッチメント設置方法

	抜歯治療における特徴	アタッチメントを設置する意味	アタッチメント設置様式
第一大臼歯	・抜歯症例のメイン固定源 ・上顎のほうが前歯の牽引量が多く負担が大きい	・アライナーでしっかり把持する ・歯列弓幅径を維持する	・長めの水平アタッチメントを近心に設置する
第二大臼歯	・臼歯の最後方歯 ・近心傾斜させてもリカバリーは容易である	・アライナー不適合の予防 ・早期接触による咬合離開を予防する	・初回アライナーでは大きな歯の移動がない限り設置しないことが多い
第二小臼歯	・臼歯の最前方歯であり近心傾斜しやすい ・一度傾斜させるとリカバリーが難しい	・近心傾斜や回転による咬合離開を予防する	・垂直あるいは水平アタッチメントを設置する ・舌側には垂直卵円形アタッチメントを設置する
犬歯	・歯根長が長く、歯体移動が必要である場合は難しい ・前歯圧下の固定源にもなる	・遠心移動時の歯軸や回転のコントロールを行う ・前歯のオーバーバイト改善の固定源とする	・垂直アタッチメントを設置する ・挺出が必要な場合は水平アタッチメントを設置する
側切歯	・歯冠面積が小さく把持しづらい ・捻転のため不適合となりやすい	・アライナーの不適合を予防する ・歯を回転させる ・主に移動量の多い上顎に設置する	・遠心切縁側に垂直か水平アタッチメントを設置する
中切歯	・歯冠が舌側傾斜し挺出しやすい	・ルートリンガルトルクを付与し圧下する ・歯を大きく回転させる	・審美性に配慮し捻転歯でない限り設置しないことが多い ・歯頸部にパワーリッジを設置する

本項の症例の難易度

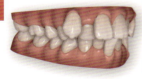

CASE 5-1

固定源側	牽引側
① 小臼歯の咬合：良好	① オーバーバイトの深さ：浅い
② 大臼歯移動の必要性：小（ほぼⅠ級）	② 下顎前歯の叢生量：多い
③ 臼歯の歯冠形態：標準	③ 犬歯の歯軸：3̄整直

容易
（＋4.-1）

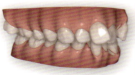

CASE 5-2

固定源側	牽引側
① 小臼歯の咬合：良好	① オーバーバイトの深さ：深め
② 大臼歯移動の必要性：中（舌側移動）	② 下顎前歯の叢生量：重度
③ 臼歯の歯冠形態：短い	③ 犬歯の歯軸：近心傾斜

標準
（＋3.-3）

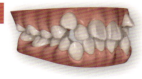

CASE 5-3

固定源側	牽引側
① 小臼歯の咬合：離開傾向	① オーバーバイトの深さ：標準
② 大臼歯移動の必要性：大（Ⅲ級）	② 下顎前歯の叢生量：少ない
③ 臼歯の歯冠形態：短い	③ 犬歯の歯軸：3̄|3̄整直

難しい
（＋0.-5）

5 上下顎小臼歯抜歯治療

CASE 5-1　上下顎小臼歯抜歯治療　叢生

● 初診時データ

年齢・性別：29歳3か月女性
主訴：前歯のふぞろい、口元の突出

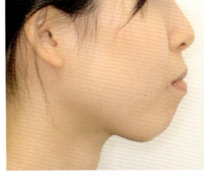
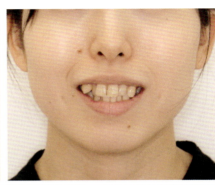
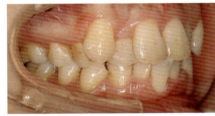
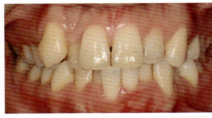
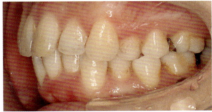
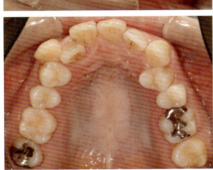
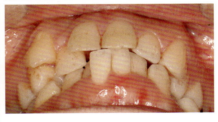
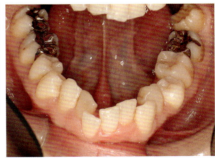
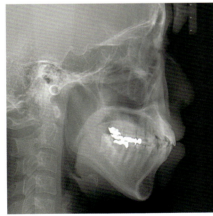
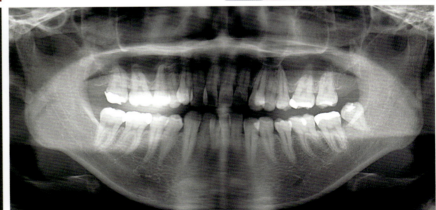

口腔内所見

前歯被蓋：オーバージェット +2.5mm
　　　　　オーバーバイト +1.0mm
臼歯関係：右側 II級傾向、左側 I級
正中線：顔面正中線に対して上顎歯列正中線が右方偏位、下顎歯列正中線が左方偏位
歯列咬合所見：上下顎前歯に重度叢生
機能的所見：舌小帯が短い／低位舌

セファロ分析

側貌：コンベックスタイプ
前後的骨格：上顎前突による骨格性II級
垂直的骨格：ハイアングルケース
上顎中切歯歯軸：標準値内
下顎中切歯歯軸：標準値内

診　断

叢生をともなう歯性上下顎前突

治療方針

- 4|4 4|4 抜歯
- 上顎臼歯は最大の固定を設定し抜歯スペースを閉鎖

125

CHAPTER 2　アライナー矯正治療のケース別戦略

CASE 5-1　上下顎小臼歯抜歯治療　叢生

● 治療終了時データ

年齢：31歳4か月
動的治療期間：2年0か月
追加アライナー：1回
使用枚数：100枚（66＋34枚）
保定装置：上下顎ともマウスピース型リテーナー＋固定式リテーナー（上顎は2|2間、下顎は3|3間）

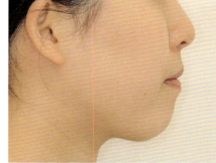
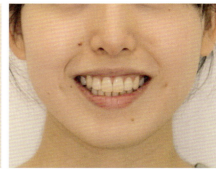
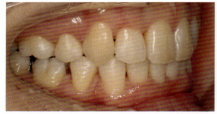
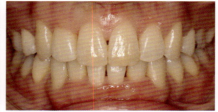
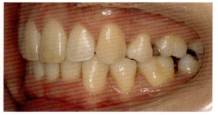
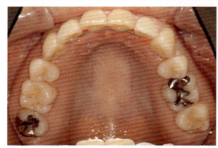
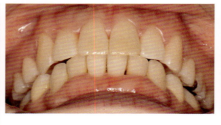
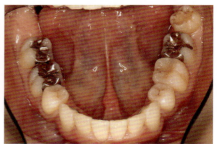
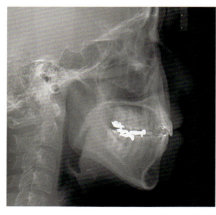
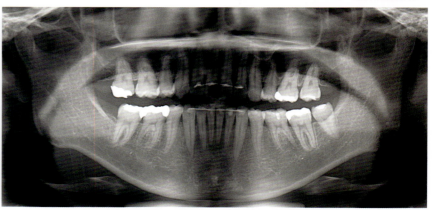

項目	標準値	治療前	治療後
SNA（°）	82.0	84.5	84.5
SNB（°）	80.0	78.5	78.5
ANB（°）	2.0	6.0	6.0
Mand. pl. to FH（°）	28.2	38.0	38.0
U1 to SN（°）	104.0	104.5	96.0
U1 to APo (mm)	6.2	9.5	5.0
L1 to Mand. pl.（°）	90.0	92.0	79.5
L1 to APo (mm)	3.0	7.5	2.0
E-line（上唇、mm）	2.0	1.0	-1.0
E-line（下唇、mm）	2.0	4.0	1.0

黒：治療開始前
赤：治療終了時
➡ 2.0mm未満の移動
➡ 2.0mm以上の移動

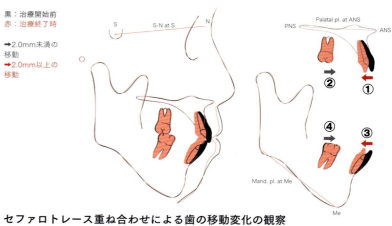

セファロトレース重ね合わせによる歯の移動変化の観察

❶ U1　4.5mm 後方移動　　❷ U6　0.5mm 近心移動
❸ L1　5.5mm 後方移動　　❹ L6　0.5mm 近心移動

5 上下顎小臼歯抜歯治療

治療計画

　上下顎歯列の叢生と側貌の前突を改善するために、4|4 4|4抜歯治療を選択した。上下顎歯列正中線の不一致は、骨格性の問題が少ないため抜歯スペースを利用して改善する。前歯や臼歯に大きな捻転もなく、抜歯治療の難度が比較的低かったため、初回アライナーで治療終了に近いところまで達成できるようシミュレーションを作成した。抜歯治療では、アンカレッジロスしやすい上顎大臼歯の近心移動量は最大の固定でなくとも0.5mm以内とする。正常萌出している|8は、固定源として使用できるため保存する。

初回アライナー

初診時
エラスティック：
3/16インチ
3.5オンス

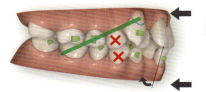 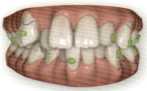 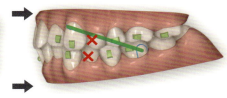

治療終了時
（66枚め/66枚中）

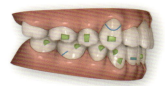 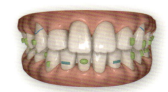 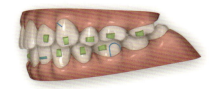

ClinCheckシミュレーションの調整

- 歯軸のアップライトと近心方向への捻転がある3|にはわずかな遠心傾斜を設定し、ボタンカットからⅡ級ゴムを掛けて遠心方向へ回転させながら挺出する
- 右側臼歯のⅡ級関係の改善のため、下顎右側臼歯を抜歯スペースに近心移動させる
- 下顎右側臼歯は近心傾斜移動を計画し、アライナーの不適合が許容できるよう最適アタッチメントを設置する
- 唇側位にある|1に卵円形アタッチメントを設置し、歯頸ラインを合わせるためルートリンガルトルクを付与する

治療経過

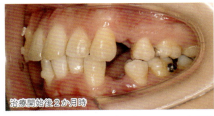 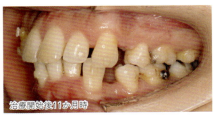 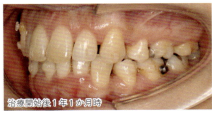

上顎歯列の順次遠心移動が行われた。上下顎6前歯の移動が開始する45ステージめからは歯根の移動量が多くなるため、アライナーを10日ごとの交換に変更した。

リファインメント

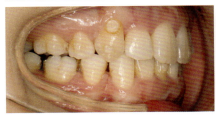 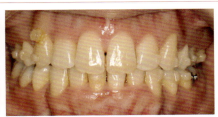 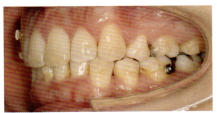

治療開始後1年4か月、初回アライナー使用時（65枚め/66枚中）の口腔内写真。大きなボーイングエフェクトもなく抜歯スペースが閉鎖された。オーバーバイトはやや深かった。

CHAPTER 2　アライナー矯正治療のケース別戦略

CASE 5-1　上下顎小臼歯抜歯治療 叢生

追加アライナー

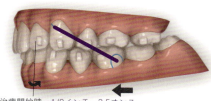

治療開始時　1/8インチ　3.5オンス

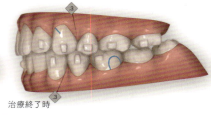

治療終了時

治療開始後1年10か月、追加アライナー使用時の口腔内写真(22枚め/34枚中)。下顎前歯にルートリンガルトルクを付与することで、オーバーバイトの改善を図った。

追加アライナーの目的および方法
- 下顎前歯にルートリンガルトルクを付与し、圧下しながらオーバーバイトを改善する
- 下顎左側前歯に残存した抜歯スペースは、上下顎歯列正中線の一致を考慮して順次近心移動で閉鎖する
- 抜歯スペースはフェイクIPRを設置し、確実に閉鎖する

● ステージング（動的治療期間2年0か月）

初回アライナー　66ステージ（7日→10日交換）	追加アライナー　34ステージ（7日交換）
・上顎臼歯のアンカレッジロスを防ぐ ・上顎犬歯歯根の移動量を低減する	・オーバーバイトの調整 ・残存空隙の閉鎖

治療結果

　叢生は改善し、上下顎前歯の後方移動により良好な側貌を獲得することができた。臼歯の移動量を最小限にすること（下図）、反作用を考慮した顎間ゴムやアタッチメントの設定、アライナー交換頻度の調整などを行うことで、初回アライナーをほぼシミュレーションどおりに進めることができた。

　本症例のような比較的難度の低い抜歯治療では、リカバリー治療が必要とならないよう確実な治療を進めていく。抜歯スペースの閉鎖にはフロッグパターンを採用したが、最初からアライナー交換頻度を7日ではなく10日で計画しておけば、6前歯の同時移動もでき、アライナー枚数を減らすことができた可能性がある。

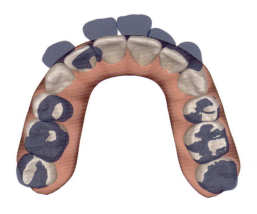

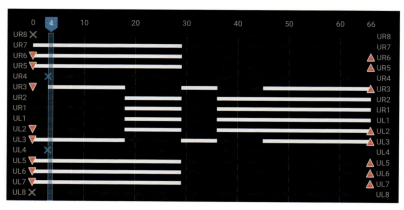

5 上下顎小臼歯抜歯治療

CASE 5-2　上下顎小臼歯抜歯治療　重度叢生

● 初診時データ

年齢・性別：30歳3か月女性
主訴：前歯のふぞろい

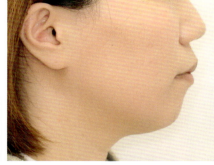
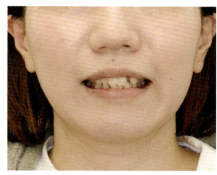
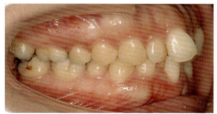
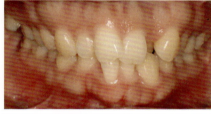
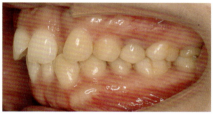
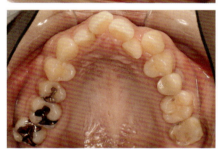
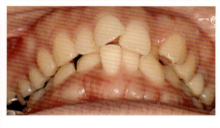
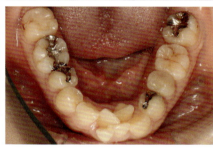
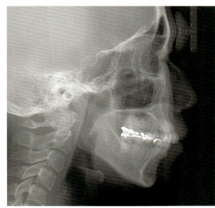
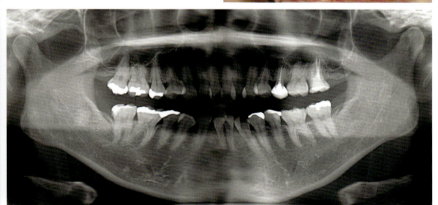

口腔内所見
前歯被蓋：オーバージェット +4.0mm
　　　　　　オーバーバイト +3.0mm
臼歯関係：I級
正中線：顔面正中線に対して下顎歯列正中線が左方偏位
歯列咬合所見：下顎前歯に重度の叢生／上下顎V字型歯列弓／7|7にシザーズバイト
機能的所見：舌小帯短縮／低位舌

セファロ分析
側貌：コンベックスタイプ
前後的骨格：下顎後退による骨格性II級
垂直的骨格：ハイアングルケース
上顎中切歯歯軸：標準値内
下顎中切歯歯軸：唇側傾斜傾向

診　断
下顎後退をともなう重度叢生

治療方針
・4|4 4|4抜歯
・上顎臼歯は最大の固定を設定し抜歯スペースを閉鎖
・歯列弓形態の修正

129

CHAPTER 2　アライナー矯正治療のケース別戦略

CASE 5-2　上下顎小臼歯抜歯治療　重度叢生

● 治療終了時データ

年齢：32歳8か月
動的治療期間：2年2か月
追加アライナー：2回
使用枚数：130枚（60＋50＋20枚）
保定装置：上下顎ともにマウスピース型リテーナー＋固定式リテーナー（上顎は2|2間、下顎は3|3間）

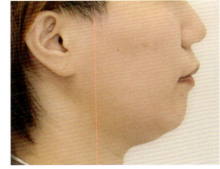
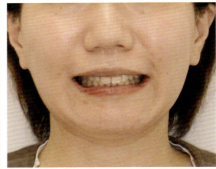
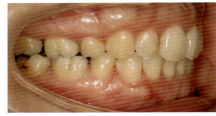
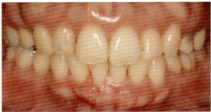
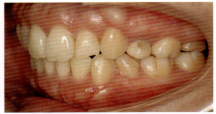
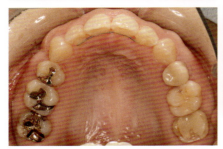
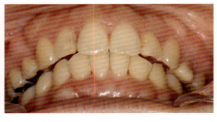
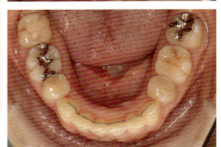
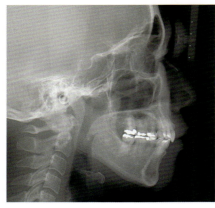
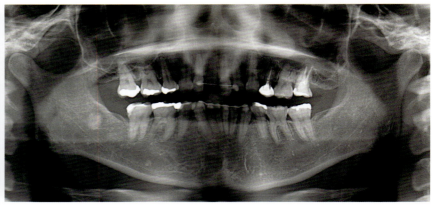

項目	標準値	治療前	治療後
SNA(°)	82.0	79.5	79.5
SNB(°)	80.0	74.0	74.0
ANB(°)	2.0	5.5	5.5
Mand. pl. to FH(°)	28.2	38.5	38.5
U1 to SN(°)	104.0	104.5	90.0
U1 to APo (mm)	6.2	11.5	7.0
L1 to Mand. pl. (°)	90.0	95.5	98.0
L1 to APo (mm)	3.0	6.0	4.5
E-line（上唇、mm）	2.0	2.0	2.0
E-line（下唇、mm）	2.0	2.5	1.0

黒：治療開始前
赤：治療終了時
→ 2.0mm未満の移動
➡ 2.0mm以上の移動

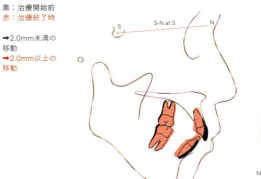
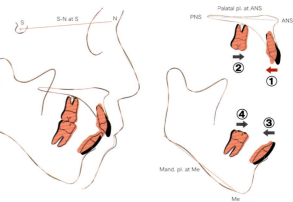

セファロトレース重ね合わせによる歯の移動変化の観察
① U1　4.5mm 後方移動　　② U6　1.0mm 近心移動
③ L1　1.5mm 後方移動　　④ L6　1.0mm 近心移動

5 上下顎小臼歯抜歯治療

治療計画

下顎後退症例であり、アーチレングスディスクレパンシー（下顎-12.0mm）を見ても小臼歯抜歯適応であることがわかる。上顎中切歯の捻転改善時の反作用による圧下と、下顎歯列の叢生改善時の相対的圧下を利用することで、オーバーバイトのコントロールは比較的容易に行うことができる。こうした症例の治療をブラケット矯正装置で行うと、叢生の解消に時間を要するため、治療開始時からすべての歯を移動できるアライナー矯正治療がより適している。治療中は、右側歯列に存在するシザーズバイトの改善の際に早期接触が発生するため、歯冠高径が低く修復歯の多い左側臼歯の離開が予測される。そのため治療後半では、垂直系の顎間ゴムにより臼歯を挺出させる必要が生じる。

初回アライナー

初診時

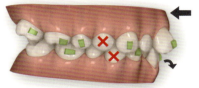 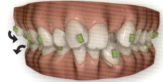 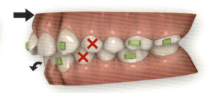

治療終了時
（60枚め/60枚中）

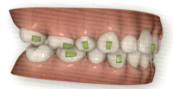 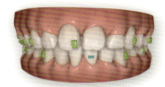 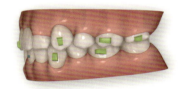

ClinCheckシミュレーションの調整
- 上下顎第一大臼歯は歯冠高径が低いため移動量をほぼゼロにし、抜歯スペース閉鎖用の固定源としてのみ使用する
- 捻転している上顎中切歯と歯冠高径が低い臼歯には長方形アタッチメントを多く設定し、アライナーで確実に歯を把持する
- プレシジョンカットはアライナーの把持力を低下させるため、初回アライナーでは顎間ゴムを使用しない
- シザーズバイトとなっている7|歯冠舌側にオーバートルクを付与して改善する

治療経過

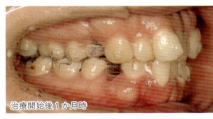 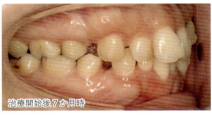 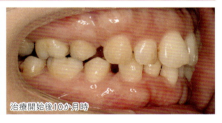

下顎前歯の叢生がほどけるにつれ下顎前歯が圧下し、オーバーバイトの改善が見られた。

リファインメント

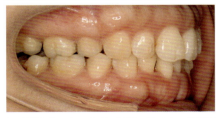 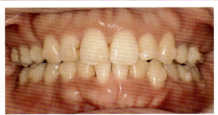 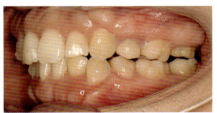

治療開始後1年1か月、初回アライナー使用時（59枚め/60枚中）の口腔内写真。抜歯スペースはおおむね閉鎖し、オーバーバイトのコントロールがなされていた。歯冠高径の低い上顎左側臼歯にアンカレッジロスによる近心傾斜が見られ、左側の臼歯関係はII級になっていた。

CHAPTER 2　アライナー矯正治療のケース別戦略

CASE 5-2　上下顎小臼歯抜歯治療　重度叢生

追加アライナー

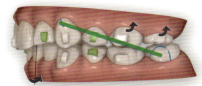

治療開始時　3/16インチ　3.5オンス

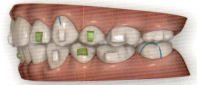

治療終了時

追加アライナーの目的および方法
- Ⅱ級ゴムを固定源とし上顎臼歯を順次アップライトさせる
- 1|に卵円形アタッチメントを設置し、ルートリンガルトルクを加えることで歯頸ラインをそろえる
- 歯冠の傾斜移動を中心とするため、アライナー交換は5日ごととする

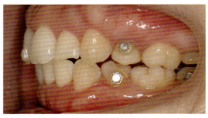

治療開始後1年10か月、追加アライナー使用時の口腔内写真(48枚め/50枚中)。上顎左側臼歯が遠心にアップライトされ、臼歯関係がⅠ級に改善された。適切なルートトルクが加わり、下顎前歯の歯頸ラインもそろった。

追加アライナー（2回め）

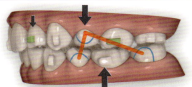

治療開始時　1/4インチ　3.5オンス

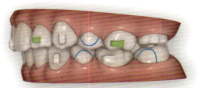

治療終了時

追加アライナーの目的および方法
- 臼歯の歯軸を補正後、垂直成分の顎間ゴムで臼歯の咬合を緊密化する
- 1|1にバイトランプを設置し、V字ゴムを掛けて|5を挺出する
- 2|2に長方形アタッチメントを設置して挺出し、上顎前歯を排列する

治療開始後2年1か月、2回めの追加アライナー使用時の口腔内写真(9枚め/20枚中)。バイトランプにより臼歯が離開するため、顎間ゴムとアタッチメントで臼歯を挺出させ咬合を緊密化させる。

● ステージング（動的治療期間2年2か月）

初回アライナー 60ステージ（7日交換）	追加アライナー（1回め） 50ステージ（5日交換）	追加アライナー（2回め） 20ステージ（7日交換）
・アライナーによる歯冠の把持を優先する ・オーバーバイトのコントロール	・上顎左側臼歯のアップライト ・臼歯関係の改善	・V字ゴムによる臼歯挺出 ・側切歯の挺出

治療結果

　叢生が改善し臼歯関係が両側ともⅠ級の緊密な歯列と咬合を獲得した。治療前後のセファログラムの重ね合わせから、6|6の近心移動量は1.0mmと最大の固定が達成され、上顎前歯の後方移動によりわずかに側貌が改善した。本症例は、臼歯の歯冠高径が低いことを除いて抜歯治療が有利にはたらく要因が多く、大きなリカバリー治療を要することなく治療終了することができた。オーバーバイトのコントロールは、下顎前歯の叢生改善を目的とした唇側傾斜による相対的圧下と、1|1の捻転改善時の反作用による圧下により良好に行うことができた（右図）。一般的にアライナーを用いた抜歯治療では、叢生量が多いほど前歯の後方移動量が軽減するため、見た目よりも治療難度は低くなる。

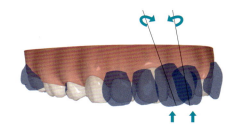

5 上下顎小臼歯抜歯治療

CASE 5-3 上下顎小臼歯抜歯治療 叢生をともなうIII級不正咬合

● 初診時データ

年齢・性別：19歳9か月女性
主訴：八重歯

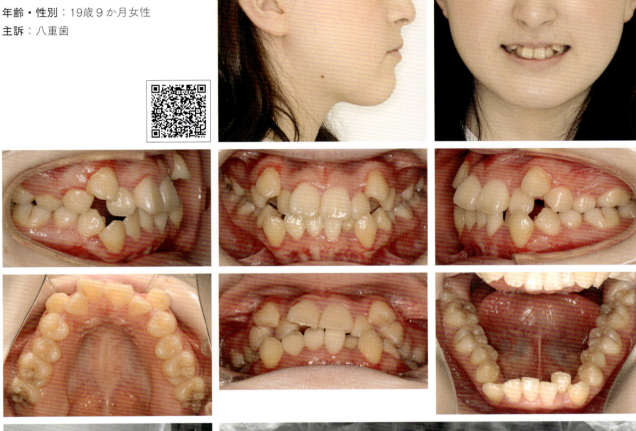

口腔内所見

前歯被蓋：オーバージェット +4.0mm
オーバーバイト +1.5mm
臼歯関係：III級傾向
正中線：顔面正中線に対して上顎歯列正中線が右方偏位
歯列咬合所見：上下顎前歯の重度叢生 / 2|2 と 3|3 がクロスバイト
機能的所見：舌小帯が短い / 低位舌

セファロ分析

側貌：ストレートタイプ
前後的骨格：骨格性III級傾向
垂直的骨格：アベレージアングルケース
上顎中切歯歯軸：唇側傾斜
下顎中切歯歯軸：舌側傾斜

診　断

重度の叢生をともなうIII級不正咬合

治療方針

・4|4 4|4 抜歯
・上顎臼歯は中等度の固定を設定し抜歯スペースを閉鎖

133

CHAPTER 2　アライナー矯正治療のケース別戦略

CASE 5-3　上下顎小臼歯抜歯治療 叢生をともなうⅢ級不正咬合

●治療終了時データ

年齢：22歳8か月
動的治療期間：2年10か月
追加アライナー：3回
使用枚数：153枚（60＋32＋31＋30枚）
保定装置：上下顎ともにマウスピース型リテーナー＋固定式リテーナー（上顎は 2|2 間、下顎は 3|3 間）

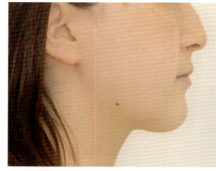
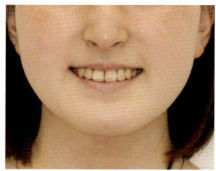
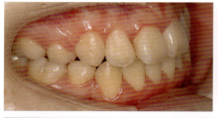
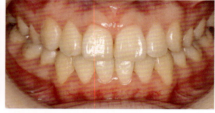
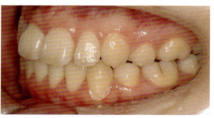
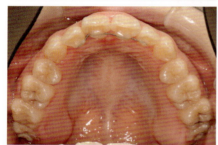
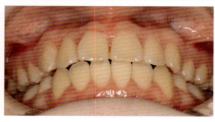
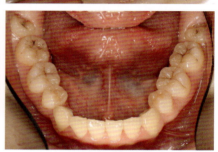
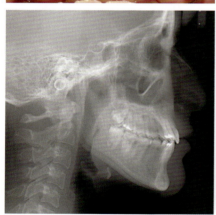
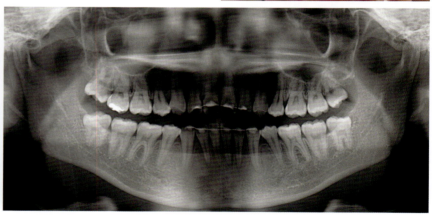

項目	標準値	治療前	治療後
SNA(°)	82.0	81.5	81.5
SNB(°)	80.0	80.5	80.5
ANB(°)	2.0	1.0	1.0
Mand. pl. to FH(°)	28.2	31.0	31.0
U1 to SN(°)	104.0	115.5	105.0
U1 to APo (mm)	6.2	8.0	6.0
L1 to Mand. pl.(°)	90.0	82.5	84.5
L1 to APo (mm)	3.0	3.5	3.0
E-line（上唇、mm）	2.0	-2.5	-2.5
E-line（下唇、mm）	2.0	-0.5	-1.5

黒：治療開始前
赤：治療終了時
→ 2.0mm未満の移動
→ 2.0mm以上の移動

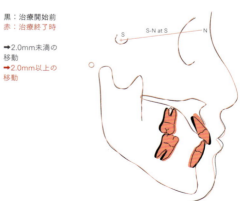
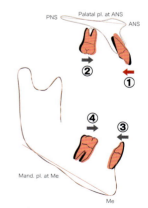

セファロトレース重ね合わせによる歯の移動変化の観察

① U1　2.0mm 後方移動　　② U6　1.5mm 近心移動
③ L1　0.5mm 後方移動　　④ L6　0.5mm 近心移動

5 上下顎小臼歯抜歯治療

治療計画

上下顎前歯に重度の叢生があり、4|4 4|4 抜歯治療が最適と思われるが、Ⅲ級の臼歯関係改善のためには上顎臼歯の近心移動が必要であり、臼歯の移動量が大きいためリカバリー治療が必要となるリスクが高い。また、低位唇側転位している 3|3 を抜歯スペースに向けて傾斜移動させることが難しく、挺出不足になることが予測される。下顎前歯は舌側傾斜しているため、舌側方向への移動にルートリンガルトルクが必要になる。治療中に萌出が予測される 8|8 は固定源として使用する目的で抜歯せず、萌出後に追加アライナーで把持し利用していく。

初回アライナー

初診時

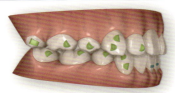 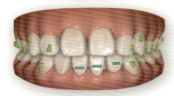 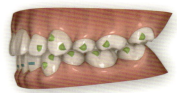

治療終了時
（60枚め/60枚中）

ClinCheckシミュレーションの調整
- 初回アライナーでは、リカバリー治療となるリスクを低減する目的で臼歯の移動量を最小限にし、Ⅲ級の臼歯関係残存を許すセットアップとしている
- プレシジョンカットはアライナーの把持力を低下させるため、初回アライナーでは顎間ゴムを使用しない
- 犬歯と臼歯にはアライナーの不適合が許容できるように最適アタッチメントを設置している

治療経過

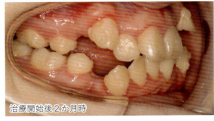 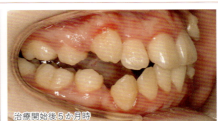 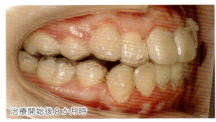

治療開始後8か月経過時（43枚め/60枚中）、下顎臼歯のアライナーに不適合が認められたものの、臼歯に大きな近心傾斜は見られなかったため、抜歯スペースの閉鎖を優先してアライナーを継続使用した。

リファインメント

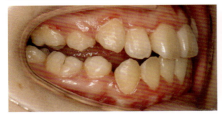 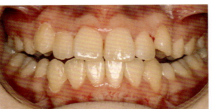 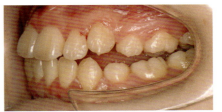

治療開始後1年0か月、初回アライナー使用時（59枚め/60枚中）の口腔内写真。抜歯スペースはおおむね閉鎖したが、前歯の早期接触と 8|8 萌出により臼歯に著しい離開が見られた。しかし、パノラマエックス線写真では上下顎臼歯に特筆すべき近心傾斜は見られなかったため、追加アライナーで臼歯のアップライトの必要はないと考えた。

CHAPTER 2　アライナー矯正治療のケース別戦略

CASE 5-3　上下顎小臼歯抜歯治療　叢生をともなうⅢ級不正咬合

追加アライナー

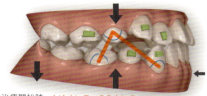
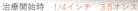
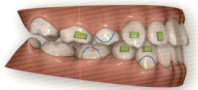
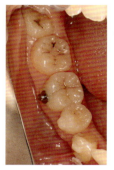
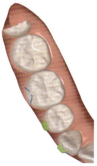

治療開始時　1/4インチ　3.5オンス　　治療終了時

追加アライナーの目的および方法
- オーバージェット改善のため、下顎に残存する抜歯スペースの閉鎖を優先する
- 早期接触している 8|8 をアライナーに取り込んで把持し、過萌出の抑制を図る
- 離開している側方歯挺出のため水平アタッチメントを設置する
- Ｖ字ゴムで抜歯スペースの閉鎖と 5|5 の挺出を行う

第三大臼歯はわずかでもいいので歯冠近心側をアライナーで把持すると、過萌出による早期接触を解消することができる

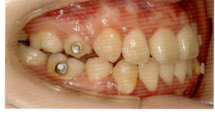
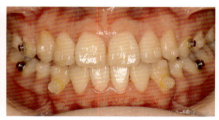
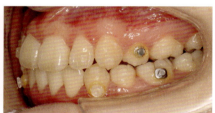

治療開始後１年８か月時、追加アライナー使用時(30枚め/32枚中)の口腔内写真。オーバージェットが改善され、8|8 の早期接触が解消されたことで側方歯の離開が改善しつつある。しかし 6| が近心傾斜し、右側臼歯に離開が見られる。

追加アライナー（2回め）

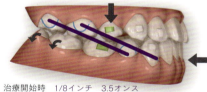
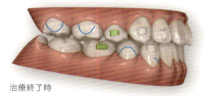
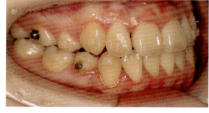

治療開始時　1/8インチ　3.5オンス　　治療終了時

追加アライナーの目的および方法
- 近心傾斜している 6| を遠心方向へ順次アップライトする
- 固定源として右側歯列の２か所にⅢ級顎間ゴムを設置する
- 歯冠の傾斜移動を中心に進め、アライナー交換を５日ごととする

治療開始後２年２か月、２回めの追加アライナー使用時の口腔内写真(28枚め/31枚中)。6| の近心傾斜が改善し、臼歯が咬合した。3| は挺出不足となっている。

追加アライナー（3回め）

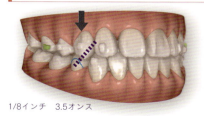

1/8インチ　3.5オンス　　　　　日中用の挺出ゴム(1/8インチ)　　就寝時用のＶ字ゴム(1/4インチ)

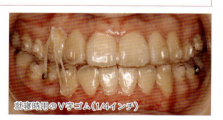

追加アライナーの目的および方法
- 3| にルートリンガルトルク（4°）を付与しながら挺出する
- 3| 口蓋側にボタンを設置し、4| との間にクロスゴムを掛ける

治療開始後２年５か月、３回めの追加アライナー使用時の口腔内写真(18枚め/30枚中)。3| 唇側にフックを設置し、日中は挺出ゴム（左）を、就寝時はＶ字ゴム（右）を掛けて挺出の力を増強した。

5　上下顎小臼歯抜歯治療

● ステージング（動的治療期間2年10か月）

初回アライナー 60ステージ（7日交換）	追加アライナー（1回め） 32ステージ（7日交換）	追加アライナー（2回め） 31ステージ（5日交換）	追加アライナー（3回め） 30ステージ（5日交換）
・臼歯の近心傾斜とアライナーの不適合に留意しつつ抜歯スペースを閉鎖する	・前歯と第三大臼歯の早期接触を解消する ・臼歯の離開を改善する	・下顎右側第一大臼歯のアップライトを行う	・エラスティックによる上顎右側犬歯の挺出を行う

治療結果

叢生の改善、および両側とも I 級臼歯関係という緊密な歯列と咬合を獲得した。初回アライナーではアライナーの不適合が観察されたが、臼歯に近心傾斜が見られなかったためリカバリー治療は行わず、アライナーの使用を続けた（右図）。その結果いったん著しい臼歯の離開が発生したが、その原因は前歯の早期接触と下顎両側第三大臼歯の萌出であったことから、追加アライナーで比較的容易に改善することができた。III級不正咬合に対する抜歯治療では、臼歯関係改善のために上顎臼歯を抜歯スペースへ近心移動させる必要がある。それにともない上顎犬歯を遠心傾斜することができないため、低位に残った上顎犬歯の咬合接触の獲得に時間を要した。

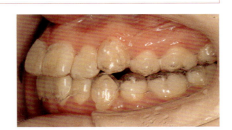

Clinical Point　上下顎小臼歯抜歯治療のリスク

近年の美容意識の高まりによって、矯正歯科医が考えている以上に患者は抜歯治療による顔貌の変化に敏感になっている。そのため、特にストレートタイプの側貌をもつ症例に小臼歯抜歯治療を適応する場合はよく説明を行う必要がある。VTO（Visual Treatment Object）を使用して治療後の側貌のモルフィング（予測変化画像）を見せるのはもちろんのこと、以下の内容もあらかじめ説明しておくことで、不必要なトラブルを回避できる。

1 スマイルが暗い印象になる
前歯を後方移動すると上顎前歯の露出範囲が少なくなる。さらに歯列弓幅径も狭くなることからバッカルコリドーが増えたり、前歯の歯軸が変わることでブラックトライアングルが発生し、患者が「スマイル時の印象が悪くなった」と感じる可能性がある

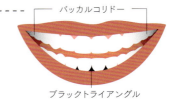
バッカルコリドー
ブラックトライアングル

2 顔が老けたように感じる
抜歯治療で口元の前突が改善すると、口唇周辺の皮膚が余り法令線が深くなって成人患者に「顔が老けた」と思われることもある。また臨床実感から人中は短いほうが好印象と考える患者は少なくなく、鼻唇角も変化することから鼻下が伸びたと感じられることもある

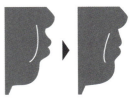

3 口元が後退しすぎる
同じ前歯の後方移動量でも、口唇が薄い患者は口元が下がりやすい傾向にある[3]。またローアングルケースなどオトガイが明瞭な側貌では、口元が下がると相対的に下顎前突感を感じてしまうことがある

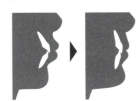

4 ガミースマイルになる
上顎前歯の口蓋側傾斜による相対的挺出や、フルスマイルで笑えるようになったことで、患者が上顎の歯肉露出を気にする場合がある。治療の後半で患者がガミースマイルを訴えてきた場合はリカバリー治療が困難となるため、初診時に十分な診査と予測をしておく必要がある

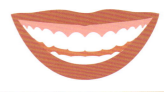

137

CHAPTER 2　アライナー矯正治療のケース別戦略

6 リカバリー治療

多くの症例で必要になる
追加の治療

　アライナー矯正治療では、初回のデジタルシミュレーションどおりに歯が移動することは少ない。軽微な修正であれば追加アライナーを1〜2回行って治療を完了させるが、治療計画から大きく逸脱した場合は、歯列および咬合を安全な領域に戻すリカバリー治療を行う必要がある。その際、担当医は既存のアライナーにエラスティックや部分的なブラケット矯正装置などの補助装置を併用することで治療の立て直しを図るかを判断しなくてはならない。このリカバリー治療は、臨床経験とどれほど多様な治療技術をもっているかによって判断や治療の精度が左右される。

　リカバリー治療が必要となる要因には、患者側の

コンプライアンス不足、術者側の治療計画立案の失敗の両方が関係する。患者にアライナーやエラスティックの装着時間が必要分よりも少ないコンプライアンス不足がある場合は、当然歯は計画どおりに移動しない。一方術者側の要因として、治療シミュレーションに予測実現性の低い動きが多く組み込まれている場合も、治療計画からの逸脱が発生しやすくなる。

　患者にはアライナー装着時間の確認、また治療計画に対して実際にどの程度歯が移動しているか評価を行い、必要があれば適切なリカバリー治療計画を立案する。本項では以下に、事象別のリカバリー治療について説明する。

アライナーの不適合が生じた場合の対応

歯冠の移動に歯根が追いつかない場合や、固定源となる歯が移動してしまった際（アンカレッジロス）、部分的にアライナーが歯に適合しなくなる現象を「オフトラック」という（図6-1）。オフトラック部の歯はアライナーの中にとどまろうとし、根尖方向へ圧下する。するとほんの1～2か月で、予想しない位置まで歯が移動してしまうことがある。歯冠が歯肉に埋もれてしまうと、元の位置まで戻すには数か月を要してしまい、治療期間が大きく延長する。

こうした事態を避けるためにアライナー矯正治療ではモニタリングがつねに重要であり、オフトラックを発見したら可及的早期に手を打つ必要がある。

軽微な不適合であればひとつ前のアライナーを装着してもらい、チューイーを咬むことでリカバリーすることが可能である。しかし多くの場合、もう少し不適合が進んだ状態で発見されるため、歯をこれ以上圧下させないようにまずはアタッチメントの形状調整や撤去を行う。さらに咬合に大きな離開が起こっている、歯をアライナーで把持できないところまで圧下が進んでいる場合は、固定式装置や顎間ゴムによるリカバリー治療を行うか、早期に追加アライナーを発注するかを決定する（図6-2）。

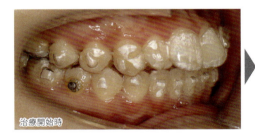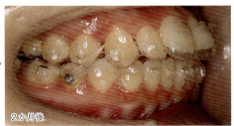

図6-1　リカバリー治療が必要な症例（オフトラック）。上顎中切歯の挺出不足により、アライナーの不適合が生じてしまった。

① 軽度の不適合
アライナーを押し込むと適合する程度

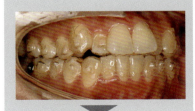

- ひとつ前のアライナーを装着
- 交換日数を遅らせる
- チューイーで適合させる

② 部分的な不適合
他の歯の移動は順調だが、不適合部分のアライナーは押し込んでも適合しない

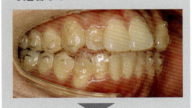

- 垂直長方形アタッチメントの歯頚側を研磨する
- アタッチメントを削除する

③ アライナーでの把持が不可能
歯冠が歯肉に埋没するほど圧下してしまっている

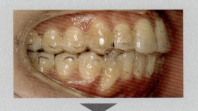

- 固定式装置でアップライトと挺出を行う
- エラスティックを用いて挺出を行う
- 追加アライナー作製（治療計画の再作成）

図6-2　アライナーの不適合の度合いに応じたリカバリー治療での対応。①②③の順にアライナー不適合の発見が遅れている。

CHAPTER 2　アライナー矯正治療のケース別戦略

上顎側切歯問題
（リカバリー治療になりやすい症例）

　上顎側切歯は不適合に悩まされることの多い歯である。これには以下の3つの理由が関与している（**図6-3**）。

1 捻転の併発

　アライナー矯正治療では、回転の反作用で圧下が発生する。さらに、捻転の近遠心的な方向がどちらかによって治療成功率が異なってしまう（近心捻転歯のほうが歯根が近心舌側にあるため移動量が多くなり、不適合を起こしやすい）。側切歯の捻転は、唇舌側にアタッチメントを設置し、回転と挺出を分けて行うと確実に改善できる。

2 矮小歯の割合が多い

　歯冠の把持はアライナー矯正治療の成功率に大きく関わり、歯冠面積の小さい矮小歯はアライナーでのコントロールが難しい。また、歯根膜の面積も小さいため、通常の歯と比較して歯の移動速度が遅くなる。そのため、矮小歯のある歯列の治療計画ではあらかじめ移動量や移動速度の調整が必要となる。

3 クロスバイトによる舌側転位

　舌側転位している上顎側切歯は、唇側移動時に生じる相対的圧下によりアライナーの不適合が発生しやすい。また、クロスバイトになっている場合、被蓋改善の際に下顎前歯で早期接触が起きるため、圧下が促進されてしまう。

　初診時にこれらの3つの要素について確認することで、リカバリー治療を回避する治療予測を行うことができる。予測実現性が低いと判明した症例では、ダイレクトボンディングや歯冠の補綴修復治療などによる形態修正を行うことによって改善する可能性を事前に患者へ説明しておくとよい。

　また上顎側切歯のクロスバイトを有する症例を確実に改善するには、追加アライナーを含めた以下の3ステップでリカバリー治療を行う（**図6-4**）。

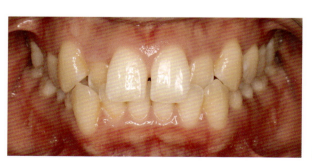
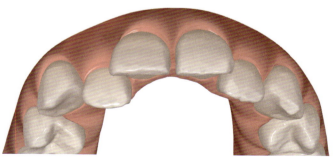

図6-3　リカバリー治療が必要になりやすい条件がそろった上顎側切歯の状態。近心捻転した|2|の歯根が近心舌側寄りに位置している。また矮小歯で歯冠高径が低くアライナーでの把持が困難であることがうかがえる。さらに舌側転位しクロスバイトとなっている。

6 リカバリー治療

初回アライナー

歯冠の唇側方向への
傾斜移動で被蓋を改善

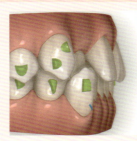
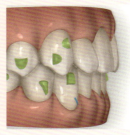
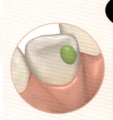

> 回転移動に有利となるよう可能な限り辺縁隆線側に設置する

> 舌側は着脱がしやすい卵円形アタッチメントを使用することが多い

- 設置面積が確保できないため、唇側にアタッチメントは設置しない（必要に応じて舌側に設置する）
- この段階では一時的に側切歯が圧下してもよい

追加アライナー（1回め）

水平アタッチメントを
使用して挺出

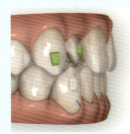
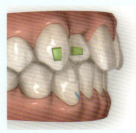
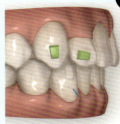
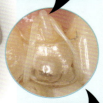

> 挺出ゴム
> （1/8インチ/
> 3mm/3.5オンス）

- 唇側に水平アタッチメントを設置する　　・必ず回転と挺出を分けるステージングを組む
- 回転時に不適合が生じた場合は唇側にボタンカット、舌側にフックカットを入れて挺出ゴムを使用する

> アタッチメントは除去しボタンを設置する

追加アライナー（2回め）

再度唇側傾斜移動と
挺出を図る

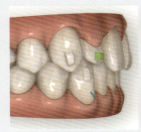
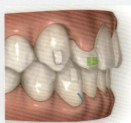
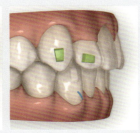
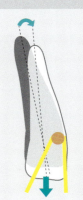

- 歯周組織を見ながらルートラビアルトルク（右図）を付与する
- 1回めの追加アライナーで使用した挺出ゴムを継続して使用する（挺出ゴムを使用するだけでルートラビアルトルクが発生する）

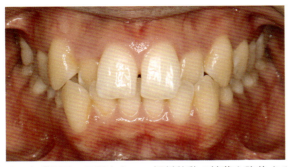
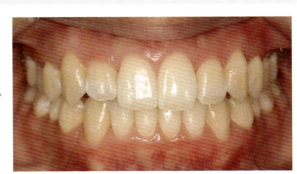

図6-4　まず歯冠の唇側方向への傾斜移動で被蓋を改善する。次いで追加アライナーで水平アタッチメントを利用し挺出を行う。不適合が発生した場合は挺出ゴムや垂直ゴムを使用しリカバリーを行う。最後に、2回めの追加アライナーにて歯周組織を確認しながらルートラビアルトルクを多少加えることで歯軸を調整する。これは、舌側転位している側切歯の歯冠は唇側に移動しても歯根が舌側に残るため行う手順である。

CHAPTER 2　アライナー矯正治療のケース別戦略

エラスティックによる側切歯の挺出

　上顎側切歯は、唇側傾斜移動や捻転改善時の反作用により、そして上顎犬歯は低位唇側転位している場合に、治療の終盤で挺出不足になることがある。このような場合は、エラスティックを使用して歯の挺出を促進させる。

　同様のボタンを使用しても、ボタンの設置位置やエラスティックの掛け方で歯の動き方は異なる（**図6-5**）。たとえば、歯の舌側にボタンを設置して顎内でエラスティックを使用する場合、歯は歯軸方向に垂直的に挺出する。これは、捻転の改善後に反作用で圧下してしまった側切歯の挺出に有効である（図6-5 挺出方向A）。また、アライナーの舌側にカットを入れてエラスティックを掛けるとルートラビアルトルクが発生するため、舌側転位している側切歯の歯軸のコントロールに有効である（図6-5 挺出方法B）。さらに、低位唇側転位している犬歯のような絶対的挺出量が多い歯の場合は、対顎の歯の歯面に設置したボタンとV字ゴムのような垂直成分の強いエラスティックを使用すると、良好に挺出を行うことができる（図6-5 挺出方法C）。

挺出方法A	挺出方法B	挺出方法C
・唇側ボタン ・舌側アライナーカット ・挺出ゴム	・唇舌側ボタン ・挺出ゴム	・唇側ボタン ・対合歯と顎間ゴム

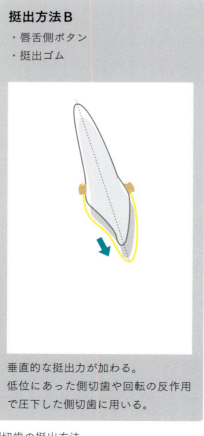

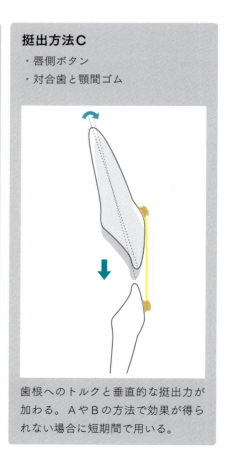

ルートラビアルトルクが加わる。舌側転位していた側切歯が唇側移動とともに圧下した場合に用いる。

垂直的な挺出力が加わる。低位にあった側切歯や回転の反作用で圧下した側切歯に用いる。

歯根へのトルクと垂直的な挺出力が加わる。AやBの方法で効果が得られない場合に短期間で用いる。

図6-5　エラスティックによるさまざまな側切歯の挺出方法。

臼歯の離開

アライナー矯正治療でもっとも多いトラブルは、治療終盤に起こる臼歯の離開である。これは、咬合面がアライナーに覆われているために臼歯の挺出が難しいことが要因のひとつである。

このリカバリー方法は臼歯の近心傾斜の有無によって異なる。そのためパノラマエックス線写真を撮影し、歯軸をよく確認する必要がある。

1 臼歯に近心傾斜がない場合

臼歯に近心傾斜のない臼歯離開は、前歯の早期接触や咬合力による臼歯の一時的圧下が原因である。この場合、アライナーの装着時間を12〜16時間に減らし、交換頻度を14日以上に調整するセトリングを1〜2か月を行うことで臼歯の自然挺出を促す方法が第一選択になる。また前歯の早期接触が認められる場合は、IPRを設定したり下顎歯列を遠心移動することで下顎前歯を後方移動し、適正なオーバージェットをつくることで咬合高径を下げ、早期接触と臼歯離開を改善することができる。

これらを行っても改善が見られない場合は、追加アライナーの作製および水平アタッチメントの設置、垂直成分の顎間ゴムを使用することで改善を図る（図6-6）。

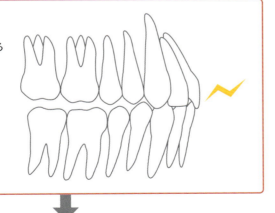

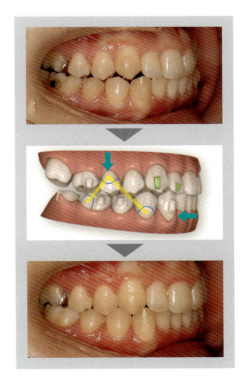

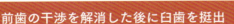

図6-6 臼歯離開の原因分析と対策（臼歯に近心傾斜がない場合）。
オーバージェットをつくることで前歯の干渉を解消後、臼歯をセトリング（アライナーの装着時間を減らし、交換頻度を遅らせる）や垂直成分の顎間ゴムを短期間使用することで咬合させる。右図は非抜歯治療で上顎歯列の遠心移動後に臼歯が離開したが、セトリングとV字ゴムで改善した例。

CHAPTER 2　アライナー矯正治療のケース別戦略

2 臼歯に近心傾斜がある場合

　臼歯に近心傾斜がある場合の臼歯離開は、前歯の後方移動時のアンカレッジロスが原因で起こることが多い。重度になると近心隣接面が歯肉に埋没し、アライナーによる歯冠の把持が困難となる。特に抜歯治療の場合にボーイングエフェクトが発生すると、最後臼歯と前歯しか咬合接触点がない状態となってしまう。

　この場合のリカバリー方法として、顎間ゴムを固定源にして近心傾斜している臼歯を順次遠心移動でアップライトさせるものがある。筆者（牧野）の臨床実感として、アライナーによる上下顎歯列同時遠心移動の成功率は低いため[1]、アップライトは必ず片顎ずつ行う。これはアライナーで臼歯の近心隣接面を遠心方向に押し上げる移動になるが、アライナーによる歯冠の把持が難しい場合は舌側にもアタッチメントを設置するとよいだろう。歯の近心傾斜を放置したまま強い力の顎間ゴムで垂直方向に牽引しても、緊密な上下顎歯列の咬合を獲得することは難しい（図6-7）。

3 上下顎小臼歯抜歯症例における臼歯離開のリカバリー治療

　臼歯の近心傾斜が片顎のみか、上下顎かで治療難易度は大きく変わる。II級不正咬合よりIII級不正咬合の抜歯治療のほうがオーバージェットが減りやすく前歯の早期接触解消が難しいため、リカバリー治療の成功率は低くなる（図6-8）。

　臼歯の近心傾斜が片顎のみの場合は、もう片顎の歯列を固定源としてII級ゴムやIII級ゴムを併用し、近心傾斜している臼歯をアップライトすることができる。この際、できるだけ短距離で顎間ゴムを使用することで垂直成分を増やす、あるいは挺出に強い水平アタッチメントを設置するなどの工夫により、早期に臼歯の離開を改善することができる。

　臼歯の近心傾斜が上下顎ともにある場合は、リカバリー治療が長期戦になることを覚悟して臨む必要がある。原則的にアライナーでは、顎間ゴムを固定源にした臼歯のアップライトは片顎ずつしか行うことができない。上下顎同時に改善したい場合、上顎はアライナー、外から見えにくい下顎にはブラケット矯正装置を使うと効率的な場合がある。

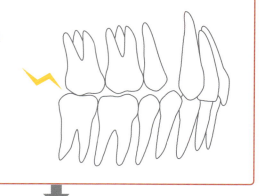

原因
・臼歯に近心傾斜がある
・最後臼歯のみに咬合接触がある

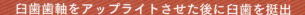

臼歯歯軸をアップライトさせた後に臼歯を挺出

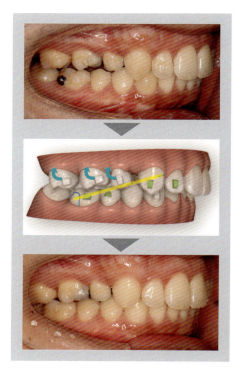

図6-7　臼歯離開の原因分析と対策（臼歯に近心傾斜がある場合）。顎間ゴムを固定源として臼歯を順次遠心移動させた後、アタッチメントや垂直成分をもつエラスティックを掛けて挺出させる。右図は、上顎小臼歯の抜歯スペース閉鎖後に上顎臼歯が近心傾斜し、臼歯離開が発生した例。上顎臼歯を順次アップライトして改善した。

6 リカバリー治療

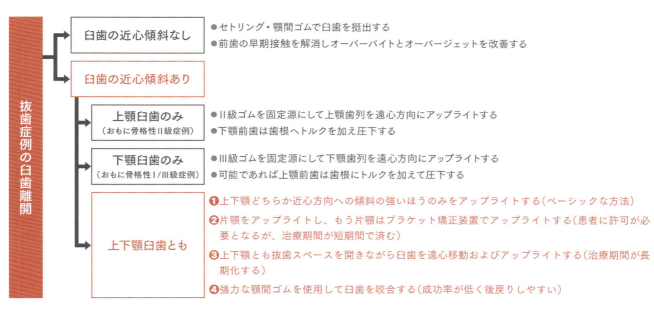

図6-8 上下顎小臼歯抜歯症例における臼歯離開のリカバリー戦略。

リカバリー治療で使用するV字ゴム

　アライナーは、ブラケット矯正装置と異なり押す力で移動させる特性をもつことから挺出力が不足しやすい。そのためリカバリー治療では、挺出力を生む顎間ゴムが不可欠である。なかでも筆者（牧野）がよく用いる掛け方は、ボタンカットを3つ設置しエラスティックをたすき掛けする「V字ゴム」である（図6-9左）。V字の頂点に挺出させたい歯をするもので、対顎に設置する2つのボタンはできるだけ距離を離すと強い挺出力を発生させることができる。

　また、V字ゴムと似た掛け方で複数歯の挺出と空隙閉鎖力を生むコの字ゴムがある（図6-9右）。いずれも3.5オンス、1/4あるいは5/16インチのエラスティックを使用することが多い。また強い挺出力を発生させるには、臼歯の咬合高径を挙上する目的でバイトランプを設置するとよい。

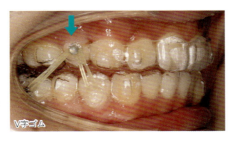 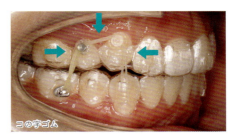

図6-9 挺出不足の歯のリカバリー治療で用いるエラスティック（V字ゴム／コの字ゴム）。

CHAPTER 2　アライナー矯正治療のケース別戦略

CASE 6-1　リカバリー治療 反対咬合

● 初診時データ

年齢・性別：27歳3か月女性
主訴：受け口

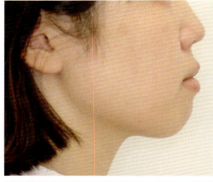
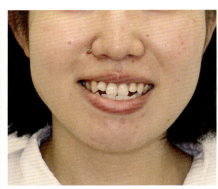
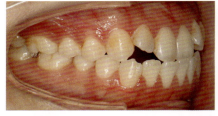
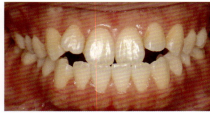
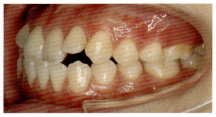
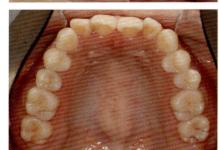
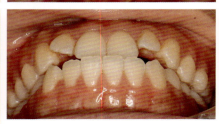
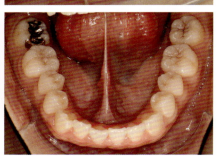
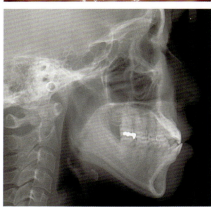
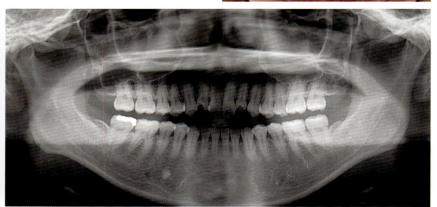

口腔内所見

前歯被蓋：オーバージェット -0.5mm
　　　　　オーバーバイト +0.5mm
臼歯関係：右側Ⅰ級、左側Ⅲ級
正中線：顔面正中線に対して下顎歯列正中線が右方偏位
歯列咬合所見：前歯反対咬合 / 側切歯開咬
機能的所見：舌小帯が短い / 低位舌

セファロ分析

側貌：コンベックスタイプ
前後的骨格：骨格性Ⅰ級
垂直的骨格：ハイアングルケース
上顎中切歯歯軸：標準値内
下顎中切歯歯軸：唇側傾斜

診　断

開咬をともなう歯性反対咬合

治療方針

・非抜歯治療
・下顎歯列の遠心移動
・下顎の前方回転

6 リカバリー治療

● 治療終了時データ

年齢：29歳4か月
動的治療期間：1年11か月
追加アライナー：2回
使用枚数：88枚（53＋25＋10枚）
保定装置：上顎はマウスピース型リテーナー＋固定式リテーナー（2|2間）、下顎はマウスピース型リテーナー

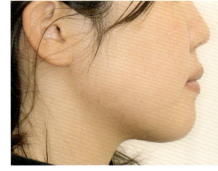
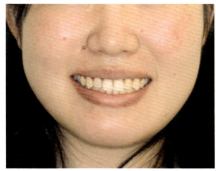
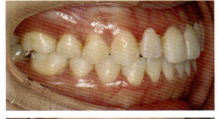
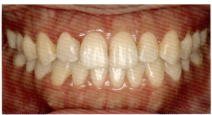
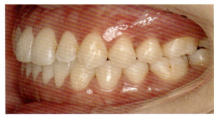
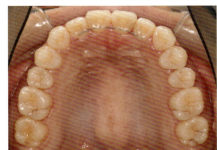
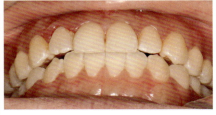
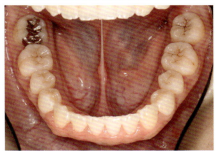
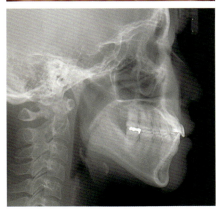
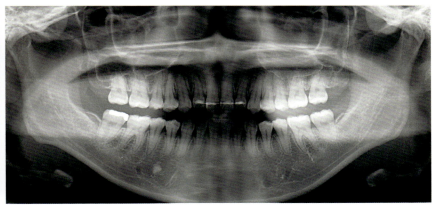

項目	標準値	治療前	治療後
SNA（°）	82.0	82.0	82.0
SNB（°）	80.0	80.0	80.5
ANB（°）	2.0	2.0	1.5
Mand. pl. to FH（°）	28.2	33.5	33.0
U1 to SN（°）	104.0	104.0	109.5
U1 to APo (mm)	6.2	9.0	10.5
L1 to Mand. pl.（°）	90.0	96.0	81.5
L1 to APo (mm)	3.0	10.5	7.0
E-line（上唇、mm）	2.0	0.5	-0.5
E-line（下唇、mm）	2.0	3.0	0.5

黒：治療開始前
赤：治療終了後

→ 2.0mm未満の移動
➡ 2.0mm以上の移動

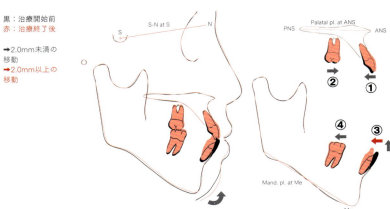

セファロトレース重ね合わせによる歯の移動変化の観察

① U1　1.5mm 後方移動　　② U6　1.0mm 近心移動
③ L1　3.5mm 後方移動 1.5mm挺出　　④ L6　0.5mm 遠心移動

CHAPTER 2　アライナー矯正治療のケース別戦略

CASE 6-1　リカバリー治療　反対咬合

治療計画

　骨格性の問題がなく下顎切歯の唇側傾斜が原因の、歯性の反対咬合である。矮小歯である上顎側切歯部は開咬になっているが、捻転もあり挺出で改善することは難しい（右図）。上顎側切歯は時間をかけて移動を図ってもアライナーの不適合が起こりリカバリー治療になることが予測される。そのためできるだけ挺出量を軽減する目的で、下顎歯列の遠心移動および下顎前歯舌側傾斜移動と、下顎臼歯の圧下による下顎の前方回転によりオーバーバイトを改善する。また同時に、オトガイ部の突出が少ないコンベックスタイプの側貌の改善も狙う。

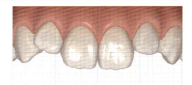

上顎側切歯が歯冠長が短く低位にある。

初回アライナー

初診時
エラスティック：
3/16インチ
3.5オンス

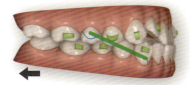 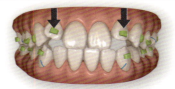 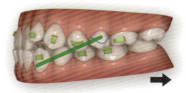

治療終了時
（53枚め/53枚中）

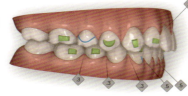 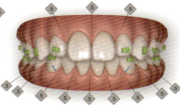 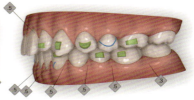

ClinCheckシミュレーションの調整

- 下顎の順次遠心移動（7|7 1.3mm）を行い、下顎前歯を舌側方向へ傾斜移動させる
- 固定源となるⅢ級顎間ゴムを短距離で使用し、臼歯関係の改善ではなく咬合平面の反時計回転を期待する
- 下顎の前方回転時にⅢ級の臼歯関係や反対咬合が悪化することを考慮し、オーバージェットは多めに設定する
- 2|2 は水平アタッチメントを設置し、回転と挺出を分けて確実に移動する

治療経過

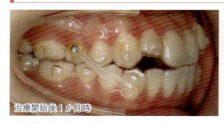 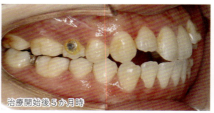 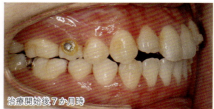

治療開始後1か月時　　治療開始後5か月時　　治療開始後7か月時

下顎歯列の遠心移動とともに臼歯が離開し、オーバーバイトが改善してきた。

リファインメント

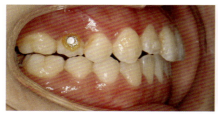 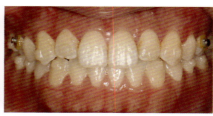 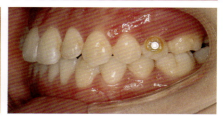

治療開始後1年1か月、初回アライナー使用時（51枚め/53枚中）の口腔内写真。前歯の被蓋関係が正常化した。2| は治療途中で不適合が生じ挺出がやや不足していた。

6 リカバリー治療

追加アライナー

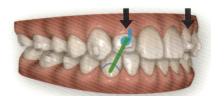
治療開始時　3/16インチ　3.5オンス

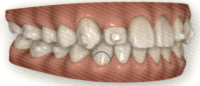
治療終了時（25枚め/25枚中）

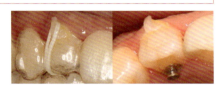
2|における挺出用エラスティックの使用。挺出力を強化するため唇舌側にボタンを設置しアライナー装着時はエラスティックを常時掛けてもらう。

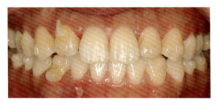
治療開始後 1 年 7 か月、1 回めの追加アライナー使用時の口腔内写真(23枚め/25枚中)。

追加アライナーの目的および方法
- 近心捻転が残る 2| は、再度回転と挺出を分けて移動する
- 捻転改善の反作用による 2| の挺出不足にはエラスティックを併用する
- 2|歯頸部側のアライナーを1/2の高さにトリミングし、ボタンを設置するための歯面を確保する
- 2|の挺出力を増やすため 3| にボタンカットを設け、就寝時はその間に垂直ゴムを掛ける

追加アライナー（2回め）

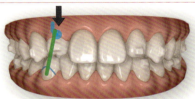
治療開始時　3/16インチ　3.5オンス
1|1切縁を削合し切歯の垂直的位置を合わせる。

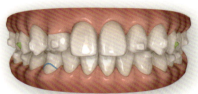
治療終了時

治療開始後 1 年10か月、2 回めの追加アライナー使用時の口腔内写真(5枚め/10枚中)。右側側切歯のオーバーバイトが改善された。

追加アライナーの目的および方法
- 2|2 を再挺出するが、不適合になりそうであれば治療を早期に終了する

● ステージング（動的治療期間 2 年 2 か月）

初回アライナー 53ステージ（7日交換）	追加アライナー（1回め） 25ステージ（7日交換）	追加アライナー（2回め） 10ステージ（10日交換）
・2|2 の挺出量を軽減するため下顎の前方回転を行う	・挺出ゴムと顎間ゴムの併用で上顎側切歯を再度挺出する	・前歯のディテーリング

治療結果

下顎前歯の舌側移動と下顎の前方回転により、反対咬合と側貌が改善した。上顎側切歯の回転と挺出を分けるなどステージングに工夫を行ったが、治療前の予測どおりコントロール不足が生じ、リカバリー治療を行うこととなった。追加アライナーで挺出ゴムや顎間ゴムを併用し挺出を行ったが、オーバーバイトの改善はわずかであった。2|2 のアライナー不適合の度合いは左右で異なり、近心捻転している 2| が遠心捻転している |2 より大きかった。これは近心捻転歯は歯根が近心舌側にあり歯根の移動量が大きくなりやすいことが関連している。一方、遠心捻転歯の歯根は遠心唇側にあり、歯根の移動量が少ないため（右図）予測実現性が高くなる。このように側切歯の遠心捻転は近心捻転より改善が容易である。

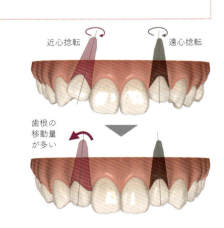

149

CHAPTER 2　アライナー矯正治療のケース別戦略

CASE 6-2　リカバリー治療 上下顎前突

● 初診時データ

年齢・性別：22歳0か月男性
主訴：口が開きやすく、口呼吸になる

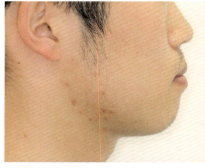
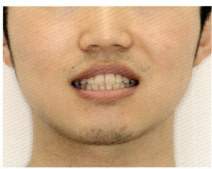
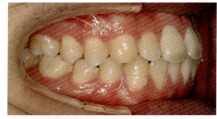
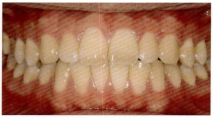
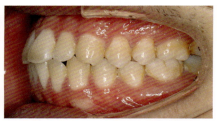
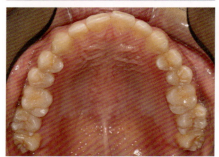
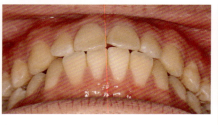
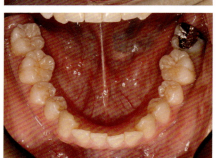
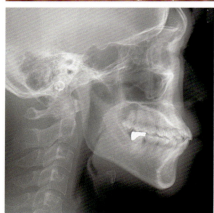
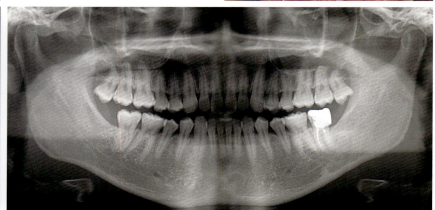

口腔内所見

前歯被蓋：オーバージェット +2.0mm
　　　　　オーバーバイト +1.5mm
臼歯関係：Ⅲ級傾向
正中線：顔面正中線に対し上下顎歯列正中線はほぼ一致
歯列咬合所見：特記事項なし
機能的所見：口唇閉鎖不全による口呼吸

セファロ分析

側貌：コンベックスタイプ
前後的骨格：骨格性Ⅰ級
垂直的骨格：アベレージアングルケース
上顎中切歯歯軸：著しい唇側傾斜
下顎中切歯歯軸：唇側傾斜

診　断

歯性上下顎前突

治療方針

・4|4 4|4 抜歯
・上顎臼歯は中程度の固定、下顎臼歯は最大の固定を設定し抜歯スペースを閉鎖

6 リカバリー治療

● 治療終了時データ

年齢：25歳4か月
動的治療期間：3年2か月
追加アライナー：2回
使用枚数：150枚（64＋55＋31枚）
保定装置：上下顎ともにマウスピース型リテーナー

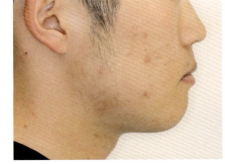
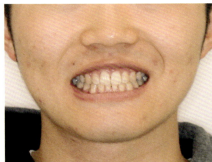
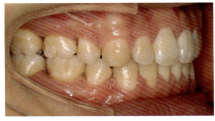
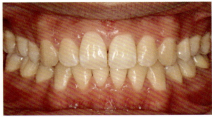
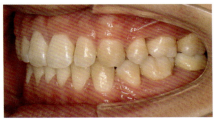
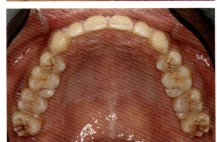
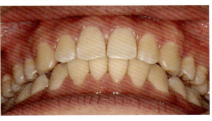
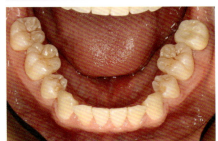
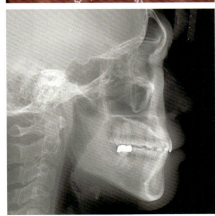
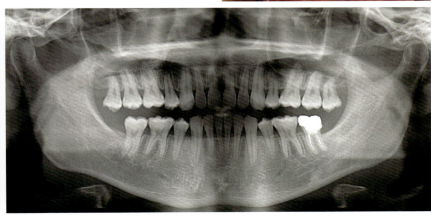

項目	標準値	治療前	治療後
SNA(°)	82.0	88.0	88.0
SNB(°)	80.0	86.5	86.5
ANB(°)	2.0	1.5	1.5
Mand. pl. to FH(°)	26.9	26.5	26.5
U1 to SN(°)	104.0	124.5	105.5
U1 to APo (mm)	6.2	11.5	5.0
L1 to Mand. pl. (°)	90.0	99.0	88.5
L1 to APo (mm)	3.0	8.5	1.5
E-line（上唇、mm）	2.0	0.5	-1.5
E-line（下唇、mm）	2.0	3.5	1.0

黒：治療開始前
赤：治療終了後

➡ 2.0mm未満の移動
➡ 2.0mm以上の移動

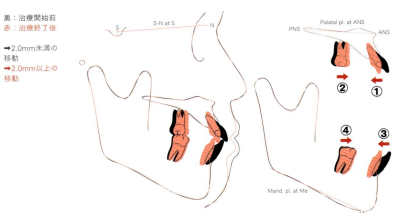

セファロトレース重ね合わせによる歯の移動変化の観察

❶ U1　6.5mm 後方移動　　❷ U6　2.5mm 近心移動
❸ L1　6.0mm 後方移動　　❹ L6　2.5mm 近心移動

CHAPTER 2　アライナー矯正治療のケース別戦略

CASE 6-2　リカバリー治療　上下顎前突

治療計画

叢生のない歯性の上下顎前突であり、4|4 4|4 を抜歯し上下顎前歯を舌側移動させて口唇閉鎖不全を改善する。骨格、臼歯関係ともにⅢ級傾向で下顎臼歯が最大の固定となるため、初回アライナーからⅢ級ゴムを固定源として用いる。対合歯のない 8|8 は固定源として利用できるため、抜歯せずにアライナーで把持する。本症例の難度は標準的だが、さまざまなポイントで担当医がミスをしたため、リカバリー治療が必要となった。

初回アライナー

初診時
エラスティック：
1/8インチ
3.5オンス

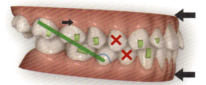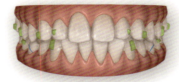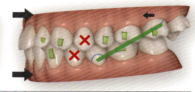

治療終了時
（64枚め/64枚中）

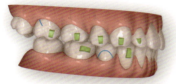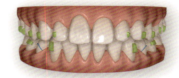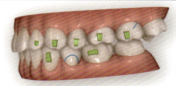

ClinCheckシミュレーションの調整
- 上下顎とも臼歯の近遠心移動を最小限にして、前歯の後方移動の固定源に集中させる
- 下顎歯列移動の固定源の補強と、臼歯離開を防ぐ目的で垂直成分の力がかかるよう短距離のⅢ級ゴムを用いる

 MISS!
- 前歯歯根の後方移動量が多いにもかかわらず、アライナーの交換を7日ごとで進めてしまった
- ボタンカットを設置した 5|5 に、回転防止のアタッチメントを設置していなかった

治療経過

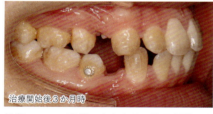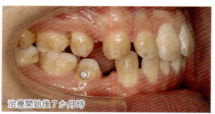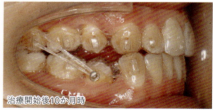

抜歯スペース閉鎖にともなう下顎両側第二小臼歯の遠心捻転と舌側傾斜が見られる。その後アライナーが不適合となり、下顎前歯が舌側傾斜してきた。

リファインメント

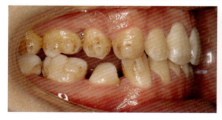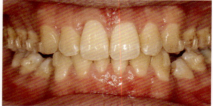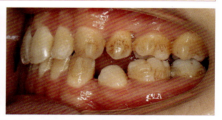

治療開始後1年1か月、初回アライナー使用時（59枚め/64枚中）の口腔内写真およびパノラマエックス線写真。5|5 が大きく近心傾斜し側方歯部が離開している。下顎前歯はルートトルクコントロールがなされずに大きく後方傾斜し、オーバーバイトが深くなってしまった。

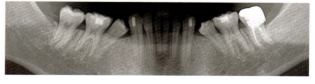

6 リカバリー治療

追加アライナー

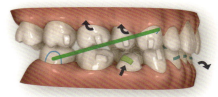
治療開始時　3/16インチ　3.5オンス

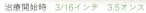
治療中（34枚め/55枚中）

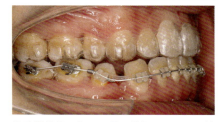

治療開始後2年0か月、追加アライナー使用時の口腔内写真（44枚め/55枚中）。5|5 の近心傾斜が強くなり、アライナーで把持することが困難になったため、治療期間短縮を考えて下顎にブラケットを装着してリカバリー治療を行った。なお、上顎は引き続きアライナーを使用し、II級顎間ゴムにより臼歯のアップライトを継続した。

追加アライナーの目的および方法
- スペース閉鎖が完了している上顎臼歯を先に順次アップライトする
- II級ゴムにて下顎前歯の唇側傾斜を行いオーバーバイトを改善する

- III級不正咬合に対して下顎ではなく上顎歯列のアップライトを先行させてしまった
- II級ゴムにより 5|5 に近心傾斜させる力を加えてしまった

リカバリー治療＋ハーフアライナー（片顎のみ継続装着）

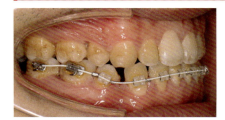

治療開始後2年4か月、ブラケット装着から4か月後の口腔内写真。.019×.025インチNi-Tiワイヤーにてレベリングを行った。抜歯スペースが開かないよう 5|5 遠心にストップを設置した。

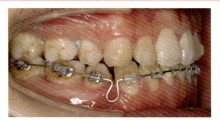

治療開始後2年7か月、ブラケット装着から7か月後の口腔内写真。バーティカルループを備えた.019×.025インチβ-Tiワイヤーにて抜歯スペースに近心傾斜した歯をアップライトした。

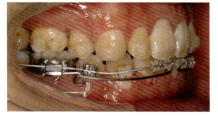

治療開始2年11か月、ブラケット装着から11か月後の口腔内写真。.017×.025インチβ-Tiワイヤーで作製したアーチワイヤーをサブスロットから追加し、下顎前歯を圧下しながらスペース閉鎖を行った。

ハーフアライナーのポイント
- 下顎は.022インチスロットのブラケット矯正装置を使用し、ヘビーフォースでアップライトを行う
- 上顎のみ追加アライナーを発注し、交換速度を遅めながら使用する
- II級ゴムを使用し、ブラケット矯正装置が装着された下顎歯列を固定源にした上顎臼歯のアップライトを行う

● ステージング（動的治療期間3年2か月）

初回アライナー 64ステージ（7日交換）	追加アライナー（1回め） 55ステージ（7日交換）	リカバリー治療＋ハーフアライナー 31ステージ（10日交換）
・アライナーの交換日数の調整が不足していた ・設置すべきアタッチメントが不足していた	・上下顎臼歯のアップライトの順番を間違ってしまった ・近心傾斜がある下顎臼歯にII級ゴムを使用してしまった	・上顎はアライナーを使用 ・下顎はブラケット矯正装置で歯根をアップライト（1年2か月）

CHAPTER 2　アライナー矯正治療のケース別戦略

CASE 6-2　リカバリー治療　上下顎前突

治療結果

　上下顎前歯の後方移動により、コンベックスタイプの側貌および口唇閉鎖不全を改善することができた。アライナーによる抜歯治療では、小臼歯の咬合を崩さないことが重要なポイントである。本症例は、アライナーの把持が弱くなるボタンカットの設置や追加アライナーにおける治療計画の優先順位を誤った結果5|5を大きく近心傾斜させてしまい、ブラケット矯正装置を用いたリカバリー治療による治療期間の長期化を引き起こしてしまった。アライナー矯正治療を受けている患者が、ブラケット矯正装置によるリカバリー治療を受忍する割合は、想像よりも意外に高い。特に、上顎のみアライナー装着を継続するハーフアライナーは、審美性もあまり損わず、一度に上下顎臼歯をアップライトすることができる有効なリカバリー方法である。

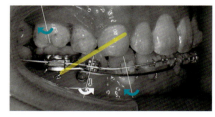

ハーフアライナーのメカニクス。アライナーでⅡ級ゴムを固定源として上顎臼歯をアップライトさせている間に、ワイヤーの剛性を利用して下顎歯列のリカバリー治療を行うことができる。

Clinical Point　セクショナルワイヤーテクニック

　アライナーが部分的に不適合になっていても、その他は適合しておりかつ未使用のアライナーが10枚以上残存している場合は、セクショナルワイヤーによるリカバリー治療を考えるとよい。ブラケット矯正装置の最大の利点は臼歯を挺出させられることであり、顎間ゴムと併用することで短期間でリカバリーが可能である。一度セクショナルワイヤーを設置したら、基本的には次の追加アライナーを開始するまで外さないようにする。

1 セクショナルワイヤーの適応症

アライナーで歯を把持できなくなった場合はブラケット矯正装置を設置し、セクショナルワイヤーを使用したほうが効率的である。セクショナルワイヤーは主に次の3つのケースに使用される。

| 1 臼歯の大きな近心傾斜（抜歯治療） | 2 捻転がある小臼歯の改善中の圧下 | 3 最後臼歯や補綴歯など歯冠高径の低い歯 |

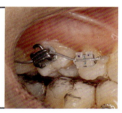 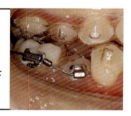 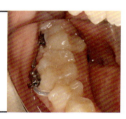

2 セクショナルワイヤー設置時のアライナーの処理

セクショナルワイヤー設置後は、ブラケット矯正装置部位をボタンカットにするか、アライナーをカットするか決定し、アライナーを併用できるようにする必要がある。使い分けとしては、歯列弓形態やスペース閉鎖を優先するならボタンカット、歯の挺出やアップライトを優先するならアライナーのカットが有利である。

3 セクショナルワイヤー設置方法（5|抜歯窩に|6が近心傾斜した症例）

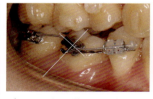 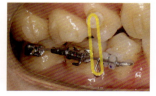 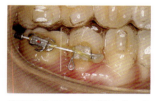 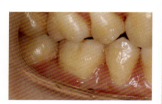

ブラケット矯正装置は臼歯をアップライトしやすいよう近心側を歯頸部方向に傾斜させてボンディングする。強いモーメントを発生させるため、太いレクタンギュラーのNi-Tiワイヤーを治療開始時から使用する。

一番近心にある歯（|4）は反作用で圧下しやすいため、フックを設置して顎間ゴムを使用すると防止できる。

抜歯治療では空隙が開かないよう、隣在歯同士を結紮線やエラスティックチェーンで留めておく必要がある。写真ではアライナーを|4遠心でカットし、エラスティックチェーンで空隙を閉鎖している。

9か月後のリカバリー治療終了時の口腔内。

6 リカバリー治療

CASE 6-3 リカバリー治療 上下顎前突をともなうⅡ級不正咬合

● 初診時データ

年齢・性別：27歳5か月女性
主訴：口元の突出
既往歴：金属アレルギーの疑いあり

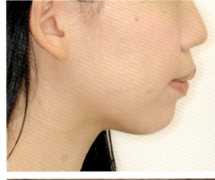
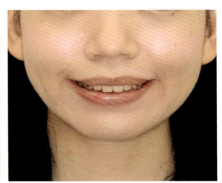
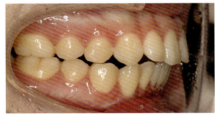
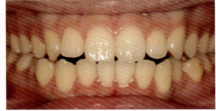
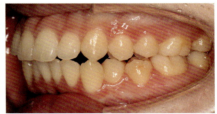
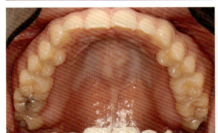
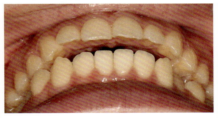
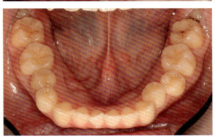
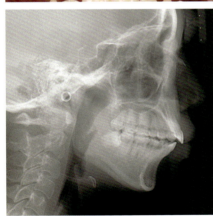
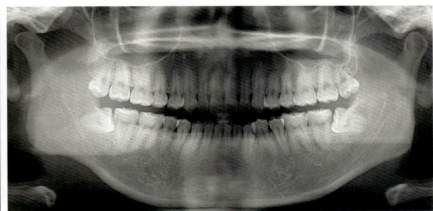

口腔内所見

前歯被蓋：オーバージェット +4.0mm
　　　　　オーバーバイト +1.0mm
臼歯関係：Ⅱ級傾向
正中線：顔面正中線に対し上下顎歯列正中線がほぼ一致
歯列咬合所見：前歯水平的開咬（アンテリアガイダンスの喪失）/ 5|5 がクロスバイト
機能的所見：右側下顎頭が扁平に変形

セファロ分析

側貌：コンベックスタイプ
前後的骨格：下顎後退による骨格性Ⅱ級
垂直的骨格：アベレージアングルケース
上顎中切歯歯軸：標準値内
下顎中切歯歯軸：著しい唇側傾斜

診断

上下顎前突をともなうⅡ級不正咬合

治療方針

- 4|4 5|5 抜歯
- 上顎臼歯は最大の固定、下顎臼歯の近心移動を設定して抜歯スペースを閉鎖

155

CHAPTER 2　アライナー矯正治療のケース別戦略

CASE 6-3　リカバリー治療　上下顎前突をともなうⅡ級不正咬合

● 治療終了時データ

年齢：30歳4か月
動的治療期間：2年10か月
追加アライナー：3回
使用枚数：124枚（49＋39＋19＋17枚）
保定装置：上下顎ともマウスピース型リテーナー

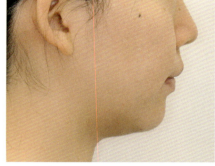
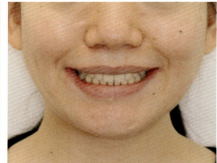

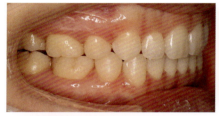
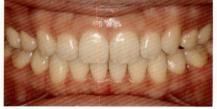
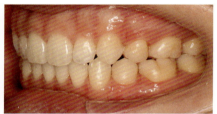

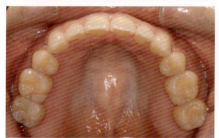
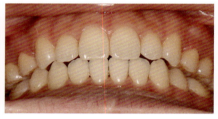
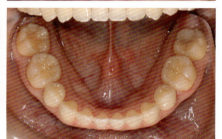

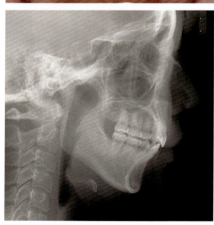
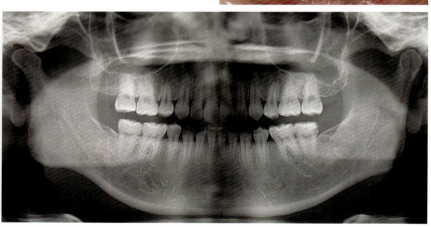

項目	標準値	治療前	治療後
SNA(°)	82.0	80.5	80.5
SNB(°)	80.0	74.5	74.0
ANB(°)	2.0	6.5	6.5
Mand. pl. to FH (°)	28.2	31.5	32.0
U1 to SN (°)	104.0	102.0	84.0
U1 to APo (mm)	6.2	12.5	5.5
L1 to Mand. pl. (°)	90.0	109.5	101.0
L1 to APo (mm)	3.0	7.5	3.0
E-line (上唇、mm)	2.0	2.0	0.5
E-line (下唇、mm)	2.0	3.0	-1.0

黒：治療開始前
赤：治療終了後

➡ 2.0mm未満の移動
➡ 2.0mm以上の移動

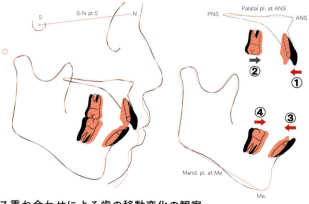

セファロトレース重ね合わせによる歯の移動変化の観察

① U1　7.0mm 後方移動　　② U6　1.5mm 近心移動
③ L1　4.5mm 後方移動　　④ L6　3.0mm 近心移動

6 リカバリー治療

治療計画

オーバーバイトが浅く下顎後退しているⅡ級不正咬合であるため、上顎歯列の遠心移動と下顎の前方回転の治療方針も提案したが、患者は側貌のより大きな改善を希望したため、上下顎小臼歯抜歯治療の方針となった。治療後の側貌の予測はVTOを用いて行った。患者には診断後間もなく1年間の海外滞在の予定があり、通院回数が少ないアライナーによる治療を希望した。しかし本症例は、オーバーバイトが浅い以外は抜歯治療に向かない、アライナーでは難度の高い治療となる。そのため治療期間が帰国時まで長期化するリスクがあることを説明し、チャットツールを利用しながらこまめに治療期間中の経過観察を行うこととした。抜歯部位は、初診時に 5|5 5|5 が離開していたことに加え、Ⅱ級の臼歯関係改善に下顎臼歯の近心移動が必要であることから、上顎は 4|4、下顎は 5|5 を選択する。

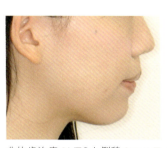 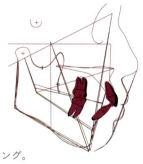 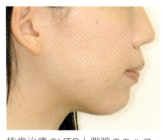 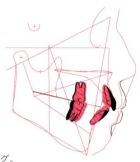

非抜歯治療のVTOと側貌のモルフィング。　　　　　　　抜歯治療のVTOと側貌のモルフィング。

初回アライナー

初診時

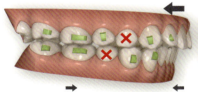 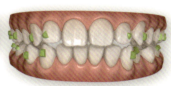 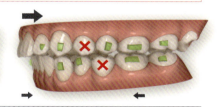

治療終了時
（65枚め/65枚中）

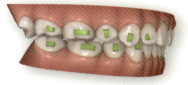 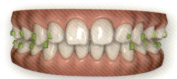 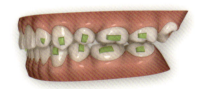

ClinCheckシミュレーションの調整
- 海外滞在中、アライナーの不適合を回避するために臼歯の移動量を最小限に抑える
- 確実に歯を移動するため垂直および水平長方形アタッチメントを多用し、アライナーの交換は10日ごとに行う
- 下顎の抜歯スペースの閉鎖は歯根の移動量が多くならないよう調整する
- 8|8 は抜歯スペース閉鎖の固定源に利用できるため、保存しアライナーで把持しておく

治療経過

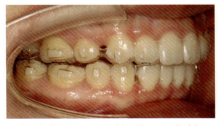 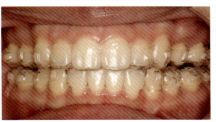 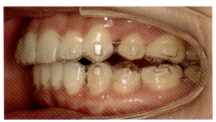

治療開始後1年2か月時(49枚め/65枚中)の口腔内写真。患者が一時帰国した。患者のアライナー装着時間は1日平均17時間と不足しており、7| および |4 にオフトラックが認められた。

CHAPTER 2　アライナー矯正治療のケース別戦略

CASE 6-3　リカバリー治療　上下顎前突をともなうⅡ級不正咬合

リファインメント

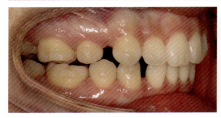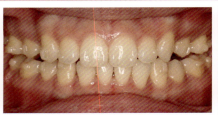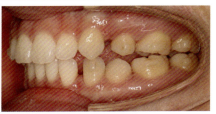

治療開始後1年2か月時(49枚め/65枚中)の口腔内写真。左側歯列には上下顎左側臼歯の歯冠傾斜によりボーイングエフェクトが発生し、臼歯の離開が見られた。患者は2か月後に再び半年間の海外滞在を予定していた。

追加アライナー

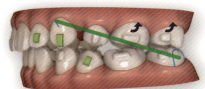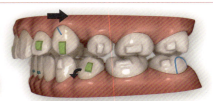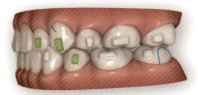

治療開始時　3/16インチ　3.5オンス　　23枚め/47枚中　　47枚め/47枚中

追加アライナーの目的および方法
- 臼歯は上下顎ともに近心傾斜しているが、Ⅱ級不正咬合であるためまず上顎臼歯を順次アップライトする
- Ⅱ級ゴムの反作用を利用して|4歯冠を近心方向へアップライトする
- 臼歯は主に歯冠の傾斜移動を行うためアライナー交換は5日ごととする

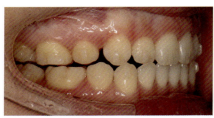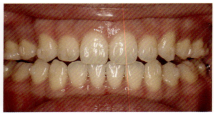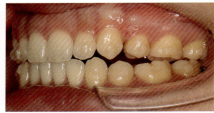

治療開始後1年9か月、追加アライナー使用時(39枚め/47枚中)の口腔内写真。患者が再び帰国した。上顎臼歯の遠心方向へのアップライトが完了している。今後の海外滞在予定はなかったため、早期に2回めの追加アライナーを作製した。

追加アライナー（2回め）

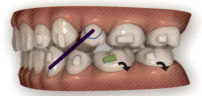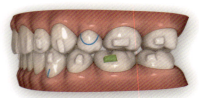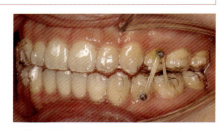

治療開始時　1/8インチ　3.5オンス　　治療終了時

追加アライナーの目的および方法
- Ⅲ級顎間ゴムを固定源にして、下顎臼歯を順次アップライトする
- 5|5舌側に卵円形アタッチメントを設置し、舌側咬頭の圧下を予防する

治療開始後2年3か月、2回めの追加アライナー使用時の口腔内写真（11枚め/19枚中）。|6が遠心方向へアップライトしたところで|4と|6にボタンカットを追加し、V字ゴム（1/4インチ 3.5オンス）で臼歯を咬合させる治療計画を追加した。

6 リカバリー治療

追加アライナー（3回め）

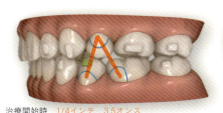
治療開始時　1/4インチ　3.5オンス

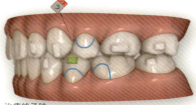
治療終了時

追加アライナーの目的および方法
- |5の挺出不足を引き続きV字ゴムで改善する
- 垂直成分のエラスティックから生じる反作用の防止と抜歯スペースの閉鎖を続けるため、|4 6舌側に卵円形アタッチメントを設置する

|5 |4 6舌側に設置した卵円型アタッチメント。垂直ゴムの反作用による舌側咬頭の圧下を防止する目的で設置した。

● ステージング（動的治療期間2年10か月）

初回アライナー 65ステージ（10日交換）	追加アライナー（1回め） 47ステージ（5日交換）	追加アライナー（2回め） 19ステージ（7日→14日交換）	追加アライナー（3回め） 17ステージ（7日交換）
・アライナーの不適合を最小限にする治療計画（49枚めで終了）	・上顎臼歯のアップライト ・抜歯スペース閉鎖を継続（39枚めで終了）	・下顎臼歯のアップライト ・V字ゴムによる臼歯挺出	・V字ゴムによる臼歯挺出

治療結果

　抜歯治療を選択したことで上下顎前歯を大きく後方移動し、良好な側貌を獲得することができた。上下顎小臼歯抜歯治療としては難度の高い症例であったうえ、患者が治療開始後すぐ海外へ転居してしまったため十分なモニタリングができず、ボーイングエフェクトを発生させてしまった。通常、近心傾斜を起こした臼歯に対するリカバリー治療は、顎間ゴムを用い対顎を固定源としてアップライトを行う。上下顎臼歯の近心傾斜の改善はまず上顎、次に下顎の順番に行わなくてはならず（右図）、長い治療期間を要してしまった。このように抜歯治療のリカバリーは、原因を分析し確実にステップをふんで改善していく必要がある。

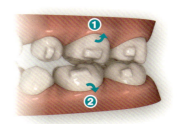

Clinical Point　臼歯に垂直成分の顎間ゴムを使うときは

　抜歯をともなうアライナー矯正治療では、治療の後半で垂直成分の強い顎間ゴムで臼歯を挺出させることがある。その際に注意すべきなのは、必ず臼歯の歯軸をアップライトさせてから顎間ゴムを使用することである。近心傾斜が残ったまま顎間ゴムを使用すると、挺出効果が半減してしまう。特にV字ゴムなど臼歯に対する強い垂直成分をもつエラスティックは、つねに閉口する方向へ力が加わるため開口筋である外側翼突筋などへ負荷がかかり、下顎頭を関節窩に押しつける力が発生する。したがって患者の負担も大きく、長期間は使用できない。そのため治療終盤の臼歯咬合を緊密化させるステージやリカバリーで行きづまったときなど、できるだけ最大限の効果が出る場面で使用する。この垂直成分のエラスティックは、歯の頬側へ強力な挺出力を加えることができるが、逆に舌側咬頭には圧下する力が作用する（右図）。これを防ぐため、臼歯のアライナーにボタンカットを設置する場合は、舌側にアタッチメントを設置する必要がある。これには抜歯スペースを増やさないようにする効果もある。垂直の卵円形アタッチメントを選ぶと、患者のアライナー着脱がしやすい。

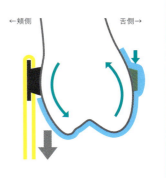
←頬側　舌側→

CHAPTER 2　アライナー矯正治療のケース別戦略

7 複数の治療方針から最善を選択する試み

矯正装置からではなく必ず分析と診断から治療を考える

　スムーズにアライナー矯正治療を完了するために、治療方針にはある程度の工夫が必要であり、ブラケット矯正治療とは異なる事前のリスクマネジメントが必要になる。そこでアライナーを用いるにあたり、担当医はリカバリーに対するリスク許容度を自身で設定しておく必要がある。

　治療方針は分析と診断から作成されるべきで、アライナーありきで治療方針を意図的に選択することは望ましくない（図7-1）。治療目的の達成に、アライナーが有効である場合は積極的に使用していくが、不利である場合は他の矯正装置の使用あるいは併用を提案するべきである。アライナー矯正治療を希望して来院する患者もいるが、担当医は治療方針の礎が何なのか、見誤ってはならない。

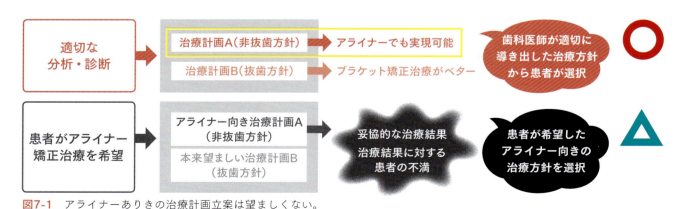

図7-1　アライナーありきの治療計画立案は望ましくない。

7 複数の治療方針から最善を選択する試み

小臼歯抜歯数は
できるだけ少なくする

　アライナーはブラケット矯正装置のように歯根のモーメントを加えられないため、歯根の移動量が多くなりがちな小臼歯抜歯の治療方針を採ることは極力避ける。特に上下顎小臼歯4本抜歯は臼歯に対する固定源としての要求が高く、予測実現性が低くなる。さらにアンカレッジロスにより上下顎臼歯が近心傾斜すると、リカバリー治療として同部のアップライトが必要になり治療期間が長期化してしまう。

　そこで治療計画に遠心移動やIPR、片側抜歯や前歯抜歯をうまく組み込むことで、1本でも小臼歯抜歯数が減らせないかを考えることが重要となる（**図7-2**）。特に下顎小臼歯抜歯症例はオーバーバイトのコントロールが難しくなるため、可能な限り抜歯数を減らす。小臼歯抜歯数が4本から3本に減るだけでも、大きくアライナー矯正治療の難度を下げることが可能となる。これは、下顎の非抜歯側歯列を抜歯側歯列を移動する際の固定源として利用することができるためである（**図7-3**）。

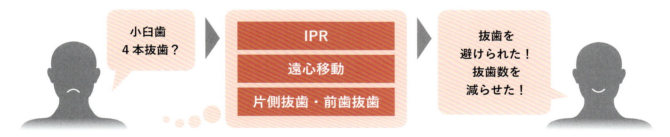

図7-2　アライナー矯正治療では抜歯数をできるだけ少なくすることを考える。

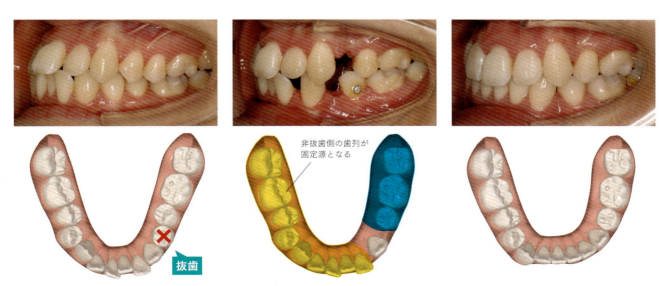

図7-3　片側抜歯の有効性。上下顎片側第一小臼歯を抜歯して叢生を改善する。このとき、非抜歯側の歯列が固定源となる。

161

CHAPTER 2　アライナー矯正治療のケース別戦略

Bolton分析と矮小歯

　アライナーのシミュレーションソフトウェアを使用すると、歯冠幅径とBolton分析値が自動で計測・計算される。ここで注視すべき項目は、上下顎6前歯の比率であるanterior ratio（下顎6前歯歯冠幅径の総和（mm）÷上顎6前歯歯冠幅径の総和×100）である。日本人の標準値は78.09％（±2.19％）になるが[1]、この値を大きくする一番の要因は上顎側切歯の矮小歯である。また、歯冠幅径は近遠心の最大豊隆部間を計測するが、歯の近遠心的あるいは唇舌側的な歯軸の変化によっても微妙に変化することを考慮しなくてはならない。

　anterior ratioが80％を超えてくると、下顎前歯にIPRを加えたとしてもうまく平均値に戻せず、理想的に排列することができない。そのため側方歯が矮小歯であるなどanterior ratioが過大な場合は、①矯正歯科治療終了後に歯冠に補綴修復治療を行う、②臼歯関係を少し崩して終わる（第一大臼歯の咬合が1歯対1歯関係）、③側切歯を抜歯するなどの治療方針を選択しなくてはならない（図7-4）。さらにanterior ratioが標準値内であっても、前歯に唇舌的な厚みがある場合は適正なオーバージェットやオーバーバイトとならないこともある。

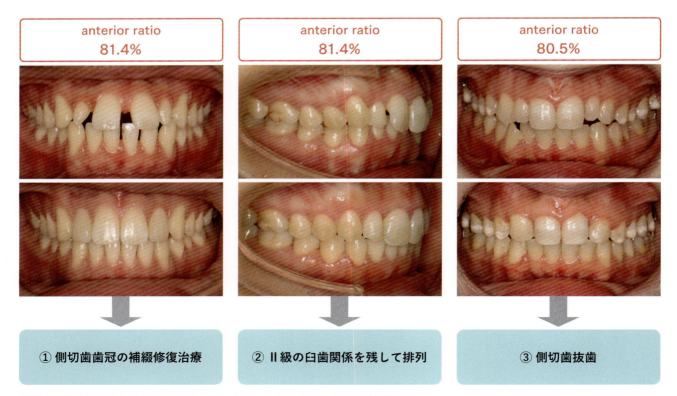

図7-4　側切歯が矮小歯であるなど、anterior ratioが過大な場合の治療方針。

第三大臼歯の有効利用

矯正歯科治療では第三大臼歯を抜歯することが一般的であるが、正常萌出をしている場合は温存できるか検討する。これは、第三大臼歯が治療中に固定源として活用できる可能性があるためである。

アライナー矯正治療では、すべての歯を一度に移動させる治療計画を採ることは少なく、部分的・順次的に移動していくシミュレーションになることが多い。このとき、移動させていない歯は移動している歯の固定源となる。ブラケット矯正治療とは異なり、リンガルアーチなどの加強固定装置を使用できないアライナー矯正治療では、固定源になる歯数を増やすことが治療の重要な鍵となる。そこで正常萌出している第三大臼歯が、固定源に利用できるかを検討する。

また、第三大臼歯にブラケットを設置すると患者が頬粘膜の違和感を感じやすいが、アライナーではそうしたことがなく問題なく歯冠を把持することができる。アタッチメントの設置がなくても、矯正力は十分作用する。上下顎小臼歯抜歯治療の場合、第三大臼歯を排列できれば28歯咬合（上下顎にそれぞれ14歯あり、良好に咬合している状態）も達成できる。う蝕や対合歯のない第三大臼歯であれば、天然のTADとして利用し、治療後に抜歯することを考えてもよい（**図7-5**）。

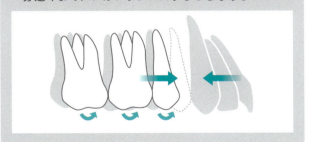

● 第三大臼歯のない第一小臼歯抜歯治療
・アライナー矯正治療では、臼歯が抜歯スペースの半分近くまでアンカレッジロスすることもある

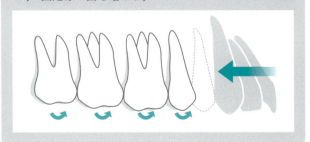

● 第三大臼歯のある第一小臼歯抜歯治療
・臼歯が4歯あることで固定源を強化できる（＝固定源の歯を増やす）

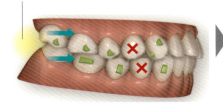

臼歯の近心移動で後方の領域が増える

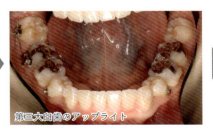

第三大臼歯のアップライト

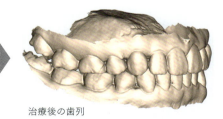

治療後の歯列

図7-5 矯正歯科治療における第三大臼歯の有効利用。上下顎小臼歯抜歯治療では、第二大臼歯の近心移動により後方の領域が増え、治療中に第三大臼歯が萌出してくることがある。図の症例では、萌出してきた下顎右側第三大臼歯が近心傾斜していたため、アライナーとセクショナルワイヤーを併用して排列し28歯咬合を達成した。

CHAPTER 2　アライナー矯正治療のケース別戦略

II級臼歯関係が左右で非対称な症例の治療方針

　前後的問題のある咬合に左右非対称の問題が加わると、治療難度は高くなる。III級不正咬合では下顎の側方偏位量が多く外科的矯正治療になることが多いが、II級不正咬合では下顎の側方偏位量が少なく、矯正歯科治療単独で改善を図ることができる。

　通常、左右非対称なII級臼歯関係を有する症例をブラケット矯正装置で治療する場合は、左右の小臼歯抜歯スペースへ大臼歯が近心移動する量をコントロールし対称的な歯列をつくっていく。一方アライナーでは大臼歯を大きく近心移動させることが難しく、この方針を選択することができない。そのため上顎臼歯の遠心移動を選択しがちであるが、片側のII級臼歯関係が強い場合はそれが本当に原因に基づく治療方針であるかよく確認する必要がある。

　筆者はこうしたII級臼歯関係が非対称な症例を、大臼歯の近遠心的位置から図7-6に示した5つのタイプに分けて考えるようにしている。まず、顔貌に対する上下顎歯列正中線の位置を判断後、II級臼歯関係の左右差の内容を確認する[2]。上顎片側犬歯の低位唇側転位や叢生などは、上顎大臼歯の位置の左右差が原因であることが少なくない。上顎大臼歯の偏位は、正中口蓋縫線に直角に交わる線を基準に近遠心的位置を診る。下顎歯列正中線の偏位は、下顎骨形態の非対称による下顎大臼歯の位置の左右差が原因であることが少なくない。なお、下顎骨の偏位は正面セファログラムにて細かく確認する。

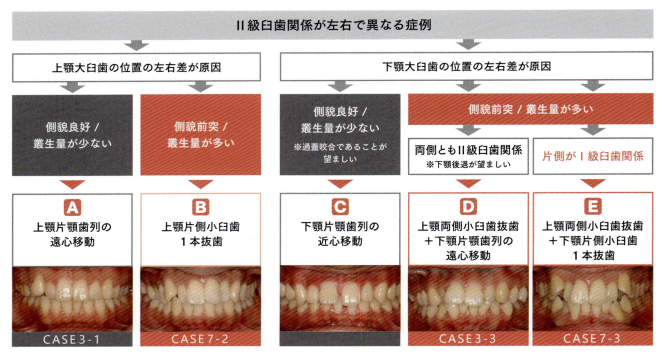

図7-6　II級の臼歯関係が左右で異なる症例に対する治療戦略。

7 複数の治療方針から最善を選択する試み

CASE 7-1 複数の治療方針併用 矮小歯をともなう叢生

● 初診時データ

年齢・性別：21歳8か月女性
主訴：前歯の不ぞろい、口元の突出

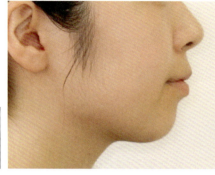
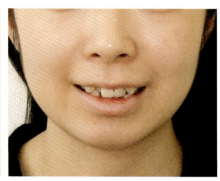
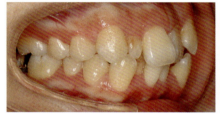
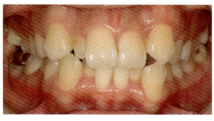
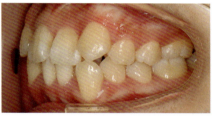
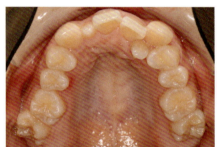
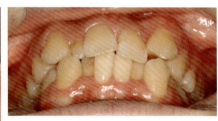
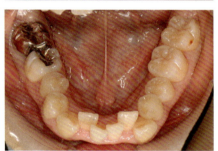
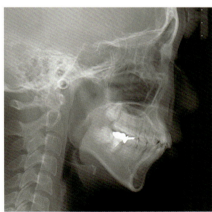
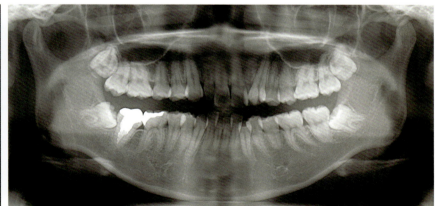

口腔内所見

前歯被蓋：オーバージェット +2.5mm
オーバーバイト +2.0mm
臼歯関係：右側Ⅰ級、左側Ⅱ級傾向
正中線：顔面正中線に対し上下顎歯列正中線が左方偏位
歯列咬合所見：上下顎前歯叢生/|2 舌側転位/2|2 矮小歯（anterior ratio 83.5%と過大な値）
機能的所見：特記事項なし

セファロ分析

側貌：コンベックスタイプ
前後的骨格：骨格性Ⅱ級傾向
垂直的骨格：ハイアングルケース
上顎中切歯歯軸：標準値内
下顎中切歯歯軸：唇側傾斜

診　断

矮小歯をともなう叢生

治療方針

- 2|2 4|4 抜歯
- 上顎臼歯は最大の固定を設定

CHAPTER 2　アライナー矯正治療のケース別戦略

CASE 7-1　複数の治療方針併用 矮小歯をともなう叢生

● 治療終了時データ

年齢：23歳0か月
動的治療期間：1年4か月
追加アライナー：1回
使用枚数：65枚（42＋23枚）
保定装置：上下顎ともマウスピース型リテーナー＋固定式リテーナー（上顎は3|3間、下顎は3|3間）

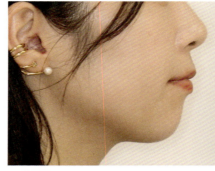
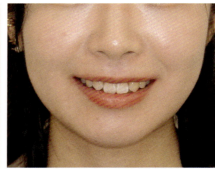
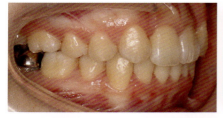
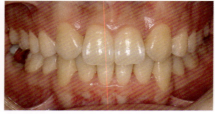
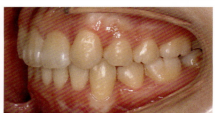
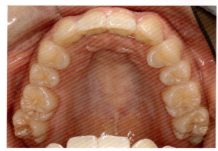
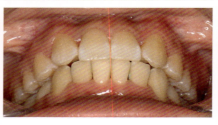
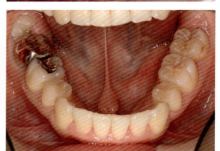
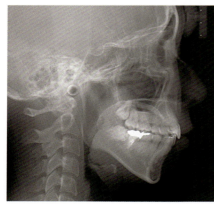
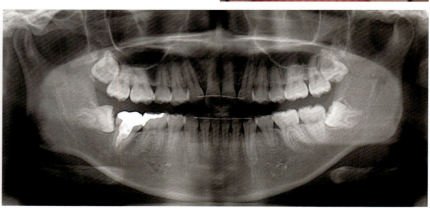

項目	標準値	治療前	治療後
SNA(°)	82.0	81.0	81.0
SNB(°)	80.0	76.5	76.5
ANB(°)	2.0	4.5	4.5
Mand. pl. to FH(°)	28.2	35.0	35.0
U1 to SN(°)	104.0	106.0	100.5
U1 to APo (mm)	6.2	11.0	8.5
L1 to Mand. pl. (°)	90.0	97.5	87.5
L1 to APo (mm)	3.0	7.0	4.5
E-line（上唇、mm）	2.0	0.5	-0.5
E-line（下唇、mm）	2.0	3.0	1.0

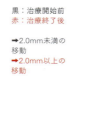

黒：治療開始前
赤：治療終了後

➡ 2.0mm未満の移動
➡ 2.0mm以上の移動

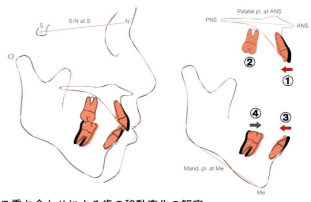

セファロトレース重ね合わせによる歯の移動変化の観察

① U1　2.5mm 後方移動　　② U6　近遠心的にはほぼ移動なし
③ L1　2.5mm 後方移動　　④ L6　1.0mm 近心移動

7 複数の治療方針から最善を選択する試み

治療計画

　当初は、叢生および側貌の改善のために 4|4 4|4 抜歯の治療計画を立案した。しかし矮小歯である 2|2 は歯冠長が短く、歯根膜面積も小さいことから移動に限界があることが予測され、アライナーではコントロールが難しいと考えられる。また anterior ratio も80％を超えているため、上下顎前歯のバランスをとるには治療終了後に歯冠幅径を増大させる補綴治療が必要になる。このことから、本症例は矮小歯である 2|2 を抜歯し、3|3 を前歯として使用する治療計画とする。切歯の抜歯を選択する場合は犬歯を後方移動するステージがなくなるため、アライナーでは難しい固定源のコントロールを軽減できるメリットがある。

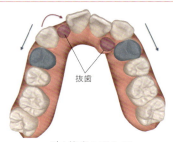

4|4 抜歯のほうが 3|3 の移動量が多くなる。

初回アライナー

初診時

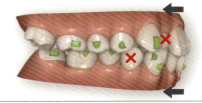 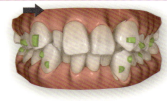 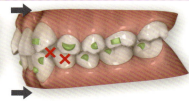

治療終了時
（42枚め／42枚中）

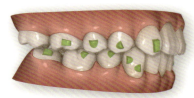 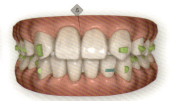 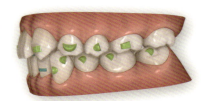

ClinCheckシミュレーションの調整

- 上顎は 2|2 抜歯であり、アンカレッジロスのリスクを考えなくてよいため、同時移動で抜歯スペース閉鎖を行う
- 下顎は 4|4 抜歯であり、アンカレッジロスのリスクを考え、犬歯と切歯を分けて抜歯スペース閉鎖を行う
- 叢生部分にあたる 1|1 間には、ブラックトライアングル発生を防ぐためにIPRを設定する

治療経過

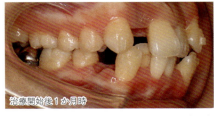 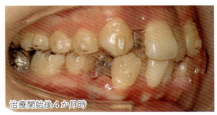 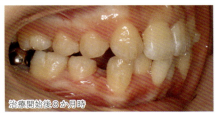

治療開始後1か月時　　治療開始後4か月時　　治療開始後8か月時

前歯の抜歯スペース閉鎖は早期に進んだ。患者からの審美的不満はなかった。

リファインメント

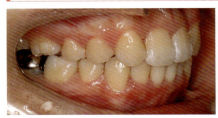 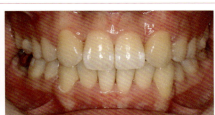 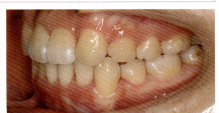

治療開始後11か月、初回アライナー使用時（41枚め／42枚中）の口腔内写真。ボーイングエフェクトは認められなかった。審美性を考えて 3|3 の尖頭形態を研磨にて調整した。

CHAPTER 2 アライナー矯正治療のケース別戦略

CASE 7-1　複数の治療方針併用　矮小歯をともなう叢生

追加アライナー

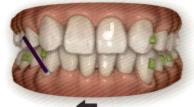
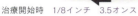
治療開始時　1/8インチ　3.5オンス

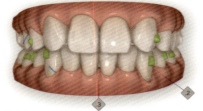
治療終了時(23枚め/23枚中)

治療開始後1年1か月、追加アライナー使用時の口腔内写真(8枚め/23枚中)。

追加アライナーの目的および方法
- 上下顎歯列正中線を一致させるため下顎右側臼歯を順次遠心移動する
- 臼歯をアタッチメントで挺出し咬合を緊密化する
- 抜歯スペースが残存する 3̄|5̄ 間にフェイクIPR(コンタクトを緊密にするためのIPRの設定のことで、実際には実施しない)を設定する
- 1̄|1̄ 間にブラックトライアングル軽減を目的にIPRを設定する

● ステージング(動的治療期間1年5か月)

初回アライナー　42ステージ(7日交換)	追加アライナー　23ステージ(7日交換)
・固定源に配慮した抜歯と抜歯スペース閉鎖	・上下顎歯列正中線の改善　・抜歯スペースの閉鎖

治療結果

　上下顎で抜歯を行ったことで、叢生の改善および側貌の突出感を軽減することができた。上顎は 2|2 を抜歯し、その抜歯スペースを6か月ほどで閉鎖した。こうしてリカバリー治療の必要もなく治療期間の短縮に成功した。3|3 を 2|2 部に排列し形態修正を行ったが、特に患者から審美的な不満はなかった。側方運動のガイドは治療開始前と変わらず、小臼歯のグループファンクションとなっている。このようにアライナー矯正治療では、症例選択の必要があるものの側切歯抜歯が適応する症例がある。

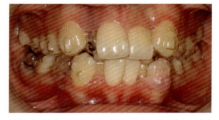
2|2 抜歯を行ってもアライナー装着時は目立たない。

Clinical Point　下顎切歯抜歯の適応

　上顎切歯抜歯は、矮小歯や先天性欠如歯の側切歯に適応されることがある。一方下顎切歯抜歯は、下顎の偏位が強い場合、まれに選択することがある。クロスバイトであることの多い偏位側の下顎側切歯を抜歯し、下顎歯列正中線を非偏位側へ1歯ぶんずらすことで、上下顎歯列正中線の位置をカモフラージュすることができる(下図)。下顎歯列の遠心移動や下顎小臼歯抜歯の方針よりも治療期間を短縮できる、正中線を合わせやすいといった利点があり、外科的矯正治療の回避にも有効である。ただし、非偏位側の犬歯関係はⅠ級を確立できない。

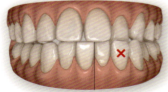
治療開始時

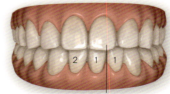
治療終了時(31枚め/31枚中)

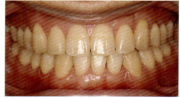
治療終了後1年2か月時

2̄ を抜歯し、2̄|1̄ 間に下顎歯列正中線を設定する治療方針の例。右側の臼歯関係はFull ClassⅢである。意図的にスリーインサイザルにすることで、治療期間の短縮と上下顎歯列正中線のカモフラージュが可能である。

7 複数の治療方針から最善を選択する試み

CASE 7-2 複数の治療方針併用 片側性Ⅱ級不正咬合①

● 初診時データ

年齢・性別：28歳7か月男性
主訴：前歯の不ぞろい、上の前歯の突出

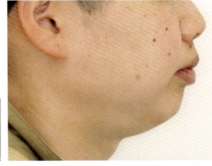
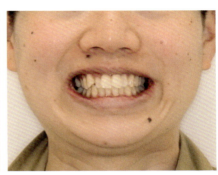
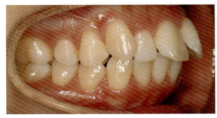
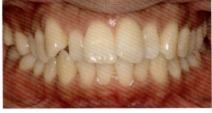
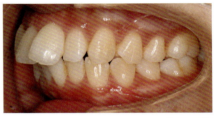
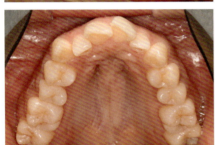
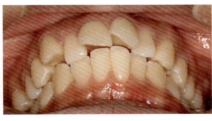
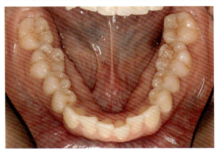
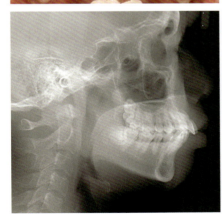
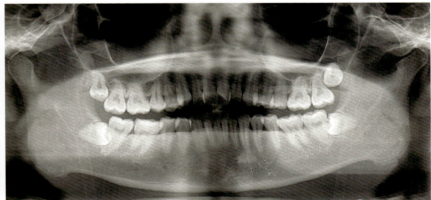

口腔内所見

前歯被蓋：オーバージェット +5.5mm
オーバーバイト +2.0mm
臼歯関係：右側 3/4 Ⅱ級、左側 Ⅱ級傾向
正中線：顔面正中線に対し上下顎歯列正中線はほぼ一致
歯列咬合所見：上顎前歯叢生 / 2|2 矮小歯（anterior ratio は77.3%と標準値内）
機能的所見：左側下顎頭が扁平に変形 / クローズドロックの既往あり

セファロ分析

側貌：コンベックスタイプ
前後的骨格：骨格性Ⅰ級
垂直的骨格：ローアングルケース
上顎中切歯歯軸：唇側傾斜
下顎中切歯歯軸：著しい唇側傾斜

診断

上顎前突をともなう片側性Ⅱ級不正咬合

治療方針

- 5| 抜歯
- 上顎右側臼歯は中程度の固定を設定
- 上顎左側歯列の遠心移動

CHAPTER 2　アライナー矯正治療のケース別戦略

CASE 7-2　複数の治療方針併用 片側性Ⅱ級不正咬合①

● 治療終了時データ

年齢：30歳8か月
動的治療期間：2年0か月
追加アライナー：2回
使用枚数：104枚（42＋32＋30枚）
保定装置：上下顎ともにマウスピース型リテーナー

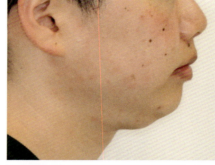
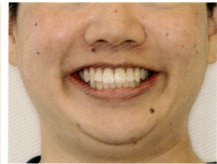
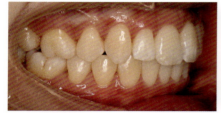
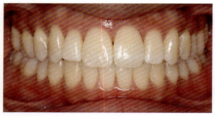
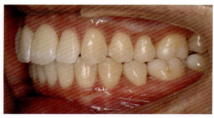
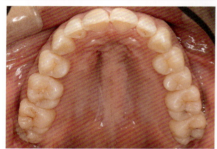
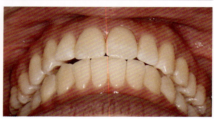
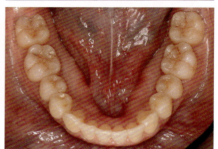
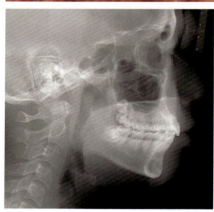
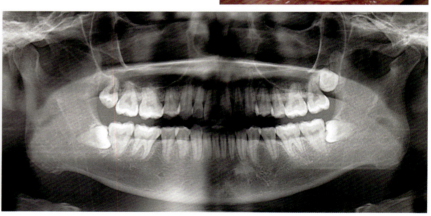

項目	標準値	治療前	治療後
SNA(°)	82.0	81.5	81.5
SNB(°)	80.0	77.5	77.5
ANB(°)	2.0	4.0	4.0
Mand. pl. to FH(°)	26.9	21.0	21.0
U1 to SN(°)	104.0	115.5	99.0
U1 to APo (mm)	6.2	14.0	8.5
L1 to Mand. pl. (°)	90.0	113.5	103.5
L1 to APo (mm)	3.0	9.0	5.0
E-line (上唇、mm)	2.0	4.0	1.5
E-line (下唇、mm)	2.0	7.0	3.5

黒：治療開始前
赤：治療終了後
➡ 2.0mm未満の移動
➡ 2.0mm以上の移動

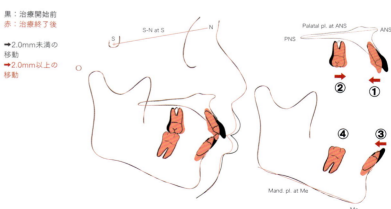

セファロトレース重ね合わせによる歯の移動変化の観察

❶ U1　5.5mm 後方移動　　❷ U6　2.0mm 近心移動
❸ L1　4.0mm 後方移動　　❹ L6　近遠心的にほぼ移動なし

7 複数の治療方針から最善を選択する試み

治療計画

　下顎の側方偏位はなく、上顎臼歯の近遠心的位置の左右差が原因で左右の臼歯関係が異なっている。Ⅱ級傾向が比較的弱い左側側方歯は上顎歯列の遠心移動を行い、逆にⅡ級傾向の強い右側側方歯は小臼歯抜歯を選択した。CASE 3-1（86ページ）と類似している症例であるが、本症例はオーバージェットが大きい。そのため上顎前歯の後方移動時に臼歯が近心方向へアンカレッジロスしてしまうことを考慮し、上顎右側臼歯の遠心移動は行わなかった。歯冠が近心傾斜している 4| は遠心方向への傾斜移動が可能であるうえ、同第二小臼歯の歯冠が小さく抜歯スペースの閉鎖が容易であることから、4| ではなく 5| を抜歯することとした。

初回アライナー

初診時
エラスティック：
3/16インチ
3.5オンス

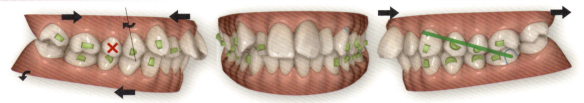

治療終了時
（42枚め/42枚中）

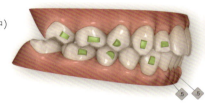
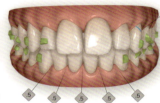
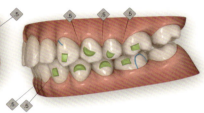

ClinCheckシミュレーションの調整
- 上顎右側臼歯の近心移動量を軽減するために、下顎右側臼歯に順次遠心移動（6| 0.8mm）を行う
- 4|3 はやや遠心方向への傾斜移動になるよう歯軸を調整し、臼歯の固定源としての負担を軽減する
- 上顎右側臼歯の近心傾斜を防ぐため、1枚めから42枚めにかけて速度を落としつつ一塊で近心移動する
- 4| が1/2遠心移動したところで 3| の移動を開始し、最後は左右同時に上顎前歯を後方移動する

治療経過

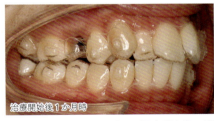
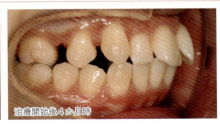
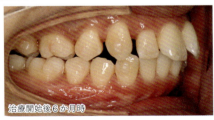

上顎右側臼歯の近心移動と下顎右側臼歯の遠心移動によって、右側臼歯のFull ClassⅡ関係を確立した。

リファインメント

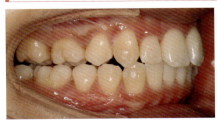
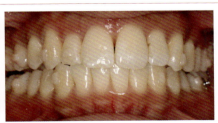
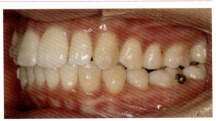

治療開始後9か月時、初回アライナー使用後（41枚め/42枚中）の口腔内写真。抜歯スペースが閉鎖し、オーバージェットも改善した。ただし、隣在歯の 5| 抜歯スペースへの傾斜が見られた。

CHAPTER 2　アライナー矯正治療のケース別戦略

CASE 7-2　複数の治療方針併用 片側性Ⅱ級不正咬合①

追加アライナー

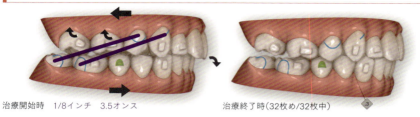

治療開始時　1/8インチ　3.5オンス　　治療終了時(32枚め/32枚中)

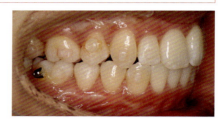

治療開始後1年5か月、追加アライナー使用時の口腔内写真(30枚め/32枚中)の口腔内写真。臼歯の咬合が安定しつつある。

追加アライナーの目的および方法
- 近心傾斜している上顎右側臼歯には、Ⅱ級ゴムを2か所使用し順次アップライトする
- オーバージェットの軽減と上下顎歯列正中線の一致のため、下顎右側歯列を順次近心移動（6̲|1.0mm）する

追加アライナー（2回め）

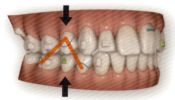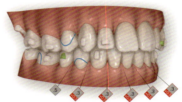

治療開始時　1/4インチ　3.5オンス　　治療終了時(20枚め/20枚中)

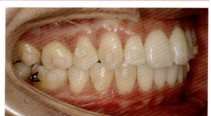

治療開始後1年11か月、2回めの追加アライナー使用時の口腔内写真(21枚め/30枚中)。バイトランプで離開させた部分にⅤ字ゴムを使用したことで臼歯が挺出し咬合している。

追加アライナーの目的および方法
- 臼歯を咬合させる目的で前歯にオーバージェットを付与し、早期接触を解消する
- 臼歯にⅤ字ゴムを使用し、咬合接触を強くする
- 8̲|を咬合に参加できる位置に誘導する

● ステージング（動的治療期間2年0か月）

初回アライナー 42ステージ（7日交換）	追加アライナー（1回め） 32ステージ（7日交換）	追加アライナー（2回め） 30ステージ（7日交換）
・上顎右側臼歯の近心移動量を最小限にする	・上顎右側臼歯のアップライト ・上下顎歯列正中線の改善	・前歯の早期接触解消 ・Ⅴ字ゴムによる臼歯挺出

治療結果

　片側小臼歯抜歯したことで、上顎前歯を十分に後方移動することができ、右側Ⅱ級仕上げの安定した咬合を獲得した。本症例のように下顎の側方偏位がない片側性Ⅱ級不正咬合は上顎臼歯の位置に問題があり、上顎片側小臼歯抜歯を選択することがある。左右で異なる動きになるためシミュレーションの調整は複雑になる一方、経過観察は抜歯側を中心に診ればよいため難しくはない。通常、上顎第二小臼歯抜歯は同第一大臼歯が近心傾斜するリスクが高いため、あまり選択しない。しかし、本症例のように上顎犬歯の低位唇側転位があり、歯冠幅径が小さい場合は適応となる。また上顎第二小臼歯抜歯および大臼歯の近心移動が行われると、後方の領域が広くなり、治療の後半で第三大臼歯が萌出してくることがある。

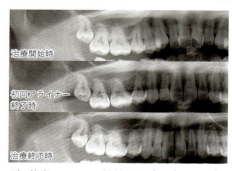

5̲|の抜歯スペースに傾斜した6̲|と4̲|をアップライトした。

172

CASE 7-3 複数の治療方針併用 片側性Ⅱ級不正咬合②

● 初診時データ

年齢・性別：30歳7か月女性
主訴：八重歯、前歯の突出
既往歴：金属アレルギーの疑いあり

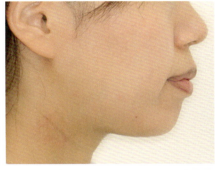
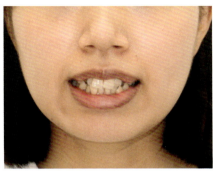
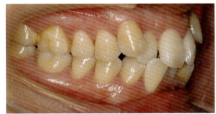
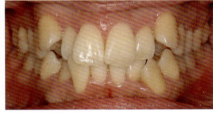
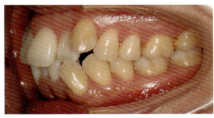
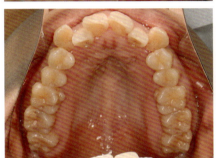
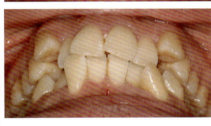
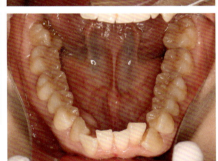
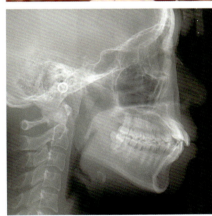
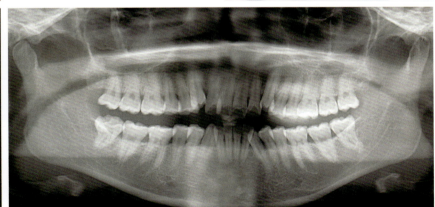

口腔内所見

前歯被蓋：オーバージェット +3.5mm
　　　　　オーバーバイト +3.0mm
臼歯関係：右側 Half ClassⅡ、左側 Ⅰ級
正中線：顔面正中線に対して下顎歯列正中線が左方偏位
歯列咬合所見：上顎前歯叢生／2|2にクロスバイト
機能的所見：左側顎関節に開口時クリック音

セファロ分析

側貌：コンベックスタイプ
前後的骨格：骨格性Ⅱ級傾向
垂直的骨格：アベレージアングルケース
上顎中切歯歯軸：標準値内
下顎中切歯歯軸：標準値内

診 断

叢生をともなう
片側性Ⅱ級不正咬合

治療方針

・4|4 8|4 抜歯
・上顎臼歯は中等度の固定を設定
・下顎右側臼歯の遠心移動

CHAPTER 2　アライナー矯正治療のケース別戦略

CASE 7-3　複数の治療方針併用 片側性Ⅱ級不正咬合②

● 治療終了時データ

年齢：33歳0か月
動的治療期間：2年4か月
追加アライナー：2回
使用枚数：104枚（60＋33＋11枚）
保定装置：上下顎ともマウスピース型リテーナー＋固定式リテーナー（上顎は 2|2 間、下顎は 3|3 間）

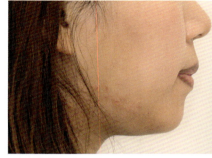
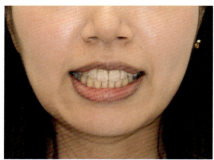
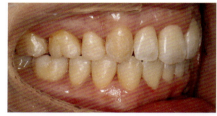
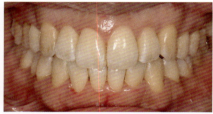
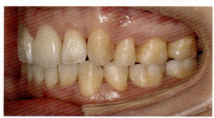
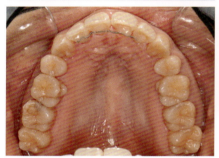
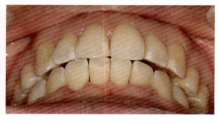
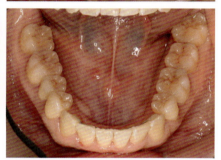
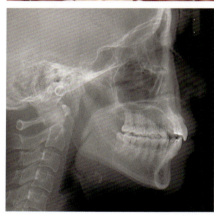
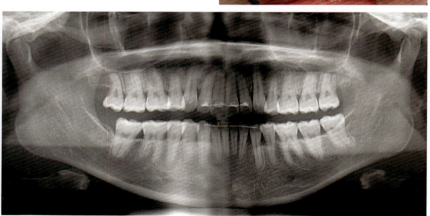

項目	標準値	治療前	治療後
SNA(°)	82.0	78.0	78.0
SNB(°)	80.0	73.5	73.5
ANB(°)	2.0	4.5	4.5
Mand. pl. to FH(°)	28.2	27.5	27.5
U1 to SN(°)	104.0	104.5	90.0
U1 to APo (mm)	6.2	13.0	9.0
L1 to Mand. pl. (°)	90.0	94.5	96.0
L1 to APo (mm)	3.0	7.0	6.0
E-line（上唇、mm）	2.0	1.5	1.0
E-line（下唇、mm）	2.0	5.0	1.5

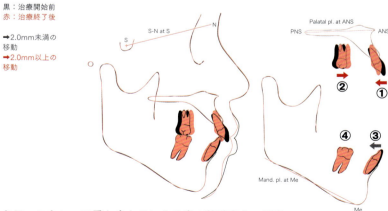

黒：治療開始前
赤：治療終了後
→ 2.0mm未満の移動
→ 2.0mm以上の移動

セファロトレース重ね合わせによる歯の移動変化の観察

① U1　4.0mm 後方移動　② U6　2.5mm 近心移動
③ L1　1.0mm 後方移動　④ L6　近遠心的にほぼ移動なし

7 複数の治療方針から最善を選択する試み

治療計画

　上下顎前突をともなう叢生症例であるため、基本的には抜歯治療を選択する。右側の臼歯関係がⅡ級なのは、叢生量の違いによる下顎大臼歯の近遠心的位置の左右差が原因である。また治療方針では、8|8 8|8 が正常萌出していることも考慮すべき点である。これらのことから小臼歯4本抜歯ではなく、Ⅰ級臼歯関係である左側は 4|4 を、Ⅱ級臼歯関係である右側は 4|（上顎のみ）を抜歯する。さらに 8| を抜歯し順次遠心移動を行うことで、上顎臼歯の近心移動量を軽減する。8|8 |8 は前歯の後方移動の固定源として用いるため温存し、上下顎28歯咬合とする治療計画を立案した。

初回アライナー

初診時
エラスティック：
3/16インチ
3.5オンス

治療終了時
（60枚め/60枚中）

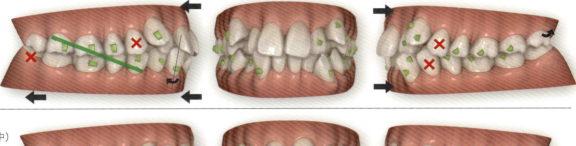

ClinCheckシミュレーションの調整

- 下顎右側歯列の順次遠心移動の固定源には、Ⅲ級ゴムを使用する（|6 の遠心移動完了まで）
- 左側歯列は上下顎とも犬歯が近心傾斜していることから強力な固定源の必要はないと判断し、最適アタッチメントを設置した
- 唇側位にある |2 の歯肉退縮予防に卵円形アタッチメントを設置し、ルートリンガルトルクを付与する
- 下顎歯列正中線を右方へ移動するため、下顎右側臼歯のみにIPRを設定する

治療経過

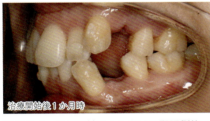
治療開始後1か月時

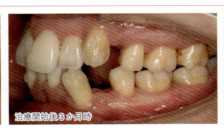
治療開始後3か月時

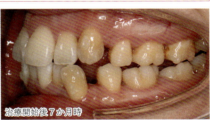
治療開始後7か月時

抜歯スペースの閉鎖にともない下顎両側第二大臼歯の近心傾斜が見られた。

リファインメント

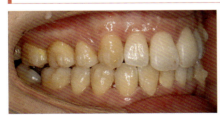

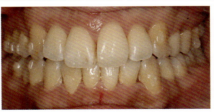

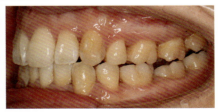

治療開始後1年2か月、初回アライナー使用時（59枚め/60枚中）の口腔内写真。抜歯スペースが閉鎖し第一大臼歯までの咬合が安定したが、下顎前歯後方移動時のアンカレッジロスにより 7|7 に近心傾斜が見られた。また上下顎歯列正中線も不一致のままであった。

CHAPTER 2　アライナー矯正治療のケース別戦略

CASE 7-3　複数の治療方針併用 片側性 II 級不正咬合②

追加アライナー

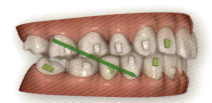
治療開始時　3/16インチ　3.5オンス

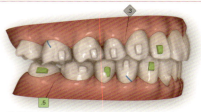
治療終了時（33枚め/33枚中）

治療開始後2年0か月、追加アライナー使用時の口腔内写真（31枚め/33枚中）。近心傾斜していた7̲がアップライトした。

追加アライナーの目的および方法

- 7̲|7̲のみ水平アタッチメントを設置し、単独でアップライトする
- 近心傾斜の強い7̲はあえて近心に0.5mmスペースを残し、アライナーの押す力を増加させる
- 右側歯列アップライトの固定源にⅢ級ゴムを使用し、上下顎歯列正中線を一致させる
- 2̲にルートリンガルトルクを付与し、下顎前歯の歯頸ラインを合わせる

追加アライナー（2回め）

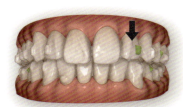
治療開始時

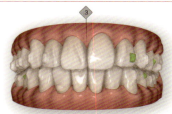
治療終了時（11枚め/11枚中）

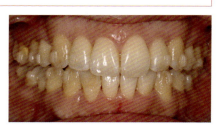
治療開始後2年3か月、2回めの追加アライナー使用時の口腔内写真（8枚め/11枚中）。ブラックトライアングルが消失した1|1間にコンタクトがあることを確認した。

追加アライナーの目的および方法

- 患者が1|1間のブラックトライアングルの改善を希望したため、IPRを必要量のみ実施した後、口腔内スキャンを行った
- スペース閉鎖に加えてコンタクトも緊密にするため、1|1間にフェイクIPRを設定した
- 2̲に垂直アタッチメントを設置し、前歯の切縁を合わせる

● ステージング（動的治療期間2年4か月）

初回アライナー 60ステージ（7日交換）	追加アライナー（1回め） 33ステージ（7日交換）	追加アライナー（2回め） 11ステージ（7日交換）
・臼歯の移動量を最小限にする治療計画 ・第三大臼歯の利用	・7̲|7̲のアップライト	・ブラックトライアングルの改善 ・前歯の排列の調整

治療結果

　小臼歯3本を抜歯したことで、叢生と側貌の改善だけでなく上下顎歯列正中線を一致させることができた。ブラケット矯正治療であれば上下顎小臼歯4本抜歯方針を選択することが多い症例であるが、実際にはⅡ級臼歯関係を有する側の下顎大臼歯の近心移動および上下顎歯列正中線の一致に苦労することとなる。アライナー矯正治療では遠心移動を用いることができるため、治療計画立案ではさまざまな抜歯パターンを考慮することができる。選択が可能であれば、小臼歯抜歯数を少しでも減らし、予測実現性の高い治療計画を立案する。特にⅡ級仕上げの最終目標を目指す場合は、下顎歯列の遠心移動を行うことで上顎臼歯の近心移動量を抑えられるため、リカバリー治療が必要になるリスクの軽減が可能となる。

7 複数の治療方針から最善を選択する試み

Clinical Point　Ⅱ級仕上げの下顎の遠心移動方法

　CASE 7-2やCASE 7-3のように、Half Class Ⅱの不正咬合をⅡ級仕上げとするには、下図のように①上顎小臼歯を抜歯し上顎大臼歯を近心移動する方法、②上下顎小臼歯を抜歯し下顎大臼歯近心移動する方法、③上顎小臼歯を抜歯し、上顎大臼歯を近心移動、下顎大臼歯を遠心移動する方法がある。そのうち③の上顎小臼歯抜歯と上顎大臼歯の近心移動および下顎大臼歯遠心移動の併用は、アライナーを用いてリカバリー治療のリスクを軽減できる有効な治療方法である。遠心移動を行う際は、治療シミュレーションソフトウェア上で歯冠に遠心傾斜を加え、アップライトするような移動となるような調整が必要にある。また固定源に使用するⅢ級ゴムについては、CASE 7-2のように下顎のSpee湾曲が強い症例であれば、もともと下顎臼歯が近心傾斜していることから特に必要としない場合が多い。一方、CASE 7-3のように下顎臼歯の歯軸が整直している場合は、歯根の遠心移動のためにⅢ級ゴムを使用する。ただし、長期間使用すると上顎臼歯の近心傾斜を引き起こすため、治療初期のみに留めておく。

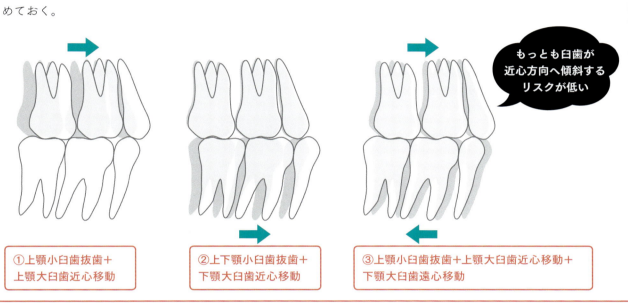

CHAPTER 2　アライナー矯正治療のケース別戦略

8 フィニッシング・保定

アライナー矯正治療は終盤まで気が抜けない

　ブラケット矯正治療では、治療の最終段階で個々の歯の位置や歯軸を細かく調整し、咬合を緊密化させるディテーリングがある。しかし、アライナー矯正治療にはこのステージがなく、アウトソーシングアライナーの場合は途中で治療計画を変更することができないため、歯列を咬合させるフィニッシングを難しくしている。特に捻転の改善や挺出が必要な歯の移動において、それは顕著となる[1]。

　アライナー矯正治療の最終段階でのディテーリングには、追加アライナーや補助的なテクニックが必要となることが多い。ある研究では、アライナー矯正治療の臨床結果と予測された治療結果を比較したところ、特にフィニッシング段階における歯の動き

の正確性において、実際の治療結果が予測と一致しない場合が多いことが示されている[2]。このことから、定期的に歯列の咬合状態をモニタリングし、治療の終盤で治療計画と不一致となっている部分を担当医が症例ごとに修正することが重要になる。さらに、動的治療終了後は歯列の安定性を維持するために保定が不可欠である。保定期間は通常、治療終了後少なくとも2年間が推奨されるが、開咬など後戻りのリスクが高い不正咬合や、10代の成長期の患者などではより長期間の保定が必要な場合もある。保定装置（リテーナー）には固定式と可撤式があり、初診時の歯列および咬合の状態、患者のライフスタイルに合わせて選択する。

ブラケットとアライナーで保定後の状態が異なる

　治療終了時の歯列モデルを見ると、アライナー矯正治療の結果は、ブラケット矯正治療と比較して咬合接触が不十分なことがある（**図8-1**）。しかし、歯軸の向きなどが同レベルであれば、保定1年後に行き着く状態はほぼ同じであると筆者は考える。

　筆者は臨床経験上、アライナー矯正治療は治療終了後に咬合が落ち着くまで半年程度かかると実感している。ただし、歯軸の傾斜が残っている場合は臼歯が自然挺出せず状況が変わらないことがある。このような場合は、保定1年を経過したところでブラケット装置にて再度歯軸のレベリングを行うことがある。

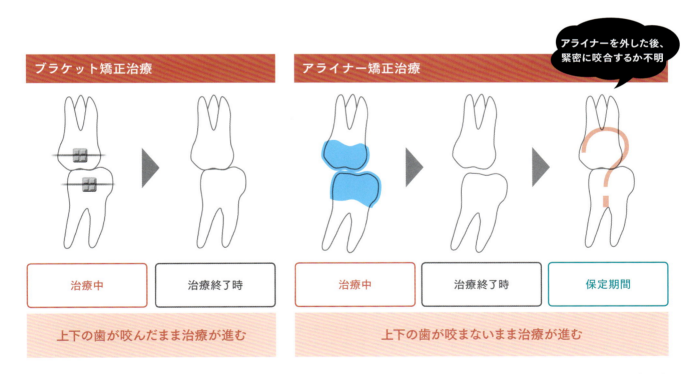

図8-1　ブラケット矯正治療とアライナー矯正治療の保定後の咬合の違い。治療終了時には、臼歯の咬合が緊密でない点に患者のクレームが集まりやすい。

CHAPTER 2　アライナー矯正治療のケース別戦略

動的治療終了のタイミングを決定する

　ブラケット矯正治療と異なり、アライナー矯正治療では使用装置の特性のために歯列の咬合を固定することができない。そのため動的治療終了のタイミングについては、「次回で治療終了が可能だろう」という予測に基づいて患者の来院予約を取ることになる。この確認と予測が甘いと、次の来院時に予測が外れ、治療を終了することができないという事態が起こる。

　そうならないために、アライナー矯正治療の終盤では、主に「アライナーの適合」と「臼歯の離開量」の2点を確認する（図8-2）。

アライナーの適合：この時点でアライナーとアタッチメントとの間に不適合が見られる場合は、アタッチメントの部分削合やエラスティックによる調整が必要になる。

臼歯の離開量：アライナー矯正治療では歯列がアライナーシートを咬んでいるという特性から、治療の最後まで臼歯の咬合接触が不十分になってしまう。上下顎臼歯歯列の離開量を確認し、アライナー使用時間の調整や、顎間ゴムによる改善を試みる必要がある。一方、臼歯に近心傾斜など歯軸の問題が残っている場合は、治療終了予定を変更して臼歯をアップライトするリカバリー治療が必要になる。

最終ステージ	動的治療終了

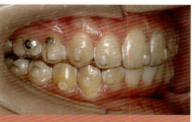
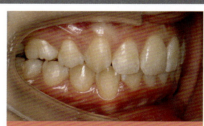

動的治療終了については終了予定の2か月前をめどに、以下の項目が達成できているかチェックする
- アライナーの適合は良好か
- 臼歯の咬合離開は1.0mm以内か
- 臼歯の歯軸に傾斜はないか

最終アライナーの使用によって予定どおり臼歯の離開が改善していたら、アタッチメントを除去し動的治療を終了する
- 必要に応じて固定式リテーナーを設置し、前歯の排列を維持する
- 前歯の早期接触が残る場合は上顎前歯口蓋側面を咬合調整する
- 臼歯の離開が残る場合はセトリングを行う

写真では臼歯に1.0mm以内の離開が見られるが、歯軸に問題はなくアライナーの適合は良好である。したがって顎間ゴムを使用したうえで2か月間で改善すると判断し、次の来院にて治療終了予定とした。

図8-2　動的治療終了からセトリング、保定期間への流れとその効果。

動的治療終了時に行う
セトリング

　治療終了時には既存のアタッチメントをすべて除去し、各種資料の採得（治療終了時記録用）およびリテーナー作製のための口腔内スキャンを行う。このとき、事前に「臼歯の咬合接触面積が不足した場合、治療終了時に改善する」と説明していても、患者が臼歯の咬合離開に気づいたタイミングで指摘してくることがある。この咬合離開を治療終了時に合わせてできるだけ少なくするために、動的治療終了の3枚前くらいから、アライナーの交換速度と使用時間の調整を行うセトリング（CHAPTER 1 22ページ参照）を行うことを推奨する（図8-2）。

アライナー使用時間短縮（12時間使用）によるセトリング：就寝時〜午前中の使用を推奨する。就寝時のクレンチングが認められる場合は、就寝時以外（日中）のアライナー使用を指示する。臼歯の離開量が大きい場合は、アライナーを装着していない間に垂直成分の顎間ゴムのみを使用することもある。

セトリング中の後戻りへの配慮：初診時の叢生量が大きい症例では、後戻りを防ぐ目的で固定式リテーナーを前歯に装着した状態でセトリングを行うこともある（図8-2）。

フェイクIPR：抜歯症例では、フェイクIPR（治療シミュレーション上のみで設定し実際には行わないIPR）でオーバーコレクションを入れつつ、セトリング中に抜歯スペースが大きくならないようにする。

咬合調整後のセトリング：オーバージェットが浅い症例では前歯に強い咬合接触が残ることがあり、対合歯との接触が強い上顎前歯・犬歯の舌側面を研磨して咬合調整することもある。

| リテーナー準備 | セトリング | 保定期間 |

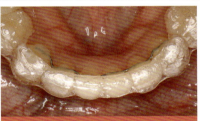

最終アライナーを1枚残してリテーナー用に口腔内スキャンを行う
- 固定式リテーナーを設置する
- 後戻りしやすいと考えられる歯にはアタッチメントを残し、保定開始以降も使用する

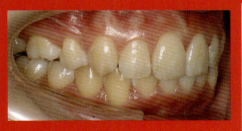

動的治療終了後の1か月間、アライナー装着を1日12時間にすることで（セトリング）、臼歯を離開させるアライナーの影響を減じ、咬合が緊密化する

CHAPTER 2　アライナー矯正治療のケース別戦略

リテーナーのタイプ別戦略

　矯正歯科治療終了時の歯列咬合を維持し続けることは、治療よりも難しい。治療終了後、長期間安定して経過している歯列でも、リテーナーの使用を中止した途端急速に咬合が変化することがあるため、リテーナーは可能であれば永続使用が望まれる。

　アライナー矯正治療では、基本的に透明なマウスピース型リテーナーを選択する。理由としては、アライナーと形状が近く装着違和感が少ないことに加え、プレート型リテーナーと異なり遠心移動でアップライトさせた臼歯の近心傾斜を防止してくれること、舌癖がある症例やハイアングルケースの開咬症例、空隙歯列ではリテーナーが咬合面を覆うため臼歯の挺出を抑える効果があることが挙げられる（図8-3）。一方、ローアングルケースでは前歯にバイトランプを設置することで咬合力による圧下を防ぐことが可能である。ただし、臼歯の咬合離開が未改善の症例、歯冠補綴治療が予定されている症例、未萌出の歯がある場合や成長期の症例では、プレート型リテーナーを使用することもある。

　マウスピース型リテーナーの使用時間は8時間で十分とする文献もあるが[3]、筆者は治療終了後6か月間は12時間使用（時間帯はいつでもよい）、その後はできれば永続的に8時間使用を患者に指示している。マウスピース型リテーナーのフルタイム使用は、患者が咬合の感覚を取り戻すことができにくくなるため推奨しない。夜間のクレンチングが強いことから保定中に臼歯が離開してくる患者であれば、就寝時は使用せず日中の使用を指示する。

　捻転をともなう叢生症例では、患者に確認したうえで前歯に固定式リテーナーを装着することがある。小臼歯が捻転している場合は、舌側のアタッチメントを残した状態でリテーナーを作製することもある。

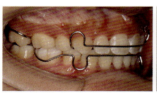 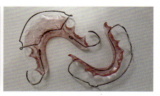

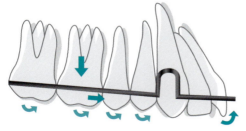

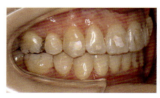 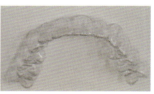

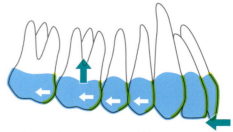

プレート型リテーナー。咬合面を覆っていないため、咬合接触を維持しやすい。プレートとワイヤー間にあそびがあり、臼歯の近遠心歯軸や前歯のトルクが後戻りしやすい。

図8-3　リテーナーのタイプによる保定作用の違い。

マウスピース型リテーナー。隣接面や唇側面に厚みがあるため、後戻りの力に近心側から抵抗し、臼歯のアップライトが後戻りしにくい。ただし咬合力により圧下力が加わることから臼歯に離開が発生することがある。

アライナー交換頻度の調整

　アウトソーシング型アライナーは1枚あたりの歯の移動量が計算されたうえで製造されているが、注意しなくてはならないのはすべての治療および治療期間において歯の移動速度が同じになるわけではないという点である。アライナーの交換頻度を一律とすることは望ましくなく、適宜調整する必要がある。患者側の装着コンプライアンスはもちろんのこと、歯の移動の予測実現性の高さ、歯周組織の活性度なども考慮に入れ5～14日の間で交換頻度を決定する（**図8-4**）。

　このうち、歯根膜面積は重要な確認項目のひとつになる。歯は炎症反応で動くため、歯周組織内の歯根膜面積が多いほど歯槽骨改造速度が速くなり、歯根が短期間で動く。また、治療ステージの途中でも交換頻度を変更することがある。難しい歯の移動が始まったところでアライナー交換頻度を遅くすることで、歯根の移動が追いつくのを待つこともできる。

　ブラケット矯正治療でも、純粋な歯体移動はできない。実際は歯冠の傾斜と歯根のアップライトが交互に繰り返し発生し、一定期間でみると歯が平行移動しているように見えるだけである（CHAPTER 1　15ページ参照）。なお、筆者の臨床実感としては、この歯根のアップライトには歯冠の傾斜の3～4倍の時間がかかるように思う。したがって、アライナー矯正治療で歯根の移動が不足しているように感じる場合は、アライナーの交換日数を延長することが望ましい。

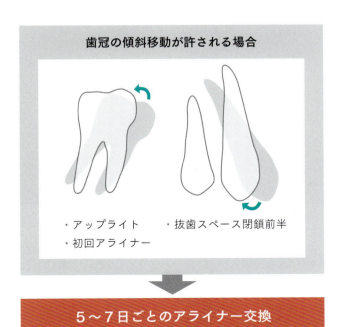
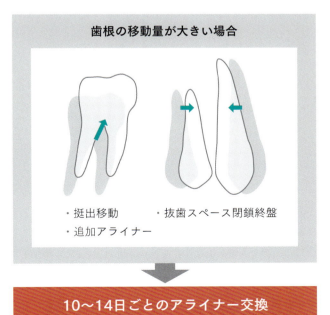

図8-4　アライナー交換頻度の調整。交換頻度は、治療の速度をコントロールするアクセルペダルの役割がある。担当医は、デジタルシミュレーションによる歯の移動と実際の歯の移動速度を比較し、適切なアライナー交換日を決定する。

CHAPTER 2　アライナー矯正治療のケース別戦略

CASE 8-1　保定症例 成長期のⅡ級2類不正咬合

●初診時データ

年齢・性別：14歳1か月男性
主訴：前歯の不ぞろい

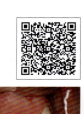
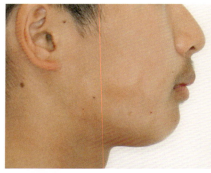
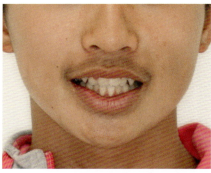
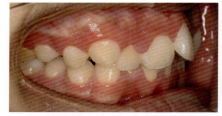
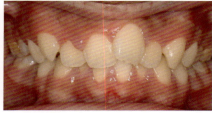
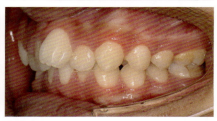
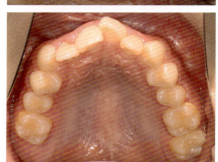
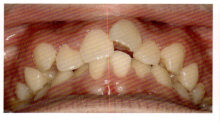
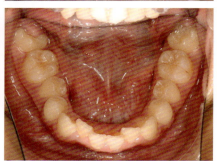
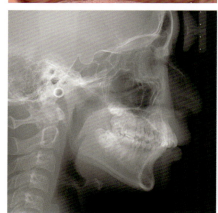
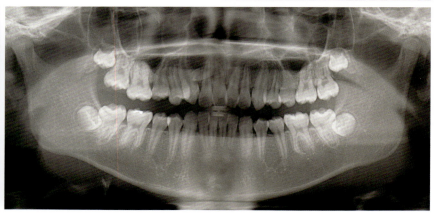

口腔内所見

前歯被蓋：オーバージェット +2.5mm（右側で計測）　オーバーバイト +5.0mm
臼歯関係：Half Class Ⅱ
正中線：顔面正中線に対し上下顎歯列正中線はほぼ一致
歯列咬合所見：上下顎前歯叢生／2｜口蓋側歯槽部に過剰埋伏歯
機能的所見：特記事項なし

セファロ分析

側貌：コンベックスタイプ
前後的骨格：下顎後退による骨格性Ⅱ級
垂直的骨格：アベレージアングルケース
上顎中切歯歯軸：舌側傾斜
下顎中切歯歯軸：唇側傾斜

診　断

過蓋咬合をともなう
Ⅱ級2類不正咬合

治療方針

・非抜歯治療
・上下顎前歯唇側傾斜
・下顎の前方推進（成長誘導）

8 フィニッシング・保定

● 治療終了時データ

年齢：15歳6か月
動的治療期間：1年4か月
追加アライナー：2回
使用枚数：68枚（44＋24枚）
保定装置：上下顎ともプレート型リテーナー＋固定式リテーナー（上顎は2|2間、下顎は3|3間）

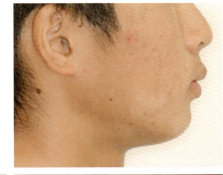
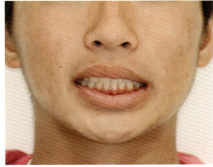
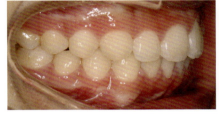
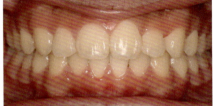
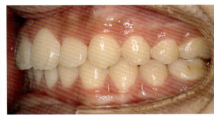
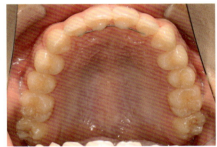
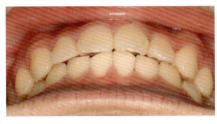
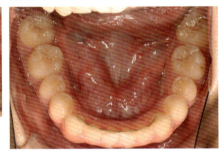
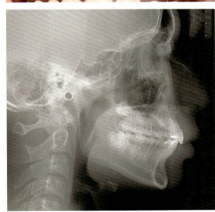
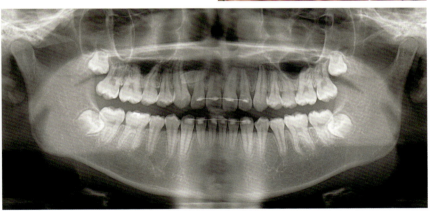

項目	標準値	治療前	治療後
SNA(°)	82.0	81.5	81.0
SNB(°)	80.0	74.5	75.0
ANB(°)	2.0	7.0	6.0
Mand. pl. to FH(°)	27.2	27.0	27.5
U1 to SN(°)	104.0	90.0	97.5
U1 to APo (mm)	6.2	6.0	7.5
L1 to Mand. pl. (°)	90.0	99.0	99.5
L1 to APo (mm)	3.0	3.0	3.5
E-line（上唇、mm）	2.0	2.0	3.0
E-line（下唇、mm）	2.0	0.0	1.5

黒：治療開始前
赤：治療終了時
→ 2.0mm未満の移動
➡ 2.0mm以上の移動

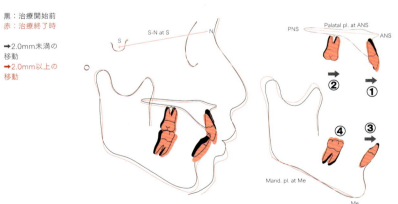

セファロトレース重ね合わせによる歯の移動変化の観察

① U1　1.5mm 唇側移動　　② U6　0.5mm 近心移動
③ L1　0.5mm 唇側移動　　④ L6　近遠心的にほぼ移動なし

CHAPTER 2　アライナー矯正治療のケース別戦略

CASE 8-1　保定症例 成長期のⅡ級2類不正咬合

● 保定期間データ

年齢：17歳10か月
保定期間：2年4か月
保定状態：下顎の成長が見られ、側貌が変化した。固定式リテーナーにより前歯の排列および咬合関係は安定している

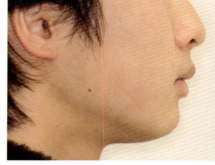
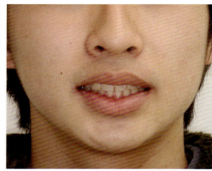
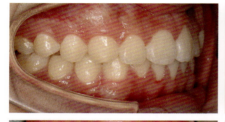
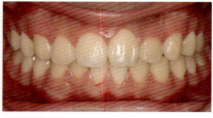
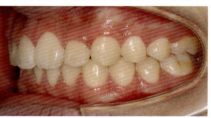
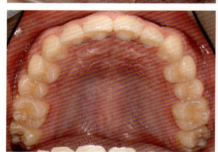
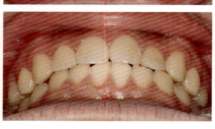
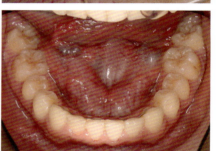
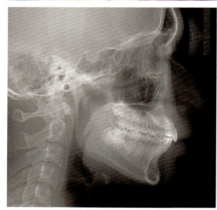
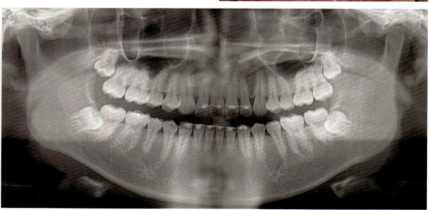

項目	標準値	治療終了時	保定時
SNA(°)	82.0	81.0	80.0
SNB(°)	80.0	75.0	74.5
ANB(°)	2.0	6.0	5.5
Mand. pl. to FH(°)	26.9	27.5	27.5
U1 to SN(°)	104.0	97.5	100.5
U1 to APo (mm)	6.2	7.5	7.5
L1 to Mand. pl. (°)	90.0	99.5	103.0
L1 to APo (mm)	3.0	3.5	4.5
E-line（上唇、mm）	2.0	3.0	1.0
E-line（下唇、mm）	2.0	1.5	0.0

赤：治療終了時
緑：保定期間中

➡ 2.0mm未満の移動
➡ 2.0mm以上の移動

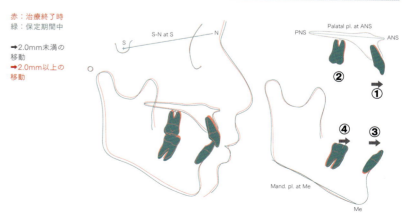

セファロトレース重ね合わせによる歯の移動変化の観察

① U1　0.5mm 唇側移動　　② U6　近遠心的にほぼ変化なし
③ L1　1.0mm 唇側移動　　④ L6　0.5mm 近心移動

8 フィニッシング・保定

治療計画

　成長期のⅡ級2類症例は、上下顎前歯の早期接触により下顎が後方位に押し込まれた機能的不正咬合と考える。そのため、顎関節に症状が出る前に口蓋側傾斜した上顎前歯の歯軸を改善し、下顎の正常成長（頭蓋底に対して下前方）を誘導する必要がある。これには、歯の排列と下顎の前方推進を共に行えるアライナーの下顎前方誘導（MA）システムが有効である。上顎前歯を唇側傾斜させつつバイトウィング（右図）の効果により下顎の前方推進を行うことで、短期間で機能的な問題を解決できる。本症例は年齢的に男子の思春期成長のピークであり、もっとも効果的な時期となる。

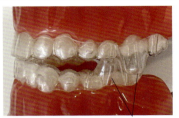
バイトウィング

初回アライナー

初診時

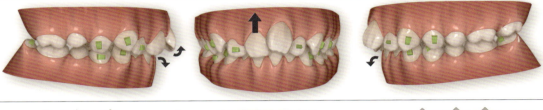

治療終了時
（44枚め/44枚中）

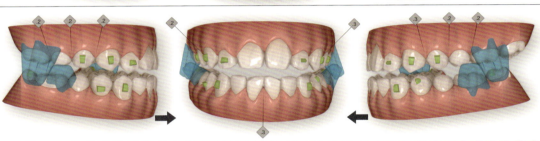

ClinCheckシミュレーションの調整
- バイトランプを設置して早期に上顎前歯をフレアリングさせた後、MAにより下顎を段階的に前方推進させる
- バイトウィングから下顎のアライナーが外れる方向に力が加わるため、$\overline{7|7}$に垂直アタッチメントを設置し把持力を高める
- 下顎の前方推進（成長誘導）中、顎位の適応に時間がかかる場合はアライナーの交換日数を延長して調整する

治療経過

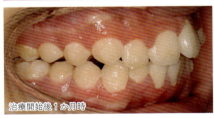
治療開始後1か月時

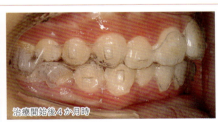
治療開始後4か月時

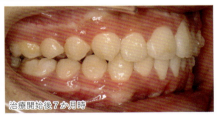
治療開始後7か月時

前歯のオーバーバイトの改善とともに下顎が前方に移動した。

リファインメント

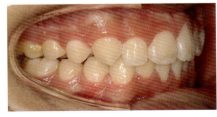

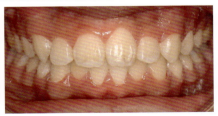

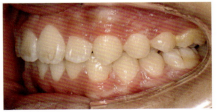

治療開始後11か月時、初回アライナー使用後（43枚め/44枚中）の口腔内写真。下顎の前方推進にともない臼歯関係がⅠ級に改善された。一方でバイトウィングによる挺出抑制によって若干の臼歯の離開が見られた。

CHAPTER 2 アライナー矯正治療のケース別戦略

CASE 8-1　保定症例 成長期のⅡ級2類不正咬合

追加アライナー

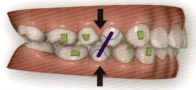

治療開始時　1/8インチ　3.5オンス

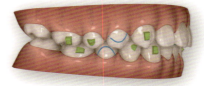

治療終了時(24枚め/24枚中)

治療開始後1年3か月、追加アライナー使用時の口腔内写真(22枚め/24枚中)。臼歯が咬合し下顎位も安定してきた。

追加アライナーの目的および方法
- 前歯にバイトランプを設置してクリアランスをつくり、臼歯を挺出する
- 垂直成分の顎間ゴムで臼歯を挺出し、咬合を安定させる
- 萌出してきた7|7の垂直的位置をコントロールする

● ステージング（動的治療期間1年4か月）

初回アライナー　44ステージ（7日交換）	追加アライナー　24ステージ（5日交換）
・前歯の被蓋改善と下顎の前方推進	・臼歯の挺出

治療結果

　本症例は思春期成長のピークと合致したため、前歯の早期接触が改善するとともに下顎位の変化が見られ、Ⅰ級の臼歯関係と正常な前歯の被蓋関係を獲得することができた。このようにⅡ級2類症例の治療は、前歯の歯軸を改善したのちに後方位にある下顎を前方推進させる治療方針（アンロック）がセオリーであるが、アライナーはひとつの装置で両方を一気に行うことができる点がメリットである。治療終了後2年4か月経過時、思春期成長終了間近の17歳10か月の時点で保定用の資料を採得したところ、顎関節症状の発現もなく咬合と顎位は安定しており、治療終了後の下顎の前方成長により良好な側貌へと変化していた。

Clinical Point　10代の早期接触による機能的不正咬合

　上下顎歯列に早期接触がある患者では、干渉のある歯が邪魔になることから下顎をずらして咬合させていることが多い。そのため、特に10代患者の早期接触は顎の正常成長を阻害する。このような機能的不正咬合の例として、機能性下顎前突とAngleⅡ級2類が挙げられる。骨格性Ⅲ級傾向のケースでは、早期接触により下顎を前方位にとることで機能性下顎前突になる。そのままにしておくと上顎の前方成長が阻害され、下顎の前方成長を促進させてしまう。一方、骨格性Ⅱ級傾向のケースではⅡ級2類過蓋咬合になる。早期接触により下顎が後方位に強く押し込まれるため、顎関節症発症につながることもある。いずれも、前歯の早期接触により正常な顎の発育が阻害されている機能的不正咬合であり、思春期成長のピークを迎える前に早期に解除（アンロック）する必要がある。実は、このような10代の早期接触による機能的不正咬合はアライナー矯正治療の適応症である。アライナーを装着するだけで自然と咬合高径が上がり、前歯の早期接触が解消される。

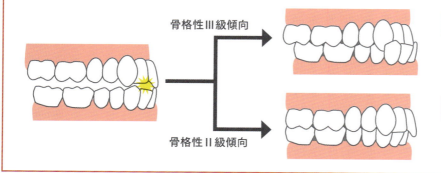

骨格性Ⅲ級傾向 → 機能性下顎前突
- 上顎歯槽骨の前方成長が阻害される
- 下顎の前方成長が促進される

骨格性Ⅱ級傾向 → Ⅱ級2類
- 下顎が後方位に押し込まれた状態
- 下顎に過剰に負担がかかる

8 フィニッシング・保定

CASE 8-2 保定症例 成長期終盤の上下顎前突をともなう I 級不正咬合

● 初診時データ

年齢・性別：16歳0か月女性
主訴：前歯の不ぞろい、前歯の突出
既往歴：アトピー性皮膚炎、アレルギー性鼻炎

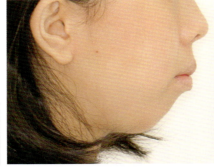
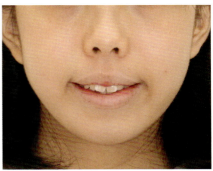
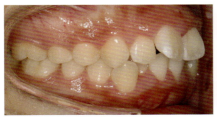
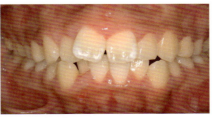
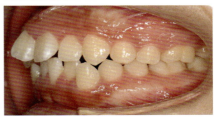
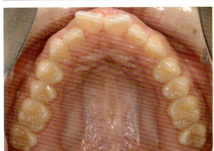
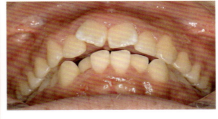
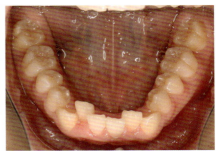
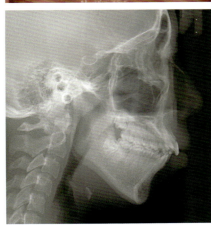
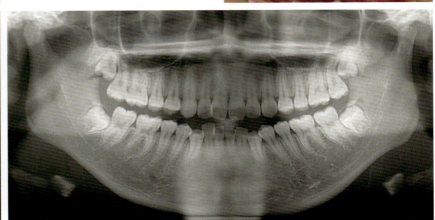

口腔内所見

前歯被蓋：オーバージェット +5.0mm
　　　　　オーバーバイト +1.0mm
臼歯関係：I 級
正中線：顔面正中線に対し上下顎歯列正中線はほぼ一致
歯列咬合所見：上下顎V字型歯列弓
機能的所見：特記事項なし

セファロ分析

側貌：コンベックスタイプ
前後的骨格：下顎後退による骨格性II級
垂直的骨格：ハイアングルケース
上顎中切歯歯軸：標準値内
下顎中切歯歯軸：標準値内

診　断

下顎後退による上下顎前突をともなう I 級不正咬合

治療方針

・ 4|4 4|4 抜歯
・ 抜歯スペース閉鎖（上顎臼歯は最大の固定）

CHAPTER 2　アライナー矯正治療のケース別戦略

CASE 8-2　保定症例 成長期終盤の上下顎前突をともなうⅠ級不正咬合

● 治療終了時データ

年齢：18歳6か月
動的治療期間：2年4か月
追加アライナー：2回
使用枚数：118枚（57＋33＋28枚）
保定装置：上下顎ともにプレート型リテーナー＋固定式リテーナー（上顎は2|2間、下顎は3|3間）

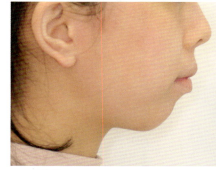
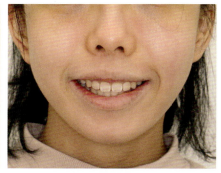
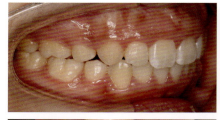
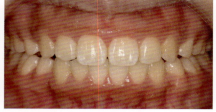
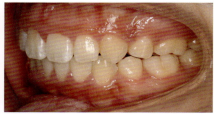
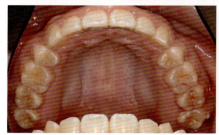
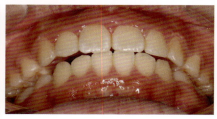
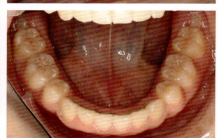
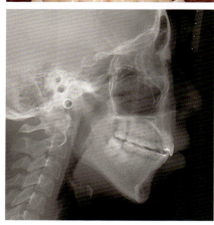
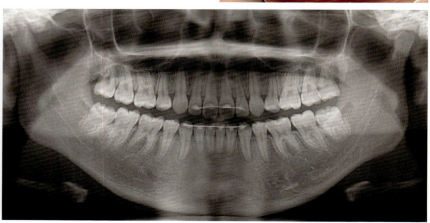

項目	標準値	治療前	治療後
SNA（°）	82.0	80.5	80.5
SNB（°）	80.0	73.5	73.5
ANB（°）	2.0	7.0	7.0
Mand. pl. to FH（°）	28.2	42.0	42.0
U1 to SN（°）	104.0	103.0	90.0
U1 to APo（mm）	6.2	12.5	7.5
L1 to Mand. pl.（°）	90.0	94.5	98.0
L1 to APo（mm）	3.0	7.0	5.5
E-line（上唇、mm）	2.0	5.0	4.5
E-line（下唇、mm）	2.0	8.0	6.5

黒：治療開始前
赤：治療終了時
→2.0mm未満の移動
→2.0mm以上の移動

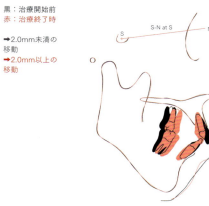
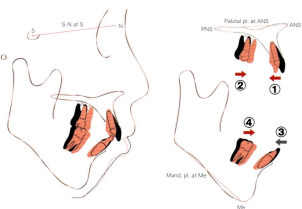

セファロトレース重ね合わせによる歯の移動変化の観察

① U1　5.0mm 後方移動　　② U6　3.5mm 近心移動
③ L1　1.5mm 後方移動　　④ L6　3.0mm 近心移動

8 フィニッシング・保定

● 保定期間データ

年齢：19歳9か月
保定期間：1年3か月
保定状態：8|8 8|8 が正常萌出し咬合した。プレート型リテーナーの使用によって臼歯が自然挺出し、咬合が緊密化した

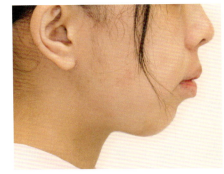
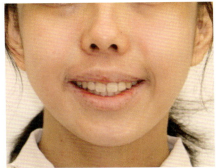
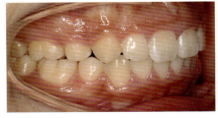
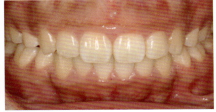
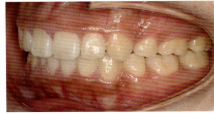
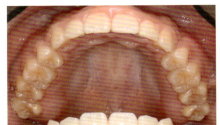
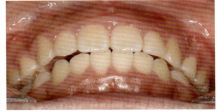
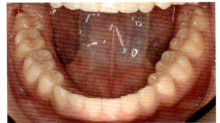
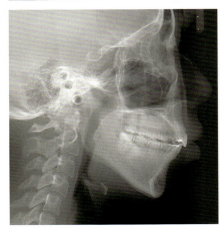
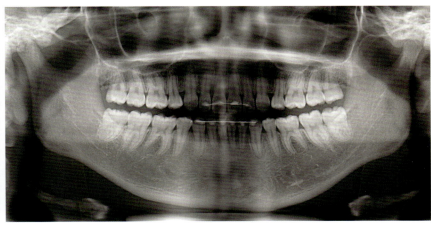

項目	標準値	治療終了時	保定時
SNA(°)	82.0	80.5	80.5
SNB(°)	80.0	73.5	73.5
ANB(°)	2.0	7.0	7.0
Mand. pl. to FH(°)	28.2	42.0	42.0
U1 to SN(°)	104.0	90.0	88.0
U1 to APo (mm)	6.2	7.5	8.0
L1 to Mand. pl. (°)	90.0	98.0	96.5
L1 to APo (mm)	3.0	5.5	5.5
E-line (上唇、mm)	2.0	4.5	4.5
E-line (下唇、mm)	2.0	6.5	6.5

赤：治療終了時
緑：保定期間中

→ 2.0mm未満の移動
→ 2.0mm以上の移動

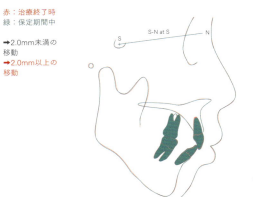
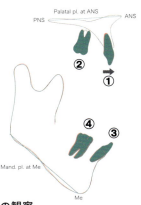

セファロトレース重ね合わせによる歯の移動変化の観察

① U1　0.5mm 唇側移動　　②U6　近遠心的にほぼ変化なし
③ L1　唇舌的にほぼ変化なし　　④L6　近遠心的にほぼ変化なし

CHAPTER 2　アライナー矯正治療のケース別戦略

CASE 8-2　保定症例 成長期終盤の上下顎前突をともなうⅠ級不正咬合

治療計画

　下顎後退が原因の上下顎前突であり、側貌の改善のために上下顎小臼歯抜歯の治療方針となる。上下顎前歯の後方移動量が大きく、固定源となる臼歯の歯冠高径が著しく低いことから、難度の高い上下顎小臼歯抜歯治療になる。このような症例は、臼歯のアライナーが一度不適合となるとアライナーで把持できなくなる位置まで臼歯が圧下してしまうことがある。特に成人症例ではリカバリーが難しくなるため、アライナーを使用しないこともある。本症例は患者が10代半ばであることから、歯の萌出力と歯周組織の代謝力があり、歯根移動の予測実現性は高いと考えてアライナーを使用することとした。

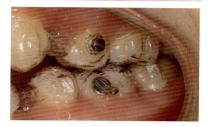

本症例では、臼歯のアライナー被覆面積が小さいことがわかる。

初回アライナー

初診時
エラスティック：
1/8インチ
3.5オンス

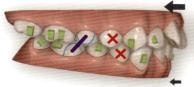 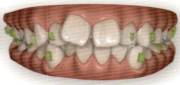 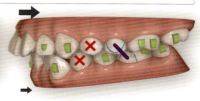

治療終了時
（67枚め/67枚中）

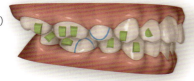 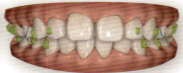 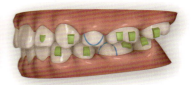

ClinCheckシミュレーションの調整

- 上下顎臼歯の移動を最小限にすることで、その役割の中心を前歯の後方移動の固定源となるようにする
- 歯冠高径の低い臼歯をできるだけアライナーで把持するために、長方形のアタッチメントを複数設置する
- 臼歯に垂直成分をもつ顎間ゴムを使用し、つねに臼歯に対して挺出方向への力がかかるようにする
- ボタンカットを設置した 5|5 が傾斜しないよう、舌側に卵円形のアタッチメントを設置する
- アライナーのたわみの原因となるため、抜歯部位にはポンティックを設定しない

治療経過

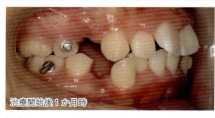 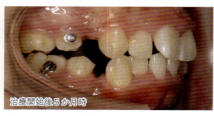 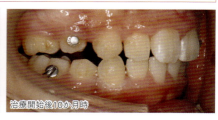

治療開始後1か月時　　治療開始後5か月時　　治療開始後10か月時

抜歯スペースの閉鎖とともに前歯の早期接触が起こり、臼歯の離開が生じ始めている。

リファインメント

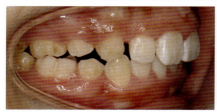 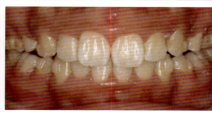 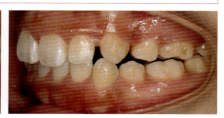

治療開始後1年1か月、初回アライナー使用時（57枚め/67枚中）の口腔内写真。アライナーに不適合はないものの、5|5 が圧下し始めて臼歯の離開が大きくなってきたため、初回アライナーを10枚残した状態で早期に追加アライナーを作製した。

8 フィニッシング・保定

追加アライナー

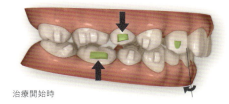
治療開始時

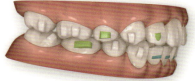
治療終了時(33枚め/33枚中)

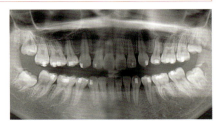

追加アライナーの目的および方法
- 臼歯のボタンカットを水平アタッチメントに変更し挺出させる
- オーバーバイトを減らすため下顎前歯に平均20°のルートリンガルトルクを付与し圧下させる（1|1 2.5mm）
- 抜歯スペースの閉鎖速度を遅め、臼歯の挺出を優先する

治療開始後1年1か月、初回アライナー使用時(57枚め/67枚中)のパノラマエックス線写真。上下顎臼歯に大きな近心傾斜は見られないため、この段階で臼歯のアップライトは行わない。8|8 8|8の萌出時期が近いため、早期接触が起きないよう注意する。

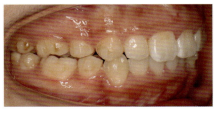
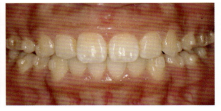
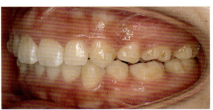

治療開始後1年10か月、追加アライナー使用時(31枚め/33枚中)の口腔内写真。オーバーバイトが正常化し臼歯の離開が改善してきた。

追加アライナー（2回め）

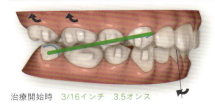
治療開始時　3/16インチ　3.5オンス

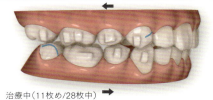
治療中(11枚め/28枚中)

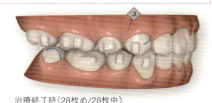
治療終了時(28枚め/28枚中)

追加アライナーの目的および方法
- 近心傾斜が残る上顎臼歯はⅡ級ゴムを掛けて固定源とし、5日ごとのアライナー交換で順次アップライトする
- 下顎歯列に順次近心移動を設定し、オーバーバイトとオーバージェットを正常化する

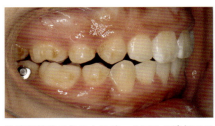
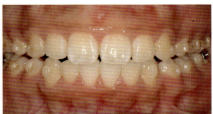
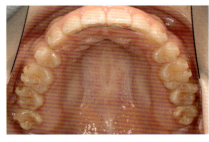

治療開始後2年3か月時、2回めの追加アライナー使用中(25枚め/28枚中)の口腔内写真。治療の終盤で第三大臼歯の早期接触による咬合の離開が発生した。

プレート型リテーナーの印象採得。粘膜に接する床があるタイプの装置は、適合を良くするために口腔内スキャナーではなく被圧変異があるアルジネート印象で作製することが多い。

動的治療終了前の調整
- 8|8 8|8の萌出方向は正常であるため抜歯せず保存する
- 上下顎に固定式リテーナーを装着し、セトリング（アライナーの1日12時間使用）を行う。就寝時はアライナーを外し、臼歯の自然挺出を促す
- 治療終了後に使用するプレート型リテーナーの印象採得を行う
- セトリングを2か月継続したところ、咬合離開が改善した

CHAPTER 2　アライナー矯正治療のケース別戦略

CASE 8-2　保定症例 成長期終盤の上下顎前突をともなうI級不正咬合

● ステージング（動的治療期間2年4か月）

初回アライナー 67ステージ（7日交換）	追加アライナー（1回め） 33ステージ（7日交換）	追加アライナー（2回め） 28ステージ（5日交換）
・長方形アタッチメントと垂直ゴムにて臼歯の不適合を防ぐ ・57枚めに追加アライナーへ移行	・歯軸傾斜がないため臼歯の咬合離開をアタッチメントのみで改善	・オーバージェットの調整 ・第三大臼歯の誘導 ・終盤の2か月はセトリング（アライナーの1日12時間装着）

治療結果

　上顎大臼歯には最大の固定を設定したが、結果的に3.5mm近心移動し、シミュレーションよりアンカレッジロスの量が大きくなる結果となった。これにより上下顎前歯の舌側移動量が減り、側貌の改善がやや不足することとなった。臼歯の歯冠高径が低いことから予測どおりボーイングエフェクトが発生したが、10代の代謝力の高さと歯の萌出力残存のおかげでリカバリー治療は困難ではなく、垂直成分の顎間ゴムを多用しなくても臼歯を咬合させることができた。

　また、治療終了前に第三大臼歯の萌出が開始したため、一時的に大きな臼歯の離開が発生した。小臼歯抜歯により後方余地が増加したことから萌出してきたものと考えられるが、アライナーの使用時間を調整することで短期間で改善させることができた。治療終了後の臼歯の咬合はやや不十分であったため、保定には咬合面を覆わないプレート型リテーナーを使用した。その結果、治療終了後1年3か月経過時には臼歯の咬合が良好な状態に改善していた。

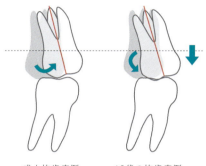

成人抜歯症例　　10代の抜歯症例

10代の患者は歯槽骨の垂直的成長があり、臼歯の自然挺出量（自然萌出力）が多い。そのため臼歯の咬合離開が発生しづらく、保定中の咬合改善が期待できる。ただしアンカレッジロスしやすいため注意する。

Clinical Point　10代の抜歯治療は失敗しづらい

　矯正歯科治療のバイオメカニクスは、矯正力により歯根膜を伸縮させ、破骨細胞と骨芽細胞のはたらきを誘導することで歯を移動させる。成長期の10代ではこの代謝活性が高く、歯槽骨のターンオーバーも活発であることから歯の移動も速くなる。この特性をアライナー矯正治療に利用することで、確実に歯根を移動し治療の予測実現性を高めることができる。また、成人症例と異なり歯の移動とともに歯肉や歯槽骨などの歯周組織も順応しやすく、シミュレーションソフトウェア上における各歯の移動の自由度が高い。一般的に成人の小臼歯抜歯治療は前歯歯根の移動量が大きくなるため予測実現性が低くなるが、患者が10代であれば抜歯症例でもボーイングエフェクトが起きにくい。さらに思春期成長ピーク前の10代前半のほうが、抜歯症例を成功させるのにより有利といえる。

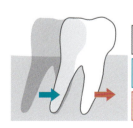
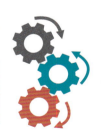

歯冠の移動
歯根の移動
歯周組織の適応

10代の抜歯治療はこの3つの速度が速く相互に作用する

成人に近づくほどこの効果は失われる

萌出力と歯槽骨の成長	小臼歯が挺出し臼歯が離開しづらい
思春期の下顎骨の成長	前歯の咬合のコントロールがしやすい
代謝活性による速い歯の移動	歯体移動に近い歯の移動が可能である

▶ 短期間で予測実現性の高い抜歯治療が可能となる

8 フィニッシング・保定

CASE8-3　保定症例 成人患者の開咬

●初診時データ

年齢・性別：48歳2か月女性
主訴：前歯のふぞろい、開咬
既往歴：クローズドロック（10年前）

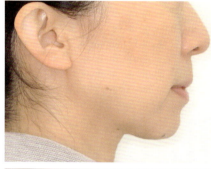
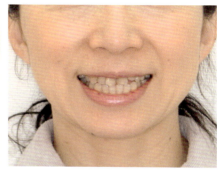
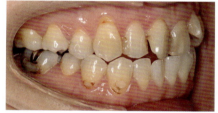
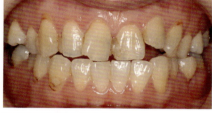
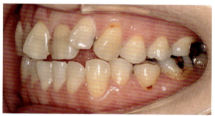
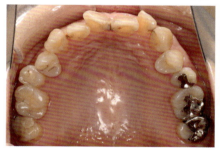
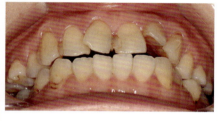
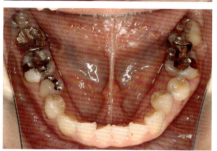
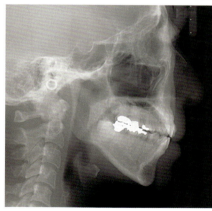
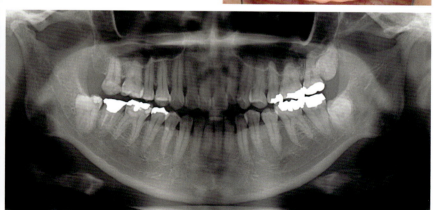

口腔内所見

前歯被蓋：オーバージェット 0.0mm
　　　　　オーバーバイト 0.0mm
臼歯関係：Ⅰ級
正中線：顔面正中線に対して下顎歯列正中線はほぼ一致
歯列咬合所見：前歯が開咬および軽度の叢生／5|5にクロスバイト
機能的所見：下顎頭の変形／開口時クリック音・疼痛

セファロ分析

側貌：ストレートタイプ
前後的骨格：上下顎後退、骨格性Ⅱ級
垂直的骨格：ハイアングルケース
上顎中切歯歯軸：著しい舌側傾斜
下顎中切歯歯軸：標準値内

診　断

叢生および開咬をともなう
Ⅰ級不正咬合

治療方針

・非抜歯治療
・IPRで排列スペースを獲得
・上下顎歯列拡大

CHAPTER 2　アライナー矯正治療のケース別戦略

CASE 8-3　保定症例 成人患者の開咬

● 治療終了時データ

年齢：49歳11か月
動的治療期間：1年6か月
追加アライナー：2回
使用枚数：54枚（27＋17＋13枚）
保定装置：上下顎ともマウスピース型リテーナー

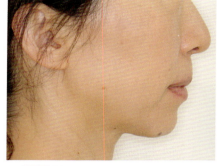
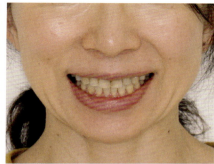
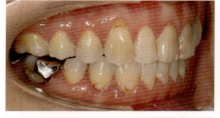
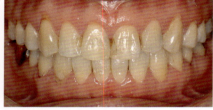
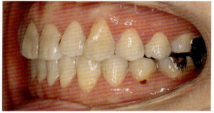
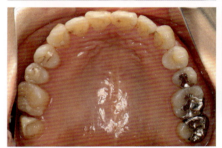
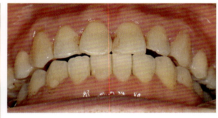
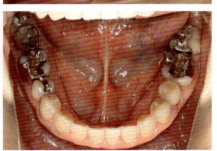
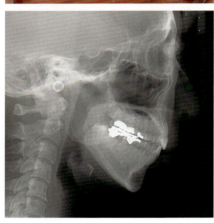
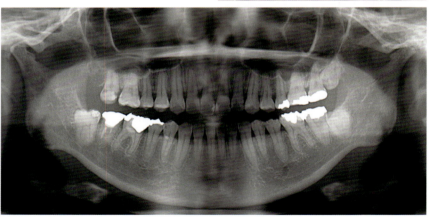

項目	標準値	治療前	治療後
SNA(°)	82.0	78.5	78.5
SNB(°)	80.0	72.5	72.5
ANB(°)	2.0	6.0	6.0
Mand. pl. to FH(°)	28.2	41.0	41.0
U1 to SN(°)	104.0	87.0	85.0
U1 to APo (mm)	6.2	6.0	6.0
L1 to Mand. pl.(°)	90.0	86.5	84.0
L1 to APo (mm)	3.0	4.5	3.5
E-line（上唇、mm）	2.0	-3.0	-2.0
E-line（下唇、mm）	2.0	0.0	-0.5

黒：治療開始前
赤：治療終了時
→ 2.0mm未満の移動
→ 2.0mm以上の移動

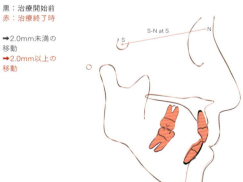
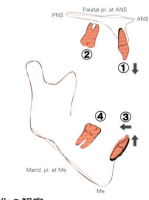

セファロトレース重ね合わせによる歯の移動変化の観察
① U1　0.5mm 挺出
② U6　近遠心的にほぼ移動なし
③ L1　1.0mm 後方移動　1.5mm 挺出
④ L6　近遠心的にほぼ移動なし

8 フィニッシング・保定

● 保定期間データ

年齢：54歳11か月
保定期間：5年0か月
保定状態：7|7 7̄6̄ は再度補綴治療がなされている。|2̄ はやや低位へ移動したが、マウスピース型リテーナーの使用により臼歯の咬合高径と前歯の被蓋関係が維持されている

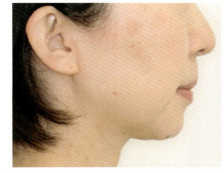
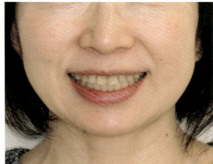
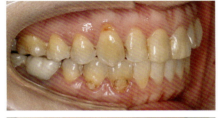
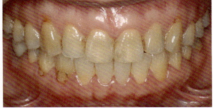
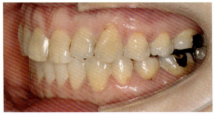
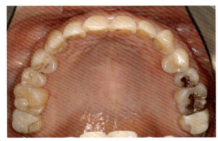
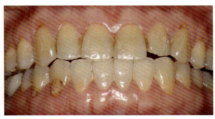
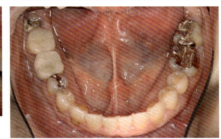
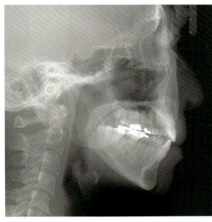
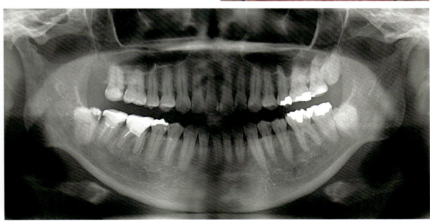

項目	標準値	治療終了時	保定時
SNA(°)	82.0	78.5	78.5
SNB(°)	80.0	72.5	72.5
ANB(°)	2.0	6.0	6.0
Mand. pl. to FH(°)	28.2	41.0	41.0
U1 to SN(°)	104.0	85.0	87.0
U1 to APo (mm)	6.2	6.0	6.5
L1 to Mand. pl. (°)	90.0	84.0	85.5
L1 to APo (mm)	3.0	3.5	4.0
E-line（上唇、mm）	2.0	-2.0	-1.0
E-line（下唇、mm）	2.0	-0.5	0.5

赤：治療終了時
緑：保定期間中

➡ 2.0mm未満の移動
➡ 2.0mm以上の移動

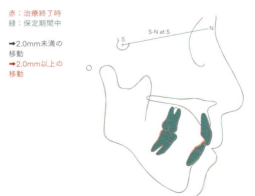
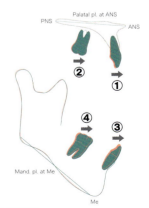

セファロトレース重ね合わせによる歯の移動変化の観察

① U1　0.5mm 唇側移動　② U6　0.5mm 近心移動
③ L1　0.5mm 唇側移動　④ L6　0.5mm 近心移動

CHAPTER 2　アライナー矯正治療のケース別戦略

CASE 8-3　保定症例 成人患者の開咬

治療計画

　大臼歯と中切歯にしか咬合接触がない開咬症例である。アンテリアガイダンスが欠如しているために過剰な咬合接触の生じた両側第二大臼歯は摩耗し、補綴装置の破損を繰り返していた。顎関節症状もあり、放置すると口腔機能関連のQOL低下が予測されるため、アライナー矯正治療を行うこととした。こうした臼歯の歯冠高径がないミドルエイジ（40代以降）症例には、アライナー矯正治療が適している。早期接触を起こしている臼歯を圧下し、IPRを行いつつ前歯を挺出させることでアンテリアガイダンスをつくる。IPRはブラックトライアングルを防ぐ目的からも有効である。また臼歯には垂直的なクリアランスをつくり、矯正歯科治療後に補綴装置を再製作する。

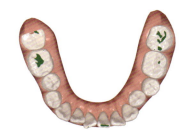

本症例の咬合接触（緑色部分）。側方歯に咬合接触がない状態である。

初回アライナー

初診時

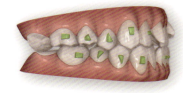 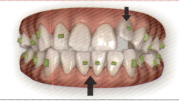 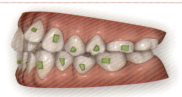

治療終了時
（27枚め/27枚中）

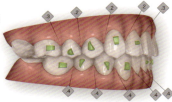 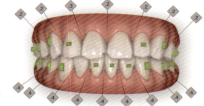 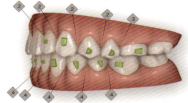

ClinCheckシミュレーションの調整

- 上下顎歯列に細かくIPRを行い排列スペースを獲得する
- 顎位を変化させないよう可能な限り顎間ゴムは使用しない
- 上下顎前歯は挺出用アタッチメントを設置して挺出する

治療経過

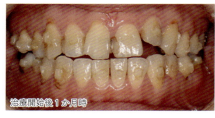 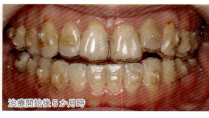 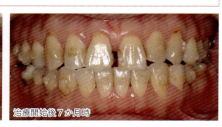

治療開始後1か月時　治療開始後5か月時　治療開始後7か月時

アライナーを装着することで治療中の第二大臼歯の過剰な摩耗を防ぐこともできた。

リファインメント

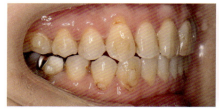 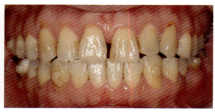 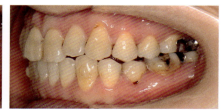

治療開始後8か月、初回アライナー使用時（26枚め/27枚中）の口腔内写真。オーバーバイトとオーバージェットは深くなったが、いまだ側方歯の咬合接触は不足していた。1|1はコンタクト部分を削合し、適正な歯冠幅径に再修復したことにより正中離開となった。

8 フィニッシング・保定

追加アライナー

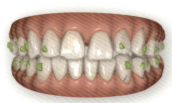
治療開始時

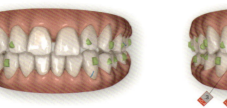
治療終了時（17枚め/17枚中）

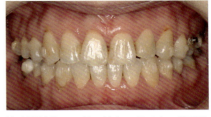
治療開始後11か月、追加アライナー使用時の口腔内写真（8枚め/17枚中）。アンテリアガイダンスと側方歯の適切な咬合接触を獲得した。

追加アライナーの目的および方法
- 前歯の空隙閉鎖を行う
- 下顎前歯のブラックトライアングルを軽減するためにIPRを再設定する

追加アライナー（2回め）

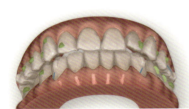
治療開始時

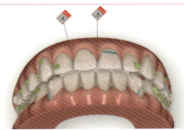
治療終了時（13枚め/13枚中）

治療開始後1年4か月、2回めの追加アライナー使用時の口腔内写真（7枚め/13枚中）。上顎前歯の排列によりオーバージェットが適正化された。また、6|の再修復治療が完了している。

追加アライナーの目的および方法
- 上顎前歯の回転や唇舌的位置の調整を行う
- 補綴装置が破損した6|の再修復を同時に行う

● ステージング（動的治療期間1年6か月）

初回アライナー 27ステージ（7日交換）	追加アライナー（1回め） 17ステージ（7日交換）	追加アライナー（2回め） 13ステージ（7日交換）
・上下顎歯列弓を拡大し前歯開咬を改善	・前歯の空隙閉鎖 ・アンテリアガイダンス確立	・前歯の排列調整 ・臼歯の再修復治療

治療結果

　治療によって開咬が改善し、アンテリアガイダンスを獲得することができた。ミドルエイジの開咬症例では機能時のアンテリアガイダンスが欠如しており、臼歯に過剰な負担がかかる。そのため前歯の被蓋関係を正常化し、臼歯を保存することが矯正歯科治療の最大の目的となる。こうした症例には、臼歯が咬合離開する方向に作用しやすいアライナー矯正治療が適している。治療終了後5年経過時（患者は54歳11か月）、リテーナー再作製のために資料採得したところ、マウスピース型リテーナーの使用により回復したアンテリアガイダンスが長期的に維持されていた。摩耗していた臼歯もかかりつけ歯科医院で再修復を行いながら管理され、良好に咬合していた。セファロトレースの重ね合わせでは加齢による若干の上下顎歯列の近心移動が見られたが、下顎の後方回転による開咬の再発は確認されず、顎位も安定していた。

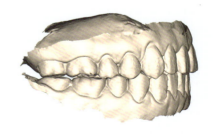
治療終了後5年0か月経過時の口腔内スキャン画像。咬合は安定している。

CHAPTER 2　アライナー矯正治療のケース別戦略

9　難症例治療における Tips

より細やかな治療計画と誠実なコンプライアンスが求められる

　下顎の偏位や先天性欠損など、骨格や歯の状態が標準値から離れている症例ほど矯正歯科治療の難度は高くなる。一般的にプリアジャステッド装置を用いた矯正歯科治療では、形状記憶のアーチワイヤーを結紮することによって自動的に各ブラケットに設定されている正常歯列咬合の歯軸データが反映される。したがって、骨格や歯冠形態にイレギュラーな要素がある場合、そのつどアーチワイヤーを細かく調整しなくてはならない。

　一方アライナー矯正治療では、アライナーシステムに付属している治療計画用シミュレーションソフトウェアを用いて、すべての症例に個別化した治療計画を作成するため、標準化された歯列や歯軸データを使用することができない難症例の治療に向いているところがある。カムフラージュ治療や左右非対称の歯の移動など、アライナーの特性を考慮することで他の治療方針を計画できることもある。

　難症例治療にあたって重要な鍵は、患者のコンプライアンスである。患者の協力性が高ければ、難症例でも治療を成功させることができる。ここでいうコンプライアンスとは、指示どおりのアライナー装着のみならず、歯科医院への定期的な通院や報告、口腔衛生状態の良好な維持など、日常生活の中で矯正歯科治療の優先順位を上げてもらうことも含まれる。アライナー矯正治療では、歯列咬合を改善していくのは患者自身であることを忘れてはならず、忘れさせてはならない。

ここまで、どのような歯列や治療方針がアライナー矯正治療に向いているかを説明してきたが、共通するポイントは「アライナー矯正治療では歯冠の傾斜移動が優先されやすい」ということである。また臼歯は反作用によって圧下しやすく、前歯は唇舌側移動による相対的な圧下と挺出の影響を受けやすい（図9-1）。

臨床では、それぞれの症例においてこれらの項目を1歯づつ細かく確認することから治療難易度が見えてくる。

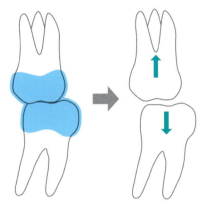
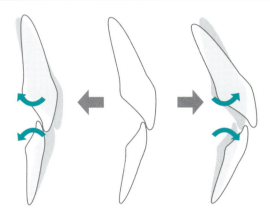

図9-1 アライナーが得意な動き。これらを加えることができるか、初診時に1歯ずつ確認していく。

難症例1：シザーズバイト / クロスバイト

シザーズバイト / クロスバイトの治療難易度を測る

シザーズバイト（鋏状咬合）やクロスバイト（交叉咬合）がある場合、臼歯の移動量が大きくなるため治療難度が高くなる。これらの問題は水平的な位置異常ではあるが、垂直的な問題も含まれている。

シザーズバイトは上顎臼歯が過萌出となっていることが多く、臼歯が過蓋咬合となる。臼歯を圧下しやすいアライナーの特性を考えると、その副作用を利用した垂直的コントロールを行うことのできるシザーズバイトは、アライナー矯正治療の適応症例といえる。

一方で、クロスバイトは上下顎臼歯が低位にあることが多く、臼歯が切端咬合となっている。改善しようとすると臼歯の咬合離開が発生しやすい。このことからリカバリー治療では難度の高い臼歯の挺出移動が必要になる。

CHAPTER 2　アライナー矯正治療のケース別戦略

シザーズバイトおよびクロスバイトは、いずれも水平的なギャップがどれだけあるかによって治療難易度が変わる（図9-2）。シザーズバイトとクロスバイトの治療難易度を測るには、以下の4つの項目を確認するとよい（図9-3）。

1 当該歯の位置

シザーズバイト、あるいはクロスバイトが認められる歯が中間歯の場合は、その近遠心にある歯を固定源にできるため改善しやすい。しかし、最後臼歯の場合は遊離端となり、移動の固定源に利用できるのは近心側の歯しかない（第三大臼歯がある場合、第二大臼歯の改善の難易度は変わらない）。

2 両側性か

シザーズバイト、あるいはクロスバイトが片側性である場合、水平的な移動の固定源は隣在歯にしか設定できず反作用のコントロールが難しくなる。しかしながら両側性の場合は相反固定により、副作用を最小限化し、歯列幅径の拡大あるいは縮小のみでの改善が可能となる。

3 複数歯か

シザーズバイト、あるいはクロスバイトが片側2歯以上に認められると、該当歯が移動せず、正常被蓋の歯のほうが反作用によって移動してしまい、咬

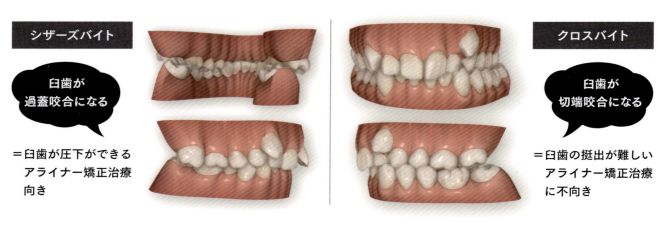

図9-2　臼歯で見るシザーズバイト、クロスバイトの違い。

難度が高い ⇔	難度が低い	
遊離端歯	中間歯	最後臼歯の場合は近心側の歯しか固定源として利用することができない
片側性	両側性	両側性であれば相反固定が利用できることから、歯列弓の縮小のみで改善が可能となる
複数歯	1歯のみ	複数歯の改善には固定源の追加が必要となる。その際反作用で正常な被蓋をつくっている歯が動いてしまう
下顎偏位あり	下顎偏位なし	下顎偏位がある場合臼歯のトルクに左右差がある。非偏位側の臼歯のトルクコントロールがしづらい

図9-3　シザーズバイト、クロスバイトの治療難易度の判断のしかた。

合状態が悪化してしまうことがある。リカバリー治療には、交叉顎間ゴムや歯科矯正用アンカースクリューによる固定源の追加が必要になる。

4 下顎偏位があるか

下顎偏位をともなうシザーズバイト、あるいはクロスバイトの場合は、臼歯のトルクに左右差が生じることから骨格の偏位を歯冠のトルクでカモフラージュすることが難しくなる。骨格の偏位の量が大きい場合は、外科的矯正治療を検討する必要がある。

シザーズバイトの改善方法

図9-3に示したように治療難易度を判断し、以下の改善方法を選択的に利用する（**図9-4**、CASE 3-3参照）。

- 上下顎とも当該歯の歯冠に20°以上のオーバートルクを付与し、クロスバイトになるくらいのセットアップをつくる
- 臼歯に交叉ゴム（上顎頬側/下顎舌側）を掛ける。このときシザーズバイトになっている当該歯ではなく、その近心にある固定源となる歯に掛ける
- TADを使用して当該歯を直接牽引するか、固定源の歯をTADとリンガルボタンで結紮し、間接固定源とする
- シザーズバイトとなっている当該歯を抜歯する治療方針や、第三大臼歯を固定源として利用し治療終了後に抜歯する治療方針もある

クロスバイトの改善方法

下顎歯列弓は縮小することが難しいため、おもに上顎歯列弓の拡大で対処する。しかし頬側拡大量が多くなると、歯冠の頬側傾斜により臼歯が離開してしまいやすい。これを防ぐには、上顎骨を外科的に拡大するか、下顎臼歯の順次遠心移動において歯冠を舌側傾斜させながら移動することで、下顎歯列弓の縮小を図る治療方針を選択する（CASE 3-3［94ページ］参照）。

症例によって上顎歯列弓の拡大可能量は異なるが、上顎骨が狭窄していることの多い骨格性Ⅲ級症例では、下顎臼歯の順次遠心移動による歯列弓の縮小を図る治療方針のほうが安全である。

歯冠の20°以上のトルク	臼歯の交叉ゴム	TADsで間接固定	抜歯の利用
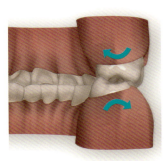	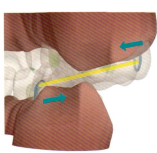	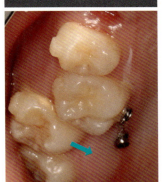	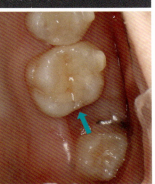
クロスバイト近くまでトルクを付与する	シザーズバイトの当該歯ではなく固定源となる歯にエラスティックを使用する	固定源となる歯をTADとリンガルボタンで結紮し、シザーズバイトの歯を舌側移動させるための間接固定源とする	シザーズバイトとなっている歯を抜歯する。写真の症例は7を抜歯してその位置に8を牽引し代替させている

図9-4　シザーズバイトの改善方法。

CHAPTER 2　アライナー矯正治療のケース別戦略

難症例2：
非対称歯列

　下顎偏位や咬合平面の傾斜による骨格的非対称を有する症例に対し、カモフラージュ治療を行うことがある。この治療にアライナーが活用できる。

　ストレートワイヤー法を中心としたブラケット矯正治療は、左右非対称の歯列にて治療終了とする治療方針をつくることがやや苦手である。これは、理想的な左右対称の歯列咬合を前提としてブラケット装置のスペックやアーチワイヤーが作成されているからである。また臼歯のクラウントルクは、レベリングステージで両側ともいったん均一化される。そのため臼歯の咬合状態が崩れ、余分な移動が必要になってしまう（図9-5）。

　一方アライナー矯正治療では、シミュレーションソフトウェアを利用することで左右非対称の移動を計画することが比較的容易である。顎骨の偏位がある症例でも臼歯のクラウントルクを自由に設定でき、側方位置のカモフラージュ治療を行うことができる（図9-6）。

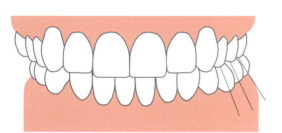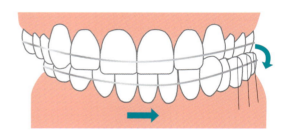

図9-5　ブラケット矯正装置によるレベリングでは、臼歯のクラウントルクが均一化する（図は下顎左方偏位の例）。歯列弓形態が左右対称になり、頬舌的歯軸が均一化されることにより左側歯列がクロスバイトになり、下顎偏位と同方向に歯列も変位する。

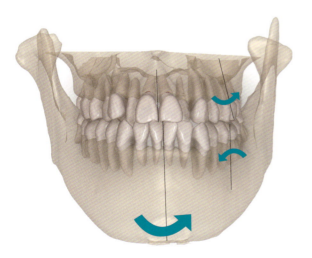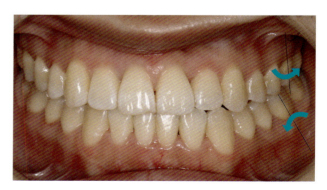

図9-6　非対称症例のカモフラージュ治療。カモフラージュするように下顎の偏位側にある上顎左側臼歯は頬側に、下顎左側臼歯は舌側へ歯冠が傾斜している。この歯冠傾斜は臼歯の咬合を崩さないようにするため、あえて頬舌側への歯軸傾斜を残して治療終了とする。

難症例3: 大臼歯や乳臼歯の抜歯治療

第一大臼歯の抜歯治療

　矯正歯科治療では、歯冠補綴の予後不良などでやむを得ない場合に、小臼歯ではなく第一大臼歯を抜歯部位として考えることがある。その場合確認すべきなのは、抜歯後のスペース量と隣在歯との歯根間距離である。第一大臼歯を抜歯すると抜歯スペース遠心にある第二大臼歯の近心移動が必要となるが、移動のすべてを歯体移動で行うことは難しい。そのため歯冠の傾斜移動がどれだけ利用できるかで治療難易度は大きく変わる。

　さらに、大臼歯抜歯治療は上顎か下顎かでも難易度が異なる（**図9-7**）。上顎臼歯は後方になるほど歯冠が遠心傾斜している。歯冠幅径は小さく隣在歯との歯根間距離が近く、傾斜移動での抜歯スペース閉鎖も可能である。また上顎第二大臼歯の近心移動によって後方余地の増加が期待できるため、未萌出の上顎第三大臼歯を排列できる。一方下顎臼歯は、Spee湾曲により後方になるほど歯冠が近心傾斜している。歯冠幅径は大きく隣在歯との歯根間距離が遠いことから、歯体移動が必要になる。するとSpee湾曲が強くなってオーバーバイトが深くなり、抜歯スペースの完全な閉鎖が難しくなることがある。

第二乳臼歯の抜歯治療

　後続永久歯の第二小臼歯が欠損し、第二乳臼歯が残存している場合、治療方針が「抜歯しスペース閉鎖」か「保存し脱落後に補綴治療」に分かれる。上顎第二乳臼歯抜歯では抜歯スペース閉鎖が比較的容易にできるが、下顎第二乳臼歯抜歯では遠心にある下顎第一大臼歯歯根の近心移動量を計算する必要がある。そのうえでリスクが高いと判断される症例は、下顎第二乳臼歯を保存する方針を採ることがある。

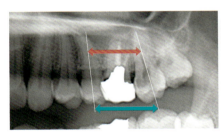
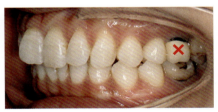
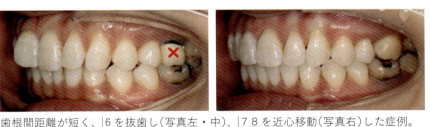

歯根間距離が短く、6⏌を抜歯し（写真左・中）、7 8⏌を近心移動（写真右）した症例。

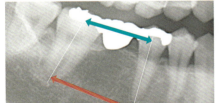
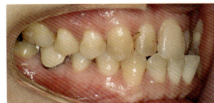
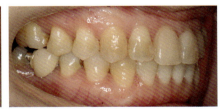

歯根間距離が長く（写真左・中）6⏌欠損スペースをブリッジの再作製で調整した症例。

図9-7 大臼歯抜歯治療および抜歯スペースの閉鎖例。

CHAPTER 2　アライナー矯正治療のケース別戦略

CASE 9-1　難症例 下顎側方偏位

● 初診時データ

年齢・性別：23歳11か月女性
主訴：開咬

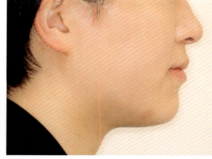
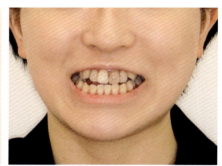
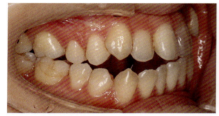
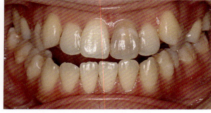
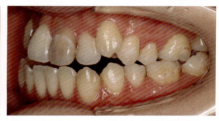
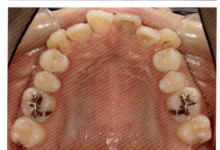
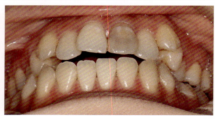
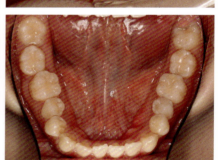
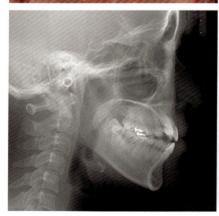
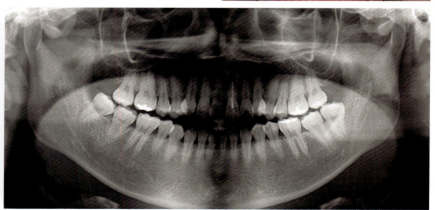

口腔内所見

前歯被蓋：オーバージェット +1.5mm
　　　　　オーバーバイト -1.5mm
臼歯関係：右側 II級傾向、左側 III級
正中線：顔面正中線に対して下顎骨と下顎歯列正中線が大きく右方偏位
歯列咬合所見：前歯開咬、7̲6̲|7̲6̲にクロスバイト／|7̲が近心傾斜／1̲|が失活により変色
機能的所見：開閉口時に右側顎関節にクリック音／まれに疼痛あり

セファロ分析

側貌：ストレートタイプ
前後的骨格：骨格性 I級
垂直的骨格：アベレージアングルケース
上顎中切歯歯軸：標準値内
下顎中切歯歯軸：標準値内

診　断

下顎右方偏位をともなう開咬

治療方針

- 非抜歯治療（8̲|8̲ は抜歯）
- 上顎右側歯列および下顎左側歯列の遠心移動
- 下顎の前方回転

9 難症例治療における Tips

● 治療終了時データ

年齢：26歳4か月
動的治療期間：2年4か月
追加アライナー：2回
使用枚数：121枚（56＋41＋24枚）
保定装置：上下顎ともマウスピース型リテーナー

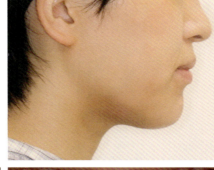
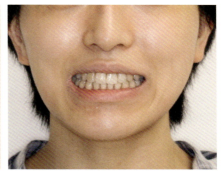
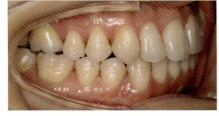
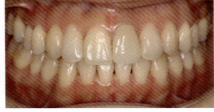
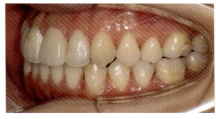
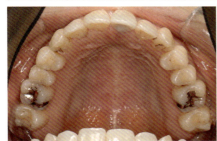
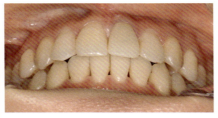
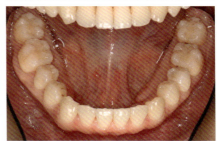
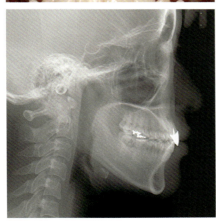
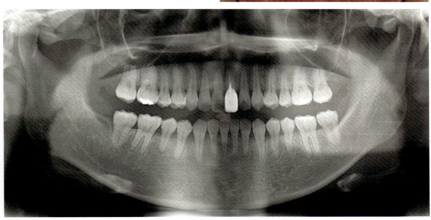

項目	標準値	治療前	治療後
SNA(°)	82.0	83.0	83.0
SNB(°)	80.0	80.5	81.5
ANB(°)	2.0	2.5	1.5
Mand. pl. to FH(°)	28.2	31.5	29.0
U1 to SN(°)	104.0	101.5	99.5
U1 to APo (mm)	6.2	7.0	7.5
L1 to Mand. pl. (°)	90.0	90.0	84.5
L1 to APo (mm)	3.0	6.0	4.5
E-line（上唇、mm）	2.0	-3.5	-3.0
E-line（下唇、mm）	2.0	-0.5	-0.5

黒：治療開始前
赤：治療終了後

➡ 2.0mm未満の移動
➡ 2.0mm以上の移動

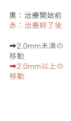
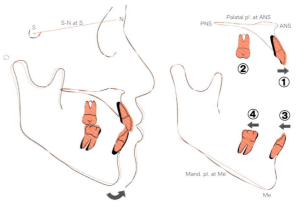

セファロトレース重ね合わせによる歯の移動変化の観察

① U1　0.5mm 唇側移動　　② U6　近遠心的にほぼ移動なし
③ L1　1.5mm 後方移動　　④ L6　0.5mm 遠心移動

CHAPTER 2　アライナー矯正治療のケース別戦略

CASE9-1　難症例 下顎側方偏位

治療計画

　下顎が大きく右方偏位する非対称な開咬症例であり、外科的矯正治療が第一選択として考えられるが、アライナーの特徴を活かすことで非外科的な矯正歯科治療が可能である。右側歯列のクロスバイトは、臼歯の頬舌的トルクを下顎偏位に合わせることでカモフラージュ治療を行う。咬合していない8̅|は、下顎右側歯列の頬舌的移動の固定源として利用後抜歯する（右図）。開咬は遠心移動の反作用を利用して臼歯を圧下し、下顎の前方回転で改善する。左右の臼歯関係が異なるため、上顎右側と下顎左側の対角で歯列の遠心移動を行っていく。正面から見た咬合平面が傾斜するリスクはあるが、前歯の近遠心歯軸を傾斜させないように移動を行う。

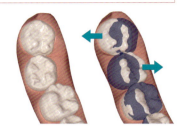

8̅|を頬側に移動した反作用で7̅|を舌側に移動する。

初回アライナー

初診時
エラスティック：
3/16インチ
3.5オンス

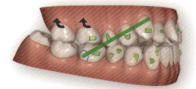 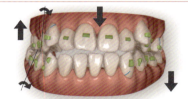 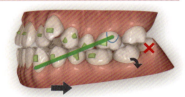

治療終了時
（56枚め/56枚中）

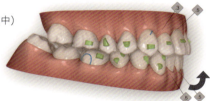 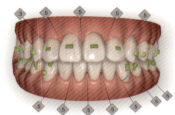 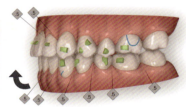

ClinCheckシミュレーションの調整

- 右側はⅡ級顎間ゴム、左側はⅢ級顎間ゴムを掛け、上顎右側および下顎左側で歯列の順次遠心移動を行う
- 両側臼歯の頬舌的なトルクは下顎の右方偏位に合わせて調整し、下顎歯列正中線は左方へオーバーコレクションする
- 上顎右側・下顎左側臼歯は歯冠のアップライトを加え、遠心移動と同時に圧下することで下顎を前方回転させる
- 8̅|を頬側に移動し、その反作用で7̅|を舌側傾斜させてクロスバイトを改善する

治療経過

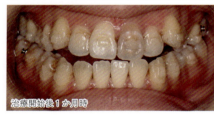 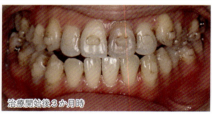 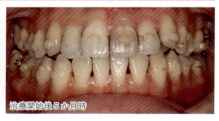

臼歯の遠心移動が進むにつれ、オーバーバイトと歯列正中線の改善が見られた。

リファインメント

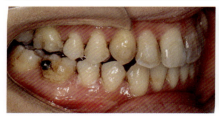 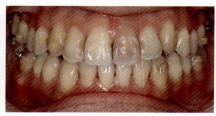 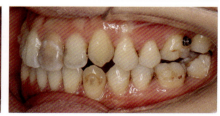

治療開始後1年1か月時、初回アライナー使用後（55枚め/56枚中）の口腔内写真。右側のクロスバイトと開咬が改善した。下顎歯列正中線の偏位も改善された。しかしながら7̅|の近心傾斜が残存しており、臼歯の咬合は不十分であった。

9 難症例治療におけるTips

追加アライナー

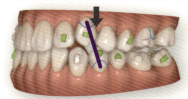
治療開始時　1/8インチ　3.5オンス

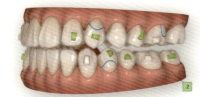
治療終了時(41枚め/41枚中)

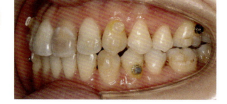

治療開始後1年9か月、追加アライナー使用時の口腔内写真(39枚め/41枚中)。7̲ がアップライトし、3̲|3 が咬合した。また右側のクロスバイトが改善したため、固定源としていた 8̲| は抜歯することとした。

追加アライナーの目的および方法
- 7̲| に近心から押す力が加わるよう近心に0.2mmのスペースを設定し、水平アタッチメントを設置して1歯のみ遠心方向へアップライトする
- 前歯の早期接触を解消し、バーティカルジャンプを入れる
- 歯冠のアップライトが中心であるためアライナー交換は5日ごととする

追加アライナー（2回め）

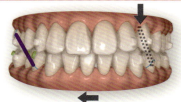
治療開始時　1/8インチ　3.5オンス

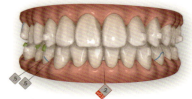
治療中(24枚め/24枚中)

治療開始後2年3か月、追加アライナー使用時の口腔内写真(22枚め/24枚中)。|1̲ 歯冠の補綴治療を近医に依頼し、TEKが装着された。TEKが脱離しないようアライナーの |1̲ 歯頸側をトリミングして使用した。

追加アライナーの目的および方法
- 左方に移動しすぎてしまった下顎歯列正中線を右方へ戻す
- |3̲ を交叉ゴムで再度挺出する
- 最終アライナーの使用前に |1̲ の補綴治療を依頼する

● ステージング（動的治療期間2年4か月）

初回アライナー 56ステージ（7日交換）	追加アライナー（1回め） 41ステージ（5日交換）	追加アライナー（2回め） 24ステージ（7日交換）
・上顎右側・下顎左側と対角にある臼歯の遠心移動・圧下により、上下顎歯列正中線の不一致と開咬を改善	・|3̲ の挺出 ・7̲| のアップライト	・上下顎歯列正中線を一致させる ・|1̲ 歯冠の補綴治療（近医に依頼）

治療結果

　下顎の右方偏位に臼歯の頬舌的歯軸を合わせるよう調整することによって上下顎歯列正中線を一致させ、前歯の挺出と下顎の前方回転により開咬を改善した。上顎右側および下顎左側歯列に行った遠心移動は、目立った咬合平面の傾斜もなく成功した。萌出している 8̲| を固定源としてうまく利用したことも、片側臼歯の頬舌的移動の成功率を高めた要因と考えられる。治療後はアンテリアガイダンスが確立され、開閉口時の顎関節の疼痛も消失した。本症例のような非対称症例のカモフラージュ治療は、シミュレーションソフトウェアにて個々の歯軸を細かく調整できるアライナー矯正治療のほうがブラケット矯正治療よりも向いている。

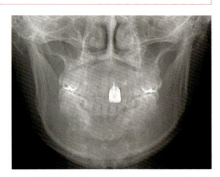

治療終了時の正面セファログラム。咬合平面の傾斜はわずかであった。

CHAPTER 2　アライナー矯正治療のケース別戦略

CASE 9-2　難症例　小臼歯捻転をともなう反対咬合

●初診時データ

年齢・性別：31歳7か月女性
主訴：受け口、正中線のずれ、口元のゆがみ

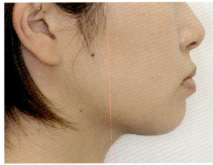
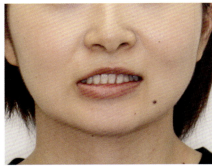
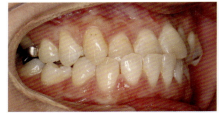
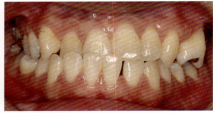
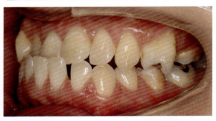
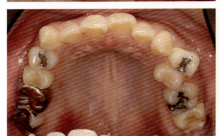
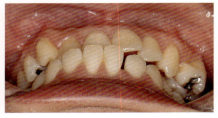
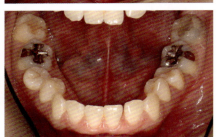
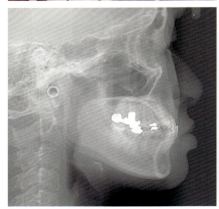
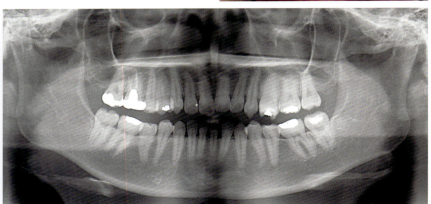

口腔内所見

前歯被蓋：オーバージェット -1.5mm
オーバーバイト +3.0mm
臼歯関係：I級
正中線：顔面正中線に対して下顎骨と下顎歯列正中線が右方偏位
歯列咬合所見：前歯反対咬合（切端咬合位は可能）/ 5̲|5̲ クロスバイト / 5̲|5̲ シザーズバイト / 5̲|4̲5̲ 遠心方向への捻転 / |4̲ 歯肉退縮
機能的所見：早期接触による下顎位の側方偏位はない

セファロ分析

側貌：ストレートタイプ
前後的骨格：骨格性I級
垂直的骨格：ローアングルケース
上顎中切歯歯軸：唇側傾斜
下顎中切歯歯軸：唇側傾斜

診断

下顎右方偏位をともなう反対咬合

治療方針

・非抜歯治療
・下顎左側歯列の遠心移動
・上顎前歯の唇側傾斜
・捻転歯の回転

9 難症例治療における Tips

● 治療終了時データ

年齢：34歳2か月
動的治療期間：2年4か月
追加アライナー：2回
使用枚数：118枚（47＋40＋31枚）
保定装置：上下顎ともマウスピース型リテーナー

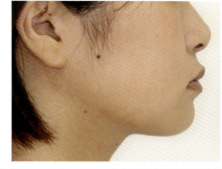
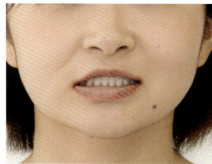
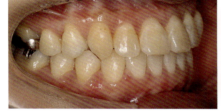
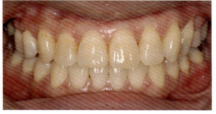
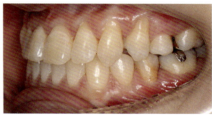
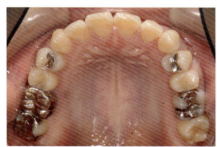
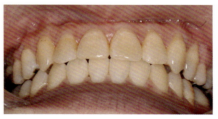
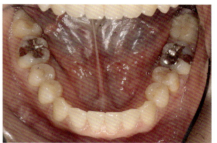
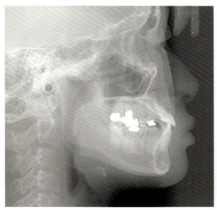
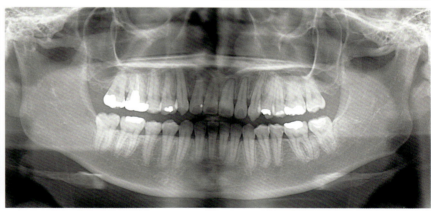

項目	標準値	治療前	治療後
SNA(°)	82.0	87.5	87.5
SNB(°)	80.0	86.5	86.5
ANB(°)	2.0	1.0	1.0
Mand. pl. to FH(°)	28.2	19.0	19.0
U1 to SN(°)	104.0	114.5	122.0
U1 to APo (mm)	6.2	3.0	5.5
L1 to Mand. pl. (°)	90.0	98.0	86.0
L1 to APo (mm)	3.0	5.5	1.5
E-line（上唇、mm）	2.0	0.0	2.0
E-line（下唇、mm）	2.0	3.0	3.0

黒：治療開始前
赤：治療終了時
➡ 2.0mm未満の移動
➡ 2.0mm以上の移動

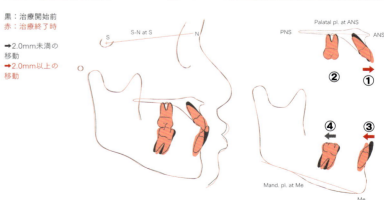

セファロトレース重ね合わせによる歯の移動変化の観察

① U1　2.5mm 唇側移動　② U6　近遠心的にほぼ移動なし
③ L1　3.5mm 後方移動　④ L6　0.5mm 遠心移動

CHAPTER 2　アライナー矯正治療のケース別戦略

CASE 9-2　難症例 小臼歯捻転をともなう反対咬合

治療計画

　切端咬合位を採ることができ、下顎は後退するものの側方への偏位はなかったため、中心咬合位にて治療計画を立案する。下顎中切歯歯軸に唇側傾斜が見られるため、下顎前歯の舌側傾斜移動にて反対咬合を改善する。臼歯のシザーズバイトとクロスバイトは片側性ではあるが1歯ずつの中間歯で、下顎偏位量も小さく治療難度は高くないことから、歯冠のオーバートルクで改善する。捻転した小臼歯の改善は治療難易度が高いため、初回アライナーは反対咬合の改善に重きをおき、回転量を軽減する。|4の歯肉退縮は、最後に追加アライナーでルートリンガルトルクを付与し改善を図る。このようにさまざまな不正咬合が混在する症例では、ひとつひとつ別個に治療難易度を分析する必要がある。

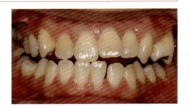

中切歯の早期接触による顎位の側方偏位はわずかである。

初回アライナー

初診時
エラスティック：
右側 3/16インチ
左側 1/8インチ
3.5オンス

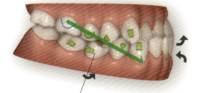 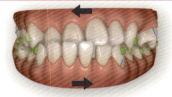 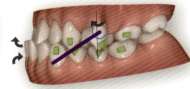

治療終了時
（47枚め/47枚中）

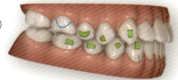 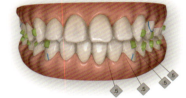 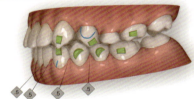

ClinCheckシミュレーションの調整

- 上顎前歯の唇側方向への傾斜移動と下顎前歯の舌側方向への傾斜移動で早期に反対咬合を改善する
- Ⅲ級ゴムを掛けるボタンカットは、左側は近心回転力が必要な|4、右側は挺出力を加えたい補綴歯の|6に設定する
- 口蓋側へ転位している|5は卵円形アタッチメントを設置しアライナーで把持する
- 捻転している5|45は近遠心に十分スペースをつくってから排列する

治療経過

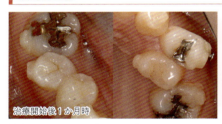 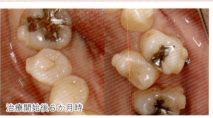 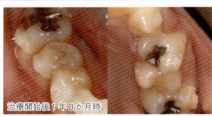

捻転している小臼歯は、近遠心にスペースをつくってからアライナーで把持して回転する（左：下顎右側臼歯、右：上顎左側臼歯咬合面観）。

リファインメント

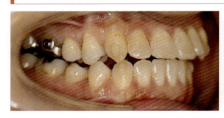 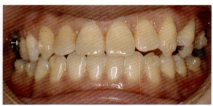 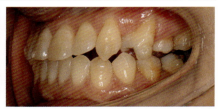

治療開始後1年0か月、初回アライナー使用時（46枚め/47枚中）の口腔内写真。左側のシザーズバイトおよび右側のクロスバイトが改善し、上下顎歯列正中線も一致した。一方で、被蓋改善にともなう前歯の早期接触により臼歯に離開が生じていた。

9 難症例治療におけるTips

追加アライナー

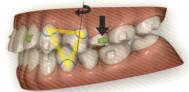
治療開始時

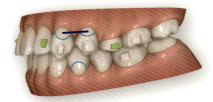
治療終了時（40枚め/40枚中）

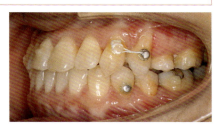
治療開始後1年7か月、追加アライナー使用時（23枚め/40枚中）の口腔内写真。エラスティックチェーンで|4を回転後、後戻りを起こさないよう結紮線で|3とつなげている。

追加アライナーの目的および方法
- 回転不足の|4を顎間ゴムやエラスティックチェーンで改善する
- 口蓋側へ転位していた|5を水平アタッチメントにて挺出させる

追加アライナー（2回め）

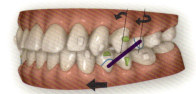
治療開始時　1/8インチ　3.5オンス

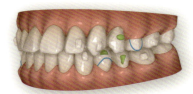
治療中（31枚め/31枚中）

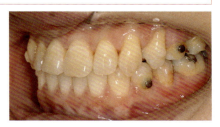
治療開始後2年0か月、追加アライナー使用時（14枚め/31枚中）の口腔内写真。|4歯根が口蓋側に移動したことにより、歯肉退縮が若干回復しつつある。

追加アライナーの目的および方法
- |4に20°のルートリンガルトルクを加え歯肉退縮の改善を図る
- |5をIII級顎間ゴムの牽引力で近心方向へ回転させる

● ステージング（動的治療期間2年4か月）

初回アライナー 47ステージ（7日交換）	追加アライナー（1回め） 40ステージ（5日交換）	追加アライナー（2回め） 31ステージ（7日交換）
・反対咬合、シザーズバイト、クロスバイトを改善し咬合を安定させる ・小臼歯の回転量を軽減	・エラスティックチェーンを使用した捻転歯の改善	・歯肉退縮のある歯にルートトルクを付与

治療結果

　前歯の反対咬合、臼歯のシザーズバイトとクロスバイトが改善され、機能的にも良好な咬合関係を獲得できた。前歯の早期接触が解消されたことにより下顎位が後退し、側貌によるオトガイの後退も見られた。アライナーによる捻転歯の治療では、反作用により圧下が起きる。本症例では、重度の捻転がある|4が頬側への転位によりシザーズバイトになっていたことで、回転の反作用が生じて咬合を改善することができた。

　小臼歯は円柱形であるため、アライナー単独で改善することは難しい。頬舌側歯面へのアタッチメントの設置のみならず、顎間ゴムやエラスティックチェーンによる牽引を行う必要がある。一見すると咬合関係が小臼歯から前歯にかけて崩れており、治療難度が高そうに見える症例であるが、それぞれの問題を切り分けて順番にアプローチしていくことで、大きなリカバリー治療の必要もなく治療終了することができた。

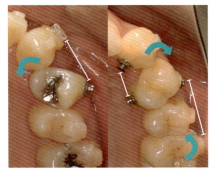
小臼歯の遠心方向への捻転（左：本症例）と近心方向への捻転（右：別症例）。遠心方向への捻転は頬側のエラスティックチェーンのみで改善しやすく、大臼歯を固定源にする必要がない。

CHAPTER 2　アライナー矯正治療のケース別戦略

CASE 9-3　難症例 乳歯が残存するシザーズバイト

● 初診時データ

年齢・性別：34歳5か月女性
主訴：下顎前歯の不ぞろい、左の咬み合わせが悪い

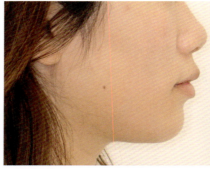
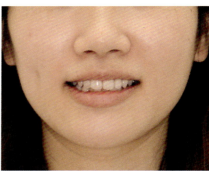
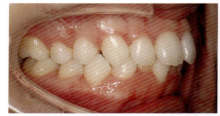
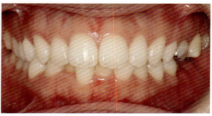
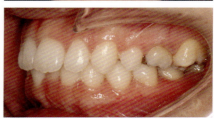
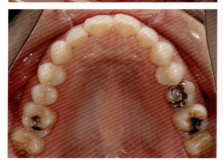
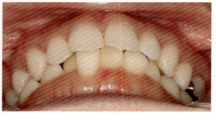
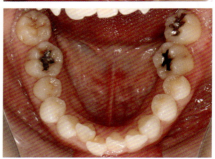
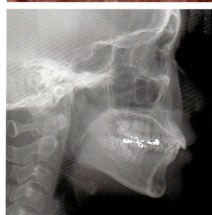
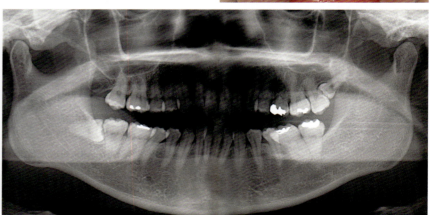

口腔内所見

前歯被蓋：オーバージェット +5.0mm
　　　　　オーバーバイト +4.5mm
臼歯関係：右側 I 級、左側 III 級傾向
正中線：顔面正中線に対して下顎骨と下顎歯列正中線が右方偏位
歯列咬合所見：|E 残存 / |5 先天性欠損 / |6 6| 7| |7 にシザーズバイト / 下顎前歯叢生
機能的所見：特記事項なし

セファロ分析

側貌：ストレートタイプ
前後的骨格：骨格性 II 級傾向
垂直的骨格：アベレージアングルケース
上顎中切歯歯軸：唇側傾斜
下顎中切歯歯軸：唇側傾斜

診　断

乳歯残存をともなうシザーズバイト

治療方針

・|E 抜歯
・TADを利用した上顎左側臼歯の近心移動
・下顎左側歯列の遠心移動

9 難症例治療における Tips

● 治療終了時データ

年齢：37歳5か月
動的治療期間：2年2か月
追加アライナー：2回
使用枚数：129枚（67＋39＋23枚）
保定装置：上顎 マウスピース型リテーナー、下顎 マウスピース型リテーナー＋固定式リテーナー（3|3間）

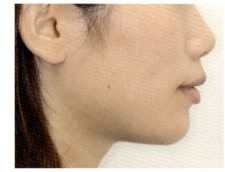
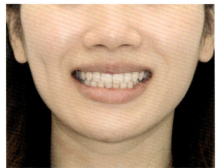
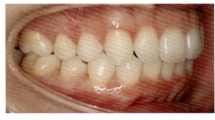
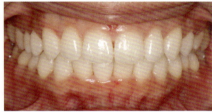
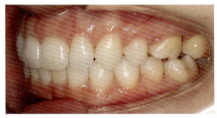
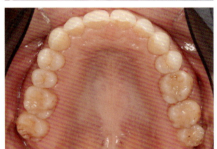
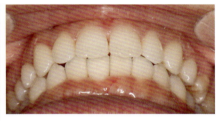
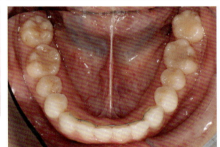
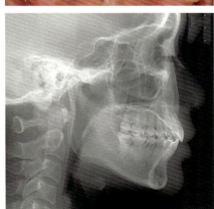
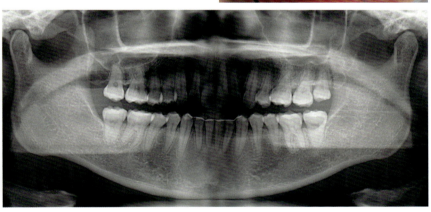

項目	標準値	治療前	治療後
SNA(°)	82.0	85.0	85.0
SNB(°)	80.0	80.5	80.5
ANB(°)	2.0	4.5	4.5
Mand. pl. to FH(°)	28.2	26.0	26.0
U1 to SN(°)	104.0	110.5	105.0
U1 to APo (mm)	6.2	10.5	8.0
L1 to Mand. pl. (°)	90.0	103.0	96.0
L1 to APo (mm)	3.0	6.0	4.5
E-line（上唇、mm）	2.0	1.0	-0.5
E-line（下唇、mm）	2.0	1.5	0.5

黒：治療開始前
赤：治療終了後
➡ 2.0mm未満の移動
➡ 2.0mm以上の移動

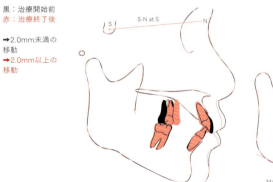
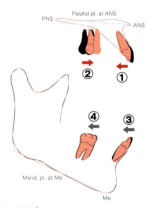

セファロトレース重ね合わせによる歯の移動変化の観察
① U1　2.5mm 後方移動　② U6　5.0mm 近心移動
③ L1　1.5mm 後方移動　④ L6　0.5mm 遠心移動

215

CHAPTER 2 アライナー矯正治療のケース別戦略

CASE 9-3 難症例 乳歯が残存するシザーズバイト

治療計画

｜5の先天性欠如により晩期残存している｜Eを、抜歯するか保存するかは悩むところである。乳歯を保存する治療方針は、歯の移動量が少なく容易に見えるが、非抜歯で左側のシザーズバイトを改善し上下顎歯列正中線を合わせることは意外に難しい。さらに｜Eは修復歯で歯根長も短く、近く喪失する可能性もある。一方、｜Eを抜歯して上顎左側臼歯を近心移動させる治療計画は、｜67の歯冠が遠心傾斜しており、傾斜移動を利用することで抜歯スペース閉鎖が可能である。決して容易な治療ではないが、治療後のQOLも考慮し上顎左側第二乳臼歯の抜歯方針を選択した。

左側はII級仕上げとなるが、予測実現性を高めるため2つの工夫を行っている。ひとつは上顎左側臼歯の近心移動量を軽減するため、下顎左側臼歯の遠心移動を設定した。これによりシザーズバイトが改善しやすくなるだけでなく、上下顎歯列正中線も一致させることができる。固定源にIII級ゴムが使用できる点も、上顎左側臼歯の近心移動にとって都合がよい。もうひとつは、上顎左側臼歯を近心移動する固定源の強化に、｜34頬側の歯肉に植立したTADに顎内ゴムを掛けて用いた。顎内ゴムは歯を持続的に水平方向へ牽引することが可能であり、近心移動の成功率を高めることができる。

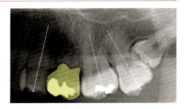

｜E頬側歯根長とその後方歯の歯軸。｜67の歯冠が遠心傾斜している。

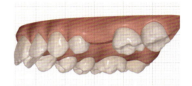

本症例の抜歯スペースは7.5mmであった。

初回アライナー

初診時
エラスティック：
1/8インチ
3.5オンス

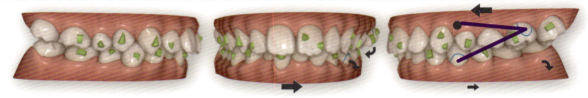

治療終了時
（67枚め/67枚中）

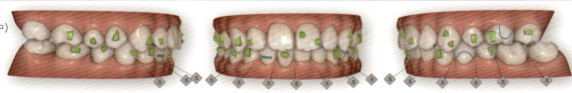

ClinCheckシミュレーションの調整

- ｜67は一塊かつ移動速度を落とし、1ステージから最終ステージにかけて近心移動（｜6 5.2mm）する
- 左側のシザーズバイトは、バイトランプを設置し臼歯を離開させた状態でオーバートルク（｜7 23°）を加えて改善する
- 下顎左側臼歯は拡大しながら順次遠心移動（｜7 2.5mm）する
- 37ステージで｜6のアップライトが不足している場合、必要に応じ｜6舌側のボタンカットに交叉ゴムを使用する

治療経過

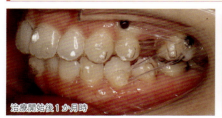
治療開始後1か月時

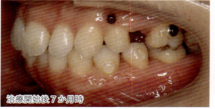
治療開始後7か月時

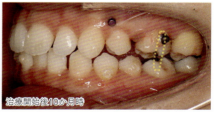
治療開始後10か月時

上顎左側臼歯の近心移動および口蓋側移動と下顎左側臼歯の頬側へのアップライトによるシザーズバイトの改善が見られた。その後、臼歯を咬合させるため6｜6舌側に設置したボタンに交叉ゴムを使用した（写真右、1/8インチ 3.5オンス）。

9 難症例治療におけるTips

リファインメント

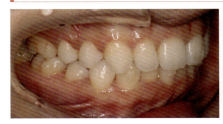 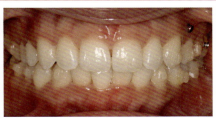 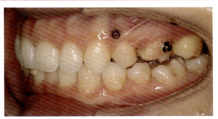

治療開始後1年3か月、初回アライナー使用時（66枚め/67枚中）の口腔内写真。E の抜歯スペースはおおむね閉鎖したが、移動量が大きかった 6 には近心傾斜が見られた。6 も遠心方向へのアップライトが不足しており近心傾斜している。また、上顎左側臼歯では後方余地ができたことで歯軸が変化した 8 が正常萌出してきた。

追加アライナー

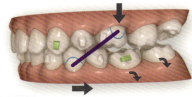 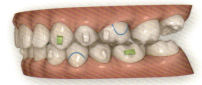 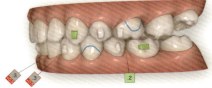

治療開始時　1/8インチ　3.5オンス　　治療終了時（15枚め/39枚中）　　治療終了時（39枚め/39枚中）

追加アライナーの目的および方法
- Ⅲ級顎間ゴムを固定源として、下顎左側臼歯を再度順次遠心移動する
- 近心から押す力を加えるため、6 近心に0.2mmのスペースを設定する
- 萌出してきた 8 をアライナーで把持し誘導する
- 歯冠のアップライトを中心に行い、アライナー交換は5日ごとで治療を進める

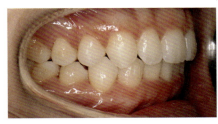 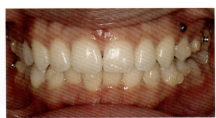 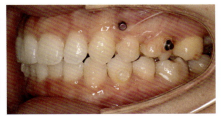

治療開始後1年10か月、追加アライナー使用時（37枚め/39枚中）の口腔内写真。下顎左側臼歯がアップライトした。

追加アライナー（2回め）

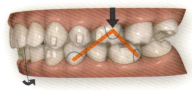 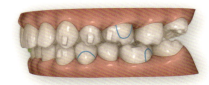

治療開始時　1/4インチ　3.5オンス　　治療中（23枚め/23枚中）

追加アライナーの目的および方法
- V字ゴムを用い、6 を遠心方向へアップライトさせながら挺出する
- 1 にルートリンガルトルクを加え、歯頸部のラインをそろえる
- 8 が早期接触を起こさないよう、対合歯との咬合接触を最小限にする

治療開始後2年1か月、2回めの追加アライナー使用時（12枚め/23枚中）の口腔内写真。左側臼歯に咬合接触が見られるようになった。

CHAPTER 2　アライナー矯正治療のケース別戦略

CASE 9-3　難症例 乳歯が残存するシザーズバイト

● ステージング（動的治療期間2年2か月）

初回アライナー 67ステージ（7日交換）	追加アライナー（1回め） 39ステージ（5日交換）	追加アライナー（2回め） 23ステージ（7日交換）
・TADを併用し下顎左側臼歯の遠心移動と上顎左側臼歯の近心移動の成功率を高める	・下顎左側臼歯の遠心方向へのアップライトを行う	・上顎左側第一大臼歯の挺出

治療結果

　TADを併用することで6を6.0mmと大きく近心移動させることに成功し、左側の臼歯関係がⅢ級からFull Class Ⅱまで改善した。6の近心傾斜がやや残ってしまったことは反省点ではあるが、近心傾斜および埋伏していた8を正常萌出させることができ、治療方針は適切であったように思う。

　本症例のように大きな歯冠の移動があり、一見すると予測実現性の低い治療計画であっても、歯根の位置で評価すると意外に移動量が少なくて済む症例がある。こうした症例は、歯冠の傾斜移動が得意なアライナーの適応症となる。また、臼歯に深く咬み込むシザーズバイトがあったことも、上顎左側臼歯が近心移動の反作用で圧下してしまうことを考えると、アライナー矯正治療にとっては有利にはたらいたと考える。

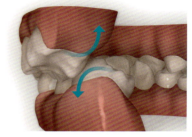

上顎左側臼歯は近心移動とともに、下顎左側臼歯は遠心移動とともに相対的圧下が発生し、シザーズバイトが改善する。

Clinical Point　Ⅱ級仕上げをした歯列の上顎第三大臼歯

　顎骨の後方余地が不足していると下顎第三大臼歯の埋伏が起こりやすくなり、抜歯が必要になる[1]。また対合歯である上顎第三大臼歯はブラッシングがしづらいため、う蝕予防の観点から早期に抜歯してしまうことが多い。さらに矯正歯科治療で上顎歯列の遠心移動を行う場合も、後方余地を確保するために抜歯となることが少なくない。

　しかし、上顎小臼歯を抜歯しⅡ級仕上げの治療を行う場合は、上顎臼歯を多少近心移動させる治療計画となるため、後方余地が拡大して歯胚の向きが変わり、上顎第三大臼歯が萌出してくることがある。この場合、下顎第二大臼歯と咬合する位置へうまく萌出誘導をすることで、臼歯の咬合歯数を増やすことができる。これは口腔機能を考えると大きなメリットとなる。

　上顎第三大臼歯は、30代以降でも矯正歯科治療後萌出しうる。マウスピース型リテーナーを使用して保定を行う場合は、歯冠を覆っていないと過萌出により早期接触が起こって開咬となることがあるため、治療終了後も上顎第三大臼歯の位置の確認が必要となる（右図）。

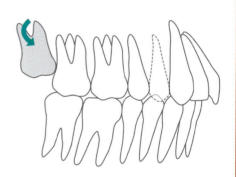

上顎小臼歯抜歯のⅡ級仕上げ治療では、上顎第三大臼歯が萌出してくることがある。

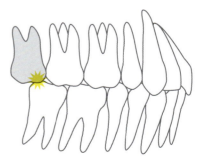

リテーナーの設計にも考慮しておかないと、第三大臼歯の過萌出を引き起こす。

おわりに

本書を最後までお読みいただき、ありがとうございました。

私が牧野先生と出会ったのは2020年2月、COVID-19の足音が聞こえ始めたころにさかのぼります。小雨の降るその日、先生のクリニックを見学させていただきました。清潔で効率的な院内はすべての配置や運用に明確な理由があり、計算された空間でした。とにかくものごとをシステマティックにとらえ、分類し、標準化するスタイルは、私の母校（日本大学松戸歯学部）ではあまり見かけないタイプの先生だと、衝撃を受けたのを覚えています。

それから5年、ともに機能的マウスピース型矯正装置の対談セミナーを年に一度開催しながら、勉強会や学会で交流を深める中で、牧野先生から「アライナー矯正の書籍を一緒に書かないか」と声をかけていただきました。かねてより先生のアライナー矯正治療に関する知識を整理し、1冊の本としてかたちにすることに興味があった私は、迷わずこのお話をお引き受けしました。

私は現在、最高の仲間とともに全国の若手矯正歯科医師のコミュニティ（「木曜の夜に」）を運営しています。そこでは、これからの歯科矯正界を担う若手歯科医師がどんなセミナーに関心をもち、どんな製品に注目しているのかを注意深く観察しています。その動向を追っていると、今後の矯正歯科治療の方向性がぼんやりと見えてくるのです。

この10年で、矯正歯科を取り巻く環境は大きく変化しました。患者さんの要求はより多様化し、それに応えるためにわれわれ歯科医師が努力する必要性は膨らみ、矯正装置や材料の進歩は加速度的に進んでいます。アライナー矯正治療も、その変革の一翼を担う技術のひとつといえるでしょう。

こうした急速な変化の中で、歯科医師として生き残るために重要な能力が2つあると私は考えています。ひとつは「基礎力」です。これは、じっくりと歴史を学ぶ感覚に近いものです。各大学の基礎研修プログラムは非常に優れたものが多く、基礎をしっかり学ぶことで、ものごとを多角的に観察し、応用する力が身につきます。私自身もまだまだ未熟で、日々学び続けていますが、この「基礎力」なくして確かな歯科臨床は成り立ちません。もうひとつは「情報を得る力」です。良質な情報をいかに効率良く手に入れるかは、現代の歯科医師にとって非常に重要です。情報収集を怠り、「情報弱者」になってしまえば、あっという間に時代のスタンダードから取り残され、気づけば「過去の歯科医師」となってしまうのです。技術や知識の進歩についていくためには、つねにアンテナを張り続ける必要があります。

本書では、現時点におけるアライナー矯正治療の基礎と最新情報をできるだけわかりやすく整理し、シェーマとともにまとめました。仕事は、人生の多くの時間を占めるものです。どうせなら、楽しく、やりがいをもって長く続けられるほうが良いですよね。そのためには、時代に適応する「柔軟さ」もときには必要です。

まさしく、かの有名な言葉を借りるなら、「もっとも強い者が生き残るのではなく、もっとも賢い者が生き残るのでもなく、唯一、生き残る者は変化できる者である」。

この言葉を思い浮かべながら、朝の光が差し込む診療室でこのあとがきを書いています。さて、今日も最高の1日になるよう全力でがんばりましょう！

2025年5月　吉野智一

referanse

参考文献

CHAPTER 1

2

1. Sandra Tai(著), 五十嵐一, 森本太一朗, 長尾龍典 (監訳). アライナー矯正歯科治療 CLEAR ALIGNER TECHNIQUE. 東京:クインテッセンス出版, 2020.

2. Wheeler T, Patel N, McGorray S. Effect of aligner material on orthodontic tooth movement. J Aligner Orthodontics. 2017;1(1):21-7.

3. Lombardo L, Arreghini A, Ramina F, Huanca Ghislanzoni LT, Siciliani G. Predictability of orthodontic movement with orthodontic aligners: a retrospective study. Prog Orthod. 2017 Nov 13;18(1):35.

4. Halazonetis DJ. Computer experiments using a two-dimensional model of tooth support. Am J Orthod Dentofacial Orthop. 1996 Jun;109(6):598-606.

5. Sia S, Koga Y, Yoshida N. Determining the center of resistance of maxillary anterior teeth subjected to retraction forces in sliding mechanics. An in vivo study. Angle Orthod. 2007 Nov;77(6):999-1003.

6. Qiang R, Gao J, Wang Y, Wang W, Ma Y, Jin Z. Anchorage loss of the posterior teeth under different extraction patterns in maxillary and mandibular arches using clear aligner: a finite element study. BMC Oral Health. 2024 Oct 10;24(1):1204.

7. van Leeuwen EJ, Maltha JC, Kuijpers-Jagtman AM. Tooth movement with light continuous and discontinuous forces in beagle dogs. Eur J Oral Sci. 1999 Dec;107(6):468-74.

8. Nucera R, Dolci C, Bellocchio AM, Costa S, Barbera S, Rustico L, Farronato M, Militi A, Portelli M. Effects of Composite Attachments on Orthodontic Clear Aligners Therapy: A Systematic Review. Materials (Basel). 2022 Jan 11;15(2):533.

3

1. Kacer KA, Valiathan M, Narendran S, Hans MG. Retainer wear and compliance in the first 2 years after active orthodontic treatment. Am J Orthod Dentofacial Orthop. 2010 Nov;138(5):592-8.

5

1. Li Y, Deng S, Mei L, Li Z, Zhang X, Yang C, Li Y. Prevalence and severity of apical root resorption during orthodontic treatment with clear aligners and fixed appliances: a cone beam computed tomography study. Prog Orthod. 2020 Jan 6;21(1):1.

2. Li Y, Xiao S, Jin Y, Zhu C, Li R, Zheng Y, Chen R, Xia L, Fang B. Stress and movement trend of lower incisors with different IMPA intruded by clear aligner: a three-dimensional finite element analysis. Prog Orthod. 2023 Feb 13;24(1):5.

CHAPTER 2

1

1. Yassir YA, Nabbat SA, McIntyre GT, Bearn DR. Clinical effectiveness of clear aligner treatment compared to fixed appliance treatment: an overview of systematic reviews. Clin Oral Investig. 2022 Mar;26(3):2353-70.

2. Katib HS, Hakami AM, Albalawei M, Alhajri SA, Alruwaily MS, Almusallam MI, Alqahtani GH. Stability and Success of Clear Aligners in Orthodontics: A Narrative Review. Cureus. 2024 Jan 10;16(1):e52038.

3. Simon M, Keilig L, Schwarze J, Jung BA, Bourauel C. Treatment outcome and efficacy of an aligner technique–regarding incisor torque, premolar derotation and molar distalization. BMC Oral Health. 2014 Jun 11;14:68.

4. Tweed CH. The Frankfort-mandibular incisor angle (FMIA) in orthodontic diagnosis, treatment planning and prognosis. Angle Orthod. 1954;24(3):121-69.

5. J.シェリダン (著), 北總征男 (訳). 最新版 エアーローター・ストリッピングマニュアル. 東京:ティビィジャパン, 1998.

6. Sheridan JJ. Air-rotor stripping. J Clin Orthod. 1985 Jan;19(1):43-59.

7. Zachrisson BU, Minster L, Ogaard B, Birkhed D. Dental health assessed after interproximal enamel reduction: caries risk in posterior teeth. Am J Orthod Dentofacial Orthop. 2011 Jan;139(1):90-8.

8. De Felice ME, Nucci L, Fiori A, Flores-Mir C, Perillo L, Grassia V. Accuracy of interproximal enamel reduction during clear aligner treatment. Prog Orthod. 2020 Jul 28;21(1):28.

9. 牧野正志. アライナー矯正治療における歯科矯正用アンカースクリューの併用方法 (前編). JAO日本版. 2023;3(1):89-101.

10. Oh S, Choi YK, Kim SH, Ko CC, Kim KB, Kim YI. Biomechanical analysis for different mandibular total distalization methods with clear aligners: A finite element study. Korean J Orthod. 2023 Nov 25;53(6):420-30.

2

1. Ioi H, Nakata S, Nakasima A, Counts AL. Comparison of cephalometric norms between Japanese and Caucasian adults in antero-posterior and vertical dimension. Eur J Orthod. 2007 Oct;29(5):493-9.

2. Ng J, Major PW, Heo G, Flores-Mir C. True incisor intrusion attained during orthodontic treatment: a systematic review and meta-analysis. Am J Orthod Dentofacial Orthop. 2005 Aug;128(2):212-9.

3. Kim K, Choy K, Park YC, Han SY, Jung H, Choi YJ. Prediction of mandibular movement and its center of rotation for nonsurgical correction of anterior open bite via maxillary molar intrusion. Angle Orthod. 2018 Sep;88(5):538-44.

4. Tepedino M, Cattaneo PM, Niu X, Cornelis MA. Interradicular sites and cortical bone thickness for miniscrew insertion: A systematic review with meta-analysis. Am J Orthod Dentofacial Orthop. 2020 Dec;158(6):783-98.e20.

3

1. 小川麻衣, 高橋康代, 伏木怜奈, 堀貫恵利, 馬谷原琴枝, 清水典佳. 日本大学歯学部付属歯科病院歯科矯正科における実態調査―来院患者数およびその分布について―. 日大歯学, 2016;90(1):53-60.

2. An SS, Choi YJ, Kim JY, Chung CJ, Kim KH. Risk factors associated with open gingival embrasures after orthodontic treatment. Angle Orthod. 2018 May;88(3):267-74.

3. Alsaggaf DH, Afify AR, Zawawi KH, Alsulaimani FF. Factors influencing the orthodontic treatment plan in Class II malocclusion. Am J Orthod Dentofacial Orthop. 2022 Jun;161(6):829-37.e1.

4. Miyajima K, McNamara JA Jr, Kimura T, Murata S, Iizuka T. Craniofacial structure of Japanese and European-American adults with normal occlusions and well-balanced faces. Am J Orthod Dentofacial Orthop. 1996 Oct;110(4):431-8.

5. 日本矯正歯科学会. 矯正歯科診療のガイドライン 上顎前突編. https://www.jos.gr.jp/asset/guideline_maxillary_protrusion.pdf, 2013 (2025年3月26日アクセス).

4

1. Ishii N, Deguchi T, Hunt NP. Craniofacial differences between Japanese and British Caucasian females with a skeletal Class III malocclusion. Eur J Orthod. 2002 Oct;24(5):493-9.

5

1. Lim HJ, Ko KT, Hwang HS. Esthetic impact of premolar extraction and nonextraction treatments on Korean borderline patients. Am J Orthod Dentofacial Orthop. 2008 Apr;133(4):524-31.

2. 戒田清和, 磯野浩昭, 井本貴之, 平下斐雄, 桑原洋助. 鶴見大学歯学部附属病院矯正科の過去25年間における抜歯部位および頻度についての検討. Orthod Waves Jpn Edit. 1998;57(2):103-6.

3. 栃倉真由美. 矯正治療の前後における側貌の変化に関する研究. 歯科学報, 1995;95(1):53-93.

6

1. 牧野正志. アライナー矯正治療における歯科矯正用アンカースクリューの併用方法 (前編). JAO日本版. 2023;3(1):89-101.

7

1. 谷田部賢一. 上下顎歯冠幅径の調和に関する検討. 日矯歯会誌 1972;31(1):22-31.

2. Nanda R, Margolis MJ. Treatment strategies for midline discrepancies. Semin Orthod. 1996 Jun;2(2):84-9.

8

1. Bilello G, Fazio M, Amato E, Crivello L, Galvano A, Currò G. Accuracy evaluation of orthodontic movements with aligners: a prospective observational study. Prog Orthod. 2022 Apr 11;23(1):12.

2. Muro MP, Caracciolo ACA, Patel MP, Feres MFN, Roscoe MG. Effectiveness and predictability of treatment with clear orthodontic aligners: A scoping review. Int Orthod. 2023 Jun;21(2):100755.

3. Gill DS, Naini FB, Jones A, Tredwin CJ. Part-time versus full-time retainer wear following fixed appliance therapy: a randomized prospective controlled trial. World J Orthod. 2007 Fall;8(3):300-6.

9

1. 大須賀直人, 窪田光慶, 宮沢裕夫. 日本人における下顎第三大臼歯の萌出状態と下顎骨形態について. 小児歯科学雑誌. 1999;37(1):1-13.

索引

［あ］

アタッチメント・・・・・・・・・・・・・・・ 25-28, 30, 34, 123, 124
アタッチメントテンプレート・・・・・・・・・・・・・・・・・・・・・・・ 33
アタッチメントの設定・・・・・・・・・・・・・・・・・・・・・・・ 28, 30
アタッチメント用レジン・・・・・・・・・・・・・・・・・・・・・・・・ 34
アベレージアングルケース・・・・・・・ 47, 51, 55, 74, 90, 133,
　　150, 155, 173, 184, 206, 214
アライナーの交換頻度・・・・・・・・・・・・・・・・・・・・・・・・ 183
アライナーのセット・・・・・・・・・・・・・・・・・・・・・・ 17, 35
アライナーの不適合・・・・・・・・・・・・・・・・・・・・・・・・・ 139
アンカレッジロス・・・・・・・・・・・・・・・・・・・・・・・・・・・ 16
アンギュレーション・・・・・・・・・・・・・・・・・・・・・・・・・ 29
アンテリアクロスフック・・・・・・・・・・・・・・・・・・・・・・・ 33
エネルギーロス・・・・・・・・・・・・・・・・・・・・・・・・・・・ 14
エラスティック・・・・・・・・・・・・・・・・ 36, 63, 142, 145
エラスティックボタン・・・・・・・・・・・・・・・・・・・・・・・・ 33
遠隔モニタリング・・・・・・・・・・・・・・・・・・・・・・・・・・ 37
遠心移動・・・・・・・・・・・・・・・・・・・・・・・・・・ 41, 80-85
オーバーバイトのコントロール・・・・・・・・・・・・・・・・・・ 65
オフトラック・・・・・・・・・・・・・・・・・・・・・・・・・・・・ 139

［か］

開咬・・・・・・・・・・・・・・・ 62, 63, 66, 70, 146, 155, 195, 206
過蓋咬合・・・・・・・・・・・・・・・・・・・・・・・・・ 64, 74, 184
下顎後退・・・・・・・・・・・・・・ 47, 51, 94, 129, 155, 184, 189
下顎切歯抜歯・・・・・・・・・・・・・・・・・・・・・・・・・・・・ 168
下顎前突・・・・・・・・・・・・・・・・・・・・・・・・・ 104, 112
下顎前方推進（成長期）・・・・・・・・・・・・・・・・・・・・・・ 82
下顎前方誘導（MA）・・・・・・・・・・・・・・・・・・・・・・・・ 187
下顎の回転・・・・・・・・・・・・・・・・・・・・・・・・・・ 61, 84
下顎偏位・・・・・・・・・・・・・・・・・・・・・・・・・・ 206, 210
ガミースマイル・・・・・・・・・・・・・・・・・・・・・・・・・ 65, 137
カモフラージュ治療（矯正的偽装治療）・・・・・・・ 99, 100, 204
患者説明・・・・・・・・・・・・・・・・・・・・・・・・・・・・・・ 31
機能性反対咬合（歯性反対咬合）・・・・・・・・・・・ 101, 146, 210
キャプリングフック・・・・・・・・・・・・・・・・・・・・・・・・ 33
臼歯関係の左右非対称・・・・・・・・・・・・・・・・ 164, 169, 173
臼歯関係の分類・・・・・・・・・・・・・・・・・・・・・・・・・・ 79
臼歯歯根移動量の調整・・・・・・・・・・・・・・・・・・・・・・ 29
臼歯の離開・・・・・・・・・・・・・・・・・・・・・・・・・・・ 143-144
矯正歯科治療のリスクと副作用・・・・・・・・・・・・・・・・・ 32
近心移動・・・・・・・・・・・・・・・・・・・・・・・・・・・・・ 85
クロスバイト・・・・・ 51, 55, 70, 108, 112, 133, 155, 173, 195,
　　201-203, 206, 210
経過観察・・・・・・・・・・・・・・・・・・・・・・・・・・・・・・ 35
傾斜移動・・・・・・・・・・・・・・・・・・・・・・ 14-15, 21, 123
外科的矯正治療・・・・・・・・・・・・・・・・・・・・・・・・・・ 99
牽引（リトラクション）・・・・・・・・・・・・・・・・・・ 119-122
犬歯関係・・・・・・・・・・・・・・・・・・・・・・・・・・・・・・ 79
咬合接触の強さの自動調整・・・・・・・・・・・・・・・・・・・・ 30

骨格性Ⅰ級・・・・・・・・ 83, 86, 90, 108, 146, 150, 169, 206, 210
骨格性Ⅱ級・・・・・・・ 47, 51, 66, 74, 83, 94, 125, 129, 155, 165,
　　173, 184, 189, 195, 214
骨格性Ⅲ級・・・・・・・・・・・・・・・・・・・ 55, 70, 104, 112, 133
骨穿孔・・・・・・・・・・・・・・・・・・・・・・・・・・・・・・・ 42
骨裂開・・・・・・・・・・・・・・・・・・・・・・・・・・・・・・・ 42
固定源（アンカレッジ）・・・・・・・・・・・・・・・・・ 16, 119-120
コミュニケーション・・・・・・・・・・・・・・・・・・・・・・・・ 37
コンケイブタイプ・・・・・・・・・・・・・・・・・・・・・・ 104, 112
コンタクトロス・・・・・・・・・・・・・・・・・・・・・・・・・・ 44
コンベックスタイプ・・・・・・・・ 47, 51, 66, 70, 74, 86, 94, 108,
　　125, 129, 146, 150, 155, 165, 169, 173, 184, 189

［さ］

再追加アライナー・・・・・ 54, 58, 69, 73, 77, 89, 97, 107, 116,
　　132, 136, 149, 153, 158, 159, 172, 176, 193, 199, 209, 213, 217
最適アタッチメント・・・・・・・・・・・・・・・・・・・・・・・・ 27
歯根吸収・・・・・・・・・・・・・・・・・・・・・・・・・・・・・ 32
歯根のアップライト・・・・・・・・・・・・・・・・・・・・・・・・ 21
歯根の逸脱の確認・・・・・・・・・・・・・・・・・・・・・・・・・ 29
歯根のレベリング・・・・・・・・・・・・・・・・・・・・・・・・・ 21
歯根膜量・・・・・・・・・・・・・・・・・・・・・・・・・・・・・・ 26
シザーズバイト・・・・・・・・・・・・・・・ 94, 129, 201-203, 210, 214
歯髄失活・・・・・・・・・・・・・・・・・・・・・・・・・・・・・ 32
歯体移動・・・・・・・・・・・・・・・・・・・・・・・・・・・ 15, 21
歯肉退縮・・・・・・・・・・・・・・・・・・・・・・・・・・・・・ 32
シミュレーションソフトウェア・・・・・・・・・・・・・・・ 24, 29-30
上顎後退・・・・・・・・・・・・・・・・・・・・・・・・・・・・・・ 55
上顎前突・・・・・・・・・・・・・・ 43, 47, 74, 90, 94, 125, 169
上顎側切歯の挺出・・・・・・・・・・・・・・・・・・・・・・・・・ 142
上顎側切歯問題・・・・・・・・・・・・・・・・・・・・・・・・・・ 140
上下顎後退・・・・・・・・・・・・・・・・・・・・・・・・・・ 66, 195
上下顎小臼歯抜歯のリスク・・・・・・・・・・・・・・・・・・・・ 137
上下顎前突・・・・・・・・・・・・・・・・ 51, 125, 150, 155, 189
初回アライナー・・・・・・ 49, 53, 57, 68, 72, 76, 88, 92, 96, 106,
　　110, 115, 127, 131, 135, 148, 152, 157, 167, 175, 198, 171,
　　187, 192, 208, 212, 216
歯列弓拡大・・・・・・・・・・・・・・・・・・・・・・・・・・・・・ 41
歯列弓狭窄・・・・・・・・・・・・・・・・・・・ 47, 66, 129, 189
垂直成分の顎間ゴム・・・・・・・・・・・・・・・・・・・・・・・・ 159
ステージング・・・・・・・・・・・・・・・・ 18, 25, 28, 30, 123
ストレートタイプ・・・・・・・・ 55, 90, 133, 195, 206, 210, 214
成長期・・・・・・・・・・・・・・・・・ 82, 99, 112, 184, 189, 194
セクショナルワイヤーテクニック・・・・・・・・・・・・・・・・・ 154
絶対的圧下・・・・・・・・・・・・・・・・・・・・・・・・・・・・・ 63
絶対的挺出・・・・・・・・・・・・・・・・・・・・・・・・・・・・・ 63
セットアップモデル・・・・・・・・・・・・・・・・・・・・・ 25, 26
セトリング・・・・・・・・・・・・・・・・・・・・・・・・ 22-23, 181
前歯の唇舌的位置決定・・・・・・・・・・・・・・・・・・・・・・ 29
前歯のトルク調整・・・・・・・・・・・・・・・・・・・・・・・・・ 29

221

index

先天性欠損 ······················· 214
先端巨大症 ······················ 108
早期接触による機能的不正咬合 ··················· 188
叢生 ····· 47, 51, 55, 66, 86, 104, 112, 125, 129, 133, 165,
　169, 173, 184, 195, 214
相対的圧下 ················· 26, 63, 201
相対的挺出 ···················· 63, 201

［ た ］

大臼歯の位置設定 ················· 29
第三大臼歯の利用 ················ 163
治療期間 ························ 19
治療ゴール ················· 9, 12, 24
治療ステップ ···················· 20
治療戦略 ·················· 8, 11, 39
治療難易度 ··················· 119, 201
チンコントロール ·················· 60
追加アライナー ······· 20, 21, 23, 50, 54, 58, 69, 73, 77, 89,
　93, 97, 107, 111, 116, 128, 132, 136, 141, 149, 153,
　159, 168, 172, 176, 188, 193, 199, 208, 213, 217
通常アタッチメント ················· 27
ディテーリング ·················· 178
デンタルコンペンセーション ··········· 99, 107
動的治療終了のタイミング ··············· 180
トルク ························· 15

［ な ］

難症例 ················· 200, 206, 210, 214
乳歯残存 ···················· 205, 214

［ は ］

バーティカルコントロール（垂直高径の管理） ····· 60, 66,
　70, 74
バーティカルタイプ ················ 102
ハーフアライナー ················· 153
ハイアングルケース ····· 66, 70, 86, 94, 102, 125, 129, 146,
　165, 189, 195
バイオメカニクス ··············· 12, 194
バイトウィング ·················· 187
バイトランプ ···················· 98
バッカルコリドー ················· 137
抜歯治療 ····· 65, 74, 81, 90, 94, 103, 117, 125, 129, 133,
　150, 155, 163, 165, 169, 173, 189, 194, 205, 214
歯の抵抗中心 ··············· 14-15, 65
パワートラクション ················· 33
反対咬合 ············· 101, 104, 108, 146, 210
半萌出 ························· 112
非対称歯列 ···················· 204
非抜歯治療 ······· 40, 47, 51, 55, 66, 70, 86, 104, 108, 112,
　146, 184, 195, 206, 210
フィードバック（治療結果の振り返りと考察） ····· 11, 12
フィニッシング ·················· 178
フォースシステム ················· 13, 24

フックカット ···················· 50
ブラケット矯正治療 ········· 12, 15, 41, 69, 179, 204
ブラックトライアングル ············· 93, 100, 137
フレアリング ·················· 64, 85
プレシジョンカット ················· 50
フロッグパターン ··············· 123, 128
片顎抜歯 ··············· 74, 90, 94, 169, 214
片側抜歯 ················· 74, 94, 169, 214
ボーイングエフェクト ··············· 119
ボタンカット ···················· 50
保定 ··········· 114, 178, 184, 186, 189, 191, 195, 197

［ ま ］

埋伏歯 ························ 189
モーメント ················· 14-15, 119
モニタリング ···················· 37
モンゴロイド・白人の骨格 ··············· 78

［ ら ］

リカバリー治療 ·············· 138, 146, 150, 155
リテーナー（保定装置） ············· 178, 182
リバーススピーカーブ効果 ············· 85
リンガルボタン ···················· 33
ルートリンガルトルク ············· 29, 54, 59, 64, 65
ローアングルケース ········· 102, 104, 108, 112, 169, 210

［ わ ］

矮小歯 ················· 74, 94, 162, 165

［ ABC ］

Bolton分析 ····················· 162
Full Class II ···················· 79, 90
Full Class III ··················· 103, 168
Half Class II ···················· 79, 94
IPR（隣接面削合） ··············· 42, 44-46
Spee湾曲 ····················· 83, 98
TAD ···················· 63, 65, 102
V字ゴム ························ 145
Witsの評価 ···················· 100, 101

［ 123 ］

I級臼歯関係 ····················· 79
I級不正咬合 ··················· 189, 195
1stステージ ···················· 20, 21
1/4 Class II ····················· 79
II級仕上げ ··················· 177, 218
II級不正咬合 ······· 47, 78, 86, 90, 94, 155, 169, 173, 184
2ndステージ ···················· 20-23
III級ゴム ······················ 101
III級不正咬合 ··········· 99, 104, 108, 112, 125, 129, 133
3rdステージ ···················· 20-22
3/4 Class II ···················· 79, 86

著者略歴

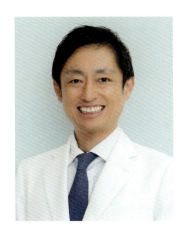

牧野正志 MAKINO Masashi

2006年	徳島大学歯学部卒業
2007年	亀田総合病院（千葉県）歯科臨床研修医修了
2010年	東京歯科大学歯科矯正学講座入局
	東京歯科大学歯科矯正学講座卒後研修課程修了
	東京歯科大学水道橋病院矯正歯科レジデント
2012年	まきの歯列矯正クリニック（千葉県）開業

多くの臨床経験が良質なフィードバックを生むと考え、歯科矯正学講座卒後研修課程修了後、すぐに千葉県八千代市にて矯正歯科専門で開業する。
その後は幅広い症例を手がけた経験からその知見を体系的にまとめ、さまざまな学会や講演会でアウトプットを続ける。
現在は臨床のかたわら、後進の育成や執筆活動に力を入れている。

［所属学会・資格など］
日本矯正歯科学会 認定医・臨床指導医
アラインテクノロジー社、インビザライン・ジャパン社公認アラインファカルティ

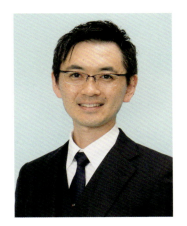

吉野智一 YOSHINO Tomokazu

2009年	日本大学松戸歯学部卒業
2014年	日本大学大学院松戸歯学研究科（歯科矯正学専攻）修了
2014-16年	日本大学松戸歯学部歯科矯正学講座助手
2016年 -	日本大学松戸歯学部歯科矯正学講座兼任講師
2018年	日本矯正歯科学会認定医取得
2024年	一般社団法人「木曜の夜に」代表理事就任
	STELLA矯正歯科クリニック（埼玉県）開院

大学院修了後、フリーランス矯正医として関東・東海地方の歯科医院を中心に矯正歯科治療を担当。
その後、2024年11月に埼玉県三郷市にSTELLA矯正歯科クリニックを開院。
また、2020年より若手矯正歯科医師のためのコミュニティ「木曜の夜に」を主宰。毎週木曜日に勉強会を開催し、全国600名を超える歯科医師とともに、矯正歯科の知識と技術の向上を目指し活動している。
2024年には一般社団法人「木曜の夜に」を設立し、代表理事に就任。

［所属学会・資格など］
日本矯正歯科学会 認定医
日本デジタル矯正歯科学会
日本先進矯正歯科学会

クインテッセンス出版の書籍・雑誌は、
弊社Webサイトにてご購入いただけます。

PC・スマートフォンからのアクセスは…

歯学書　検索

弊社Webサイトはこちら

QUINTESSENCE PUBLISHING
日本

アライナー矯正治療戦略
メカニクスから考える治療を成功に導く戦略体系

2025年5月10日　第1版第1刷発行

著　　者　牧野正志／吉野智一

発 行 人　北峯康充

発 行 所　クインテッセンス出版株式会社
　　　　　　東京都文京区本郷3丁目2番6号　〒113-0033
　　　　　　クイントハウスビル　電話(03)5842-2270(代表)
　　　　　　　　　　　　　　　　(03)5842-2272(営業部)
　　　　　　　　　　　　　　　　(03)5842-2271(編集部)
　　　　　　web page address　https://www.quint-j.co.jp

印刷・製本　株式会社創英

Printed in Japan　　　　　　　　　　禁無断転載・複写
ISBN978-4-7812-1126-8　C3047　　落丁本・乱丁本はお取り替えします
　　　　　　　　　　　　　　　　　定価はカバーに表示してあります